小儿物理治疗学：
基础理论与测评

廖华芳　王俪颖　刘文瑜　陈丽秋　黄霭雯　编著
赵聪敏　审校

重庆大学出版社

图书在版编目（CIP）数据

小儿物理治疗学：基础理论与测评 / 廖华芳等编著
. --重庆：重庆大学出版社,2022.4
（特殊儿童教育康复指导手册）
ISBN 978-7-5689-3177-9

Ⅰ.①小… Ⅱ.①廖… Ⅲ.①儿童教育—特殊教育—教育康复—物理疗法—手册 Ⅳ.①G76-62②R454-62

中国版本图书馆CIP数据核字（2022）第039758号
版贸核渝字（2020）第125号

小儿物理治疗学：基础理论与测评

廖华芳　王俪颖　刘文瑜　陈丽秋　黄霭雯　编著
赵聪敏　审校
责任编辑：陈　曦　　版式设计：张　晗
责任校对：邹　忌　　责任印制：张　策

*

重庆大学出版社出版发行
出版人：饶帮华
社址：重庆市沙坪坝区大学城西路21号
邮编：401331
电话：（023）88617190　88617185（中小学）
传真：（023）88617186　88617166
网址：http://www.cqup.com.cn
邮箱：fxk@cqup.com.cn（营销中心）
重庆华林天美印务有限公司印刷

*

开本：787mm×1092mm　1/16　印张：18　字数：356千
2022年4月第1版　　2022年4月第1次印刷
ISBN 978-7-5689-3177-9　　定价：98.00元

本书如有印刷、装订等质量问题，本社负责调换

推荐序

魏国荣

资深物理治疗师

河北医科大学教授/儿童康复学科带头人

中华康复治疗师协会副会长

国际残疾儿童学术联盟（IAACD）教育委员会委员

儿童的成长是一件很奇妙的事情，他们一天天长大，发展出不同的个性。而那些出于各种原因不能像普通儿童一样顺利成长的特殊儿童，他们同样渴望被爱、渴望与同伴游戏，更渴望上学、接受教育。能够使他们如愿以偿，正是儿童物理治疗追求的终极目标。

廖华芳教授有多年儿童物理治疗的工作经验，同时也广泛参考不同国家和地区的文献及经验，特别是世界卫生组织（WHO）颁布的国际功能分类青少年版（ICF-CY）。廖教授及其团队不断践行其在儿童康复中的应用，为华人儿童康复界做了非常重要的引领。尽管每个孩子都是与众不同的，但本书介绍的物理治疗理论知识和实践指导可以帮助从业人员进行儿童期的各种情形的评估、测量。它不只是一线治疗师的重要参考书，也可以使儿童物理治疗的研究人员、特殊儿童的家长从中受到启发。

感谢重庆大学出版社以及赵聪敏教授的辛勤付出，使得本书能够以简体中文出版，承蒙受邀为此著作作序，荣幸之至并诚意推荐，希望此书惠及众多！

2021 年 2 月 15 日于石家庄

审校序

赵聪敏

中国残联"康复评定专委会"副主委

重庆市妇幼卫生学会"儿童心理与行为专委会"主委

重庆鸿敏生命健康研究院暨智星康儿童医院专家

原陆军军医大学新桥医院儿科主任医师、教授

《小儿物理治疗学》是台湾大学物理治疗学系暨研究所廖华芳教授团队的著作。该书高屋建瓴、提纲挈领，在 WHO-ICF-CY 理论框架下，从生物、社会、心理学和认知、环境与社会情绪、教育学领域诠释了医教结合与教康结合的理念；它立足于疾病与健康、结构与功能、活动与参与、个人与环境因素，从生物学基础至临床症状学，对相关知识体系与服务技能进行了较为详细的阐述，逐渐成为小儿物理治疗师的培训教材和同人们实际工作中的参考用书。

我作为廖华芳教授的老朋友，曾是本书第一、二版的忠实读者和受益者。在得到廖教授馈赠的《小儿物理治疗学》第三版之后，我更加感悟到该书的内涵丰富、经验宝贵。在学习和应用的过程中，针对书中的许多热点问题，我和廖教授的团队成员自发地成立了一个学习小组，坚持利用互联网会议平台，每周或每月进行一次学术沙龙，极大地提升了参与该小组的物理康复治疗师的服务技能。我们还依照中国医疗与残联康复服务的地方标准，参考该书的相关特色与经验，依托重庆市残疾人联合会儿童联合评估中心，打造了五位一体管理系统，整合个体基本信息、医生诊疗、生物学标记和影像学检查、筛查与诊断性评估、ICF-CY 框架下的医康教策略与实施方案、个体训练内容和时间监管、技术人员的工作内容与服务成效、相关人员在岗职责体现、工作室利用率与设备运行情况、医康教托家联合体的效果等信息，连接医院与机构，方便政府相关职能部门提取信息。医院与机构、医院与社区或家庭互联，目前已经初具规模且初见服务成效。

简体中文版《小儿物理治疗学》共分三册：第一册介绍小儿物理康复的基础理论与评估；第二册介绍特殊儿童常见疾病的专业性服务；第三册介绍特殊教育融合与辅助科技。这三册书相对独立又相互关联，体现了医教结合、教康结合、教育融合、以家庭为中心的个性化服务理念，提供了实用的具有循证依据的方法和技术，真正做到了跨专业、跨学科、跨行业整合，是从事医学、康复、教育的工作者们不可或缺、值得珍藏的教科书和参考书。我深感这三本书值得向儿科、儿童保健科、发育行为科医生，小儿物理治疗师和特殊教育教师诚挚推荐，以提升同人们的个体化支持服务能力，造福更多的特殊儿童。

2021 年 2 月 16 日于重庆

目 录

第一章　小儿物理治疗与早期干预

第一节　小儿物理治疗学简介 / 2

第二节　小儿物理治疗的内容 / 3

第三节　个案处理模式 / 4

第四节　小儿物理治疗人力供需 / 10

第五节　专业能力与培育课程 / 12

第六节　实证执业 / 14

第二章　知觉与动作发展

第一节　知觉动作发展的定义与概念 / 18

第二节　产前阶段的发展 / 28

第三节　感觉的发展 / 29

第四节　知觉的发展 / 32

第五节　粗大动作发展 / 38

第六节　精细动作发展 / 47

第七节　行走功能的发展 / 57

第八节　生活自理能力的发展 / 59

第九节　其他领域的发展 / 61

第十节　知觉动作发展的影响因素 / 74

第十一节　学前儿童的发展任务 / 75

第三章　儿童及其家庭的评估与工具介绍

第一节　发展评估的目的与内容 / 79
第二节　发展评估工具的种类 / 85
第三节　选用筛选测试工具注意要点 / 86
第四节　测试工具的信效度 / 87
第五节　成果评估测试的反应性 / 91
第六节　判断测量工具研究方法学标准 / 93
第七节　发展诊断测试 / 95
第八节　新生儿发展评估工具 / 105
第九节　发展筛选测试 / 106
第十节　成果评估工具 / 111
第十一节　发展干预量表 / 116
第十二节　家庭环境评估 / 118
第十三节　儿童动机与玩兴评估 / 123
第十四节　其他儿童相关评估工具 / 124
第十五节　健康相关生活质量评估工具 / 132
第十六节　评估案例 / 134

第四章　儿童动作控制的发展与评估

第一节　动作控制简介 / 140
第二节　姿势控制与平衡的分类 / 145
第三节　原始反射的发展与评估 / 147
第四节　姿势控制与平衡的评估 / 154
第五节　姿势控制与平衡的发展 / 166
第六节　行走的动作控制 / 172
第七节　坐至站的动作控制 / 175
第八节　抓握的动作控制 / 177

第五章　儿童与青少年
的体适能发展与测试

第一节　体适能定义 / 181
第二节　健康体适能与身体活动 / 181
第三节　心肺功能变量及其对运动的反应 / 184
第四节　心肺适能 / 185
第五节　肌肉表现的发展与评估 / 192
第六节　柔软度的发展及评估 / 208
第七节　身体组成的发展及评估 / 210
第八节　体适能测量工具 / 215
第九节　身体活动的测量 / 216
第十节　预防过重或肥胖的干预 / 218

第六章　早期干预理论

第一节　早期干预计划的世界潮流 / 222
第二节　早期干预理论概要 / 223
第三节　动态系统理论及运用 / 233
第四节　成熟理论及运用 / 238
第五节　认知发展的相关理论 / 243
第六节　行为学派理论及运用 / 252
第七节　动作学习相关理论与应用 / 257
第八节　社会学习理论与社会认知理论 / 262
第九节　生态系统学理论 / 263
第十节　心理社会发展论与动机相关理论 / 265
第十一节　其他理论 / 270

第一章

小儿物理治疗与早期干预

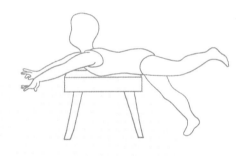

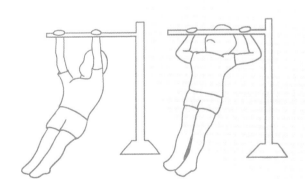

第一节　小儿物理治疗学简介

小儿物理治疗学是运用物理治疗的理论、知识与技术，协助儿童及其家庭促进儿童的健康与发展或适应障碍，且儿童可有适当的社会参与。根据世界卫生组织宪章，健康的定义为：身体、心理和社会的一种完全安宁幸福的状态，不仅是指没有疾病或不虚弱（World Health Organization, 2005）。小儿物理治疗学的内容包括 18 岁之前的儿童及青少年目前或未来有知觉动作问题，而需运用物理治疗理论、评估、治疗、技术及咨询，以达到以下目的：①儿童层面：促进健康、功能独立、社会参与及预防次发性并发症；②家庭层面：了解儿童知觉动作的障碍与适当的协助方法，参与康复计划的拟订，拥有良好的亲职能力，应用医疗资源与调适及因应压力的能力。小儿物理治疗师即有物理治疗师证照，执行早期干预业务者。

儿科学的对象狭义为 12 岁以下的儿童，广义为 18 岁以下的儿童与青少年。处理儿童个案时，须注意儿童并非小大人，其发展结果为环境与基因不断互动而成，因此应秉持以家庭为中心的理念，与其家庭成为伙伴一起进行早期干预；不仅看到儿童的障碍处，更能觉察儿童及其家人的优势，引导儿童及其家庭面对障碍、享受人生，协助儿童发挥其潜能、奠定早期发展基础、预防次发性并发症，并帮助其家庭拥有良好的生活质量。

由于儿童的各身心系统都同时发展且与环境不断互动，早期任一系统产生障碍，都会影响其他系统，所以需要早期发现与专业团队共同干预。同时，由于儿童缺乏经验及因果判断能力，较易发生意外，因此需注意其安全；加上儿童的体质较弱、注意力较不集中，社会性发展亦未成熟，因此接受治疗的配合度较差，故需保持爱心、耐心与友善的态度，敏锐察觉儿童的需求，并适当反应及调整干预的时间、强度与方式。依康复目标，设计有趣的治疗性活动，使用学习原理与行为改变技术等来加强其动机，进而将康复活动融入其日常生活中，更是确保疗效的关键之一。团体活动的适当运用，不仅可增进社会功能，也可加强动机；除此之外，随着儿童年龄与能力的增进，应在干预过程中，逐渐养成儿童自我负责与自我照顾的行为。由于儿童尚在发展中，一切尚未定型，因此补偿性机转较大人好、治疗潜能较高，发扬早期干预的精神为迟缓儿童铺陈一条康庄大道，更是身为早期干预者的重要任务。

对于 3 岁以下儿童，小儿物理治疗师常扮演发展治疗师或个案管理员的角色（Effgen, 2005）。服务对象包括神经、肌肉骨骼及心肺系统损伤的儿童，其中尤以发展迟缓（包括发展障碍与高危险群）儿童为主。根据 Bartlett 与 Palisano 的看法，小儿物理治疗的干预模式，已由神经发展模式转为以家庭为中心的功能取向模式，并运用许多动作学习与认知策略（Bartlett & Palisano, 2002）。

第二节　小儿物理治疗的内容

　　小儿物理治疗师的角色可以是个案管理员、咨询者、评论者、教育者或行政管理者。为个案管理员时，要能够执行检查、评量、诊断、预后及干预等个案处理模式的步骤以得到最佳的成果。为咨询者时，物理治疗师必须运用专业知识及技巧，在有限的时间内辨识问题所在，提供解决方案或者提供特定资源给予受咨询者。为评论者时，以实证执业运用专业文献、参与计划及执行研究等。为教育者时，除个案教导或示范外，还包括专业教育、临床教育、民众教育等。为行政管理者时，要有效率并有效果地进行规划、指引、组织以及管理人力、科技、环境及财务资源等；此外，行政管理也包含个别物理治疗师对个案资源的运用以维持组织运转（Swisher & Page, 2005）。

　　小儿物理治疗的常见服务对象见表 1-1（Long & Toscano, 2002），其中高危险群儿童、脑性瘫痪、发展迟缓与头部外伤是美国 1990 年调查所得最常见的服务对象（Sweeney et al., 1994）。现代医疗趋势，除了增进迟缓儿童的功能外，小儿物理治疗师也需了解儿童健康促进与疾病预防的议题（Campbell, 2006），如预防幼儿意外伤害、预防幼儿肥胖、降低二手烟暴露、强化体适能、强化身心健康等。

表 1-1　常见小儿物理治疗服务对象

类型	流行率 /%	类型	流行率 /%
神经系统		肌肉骨骼系统	
高危险群儿童	—	斜颈	0.4
脑性瘫痪	0.20	截肢	—
智能障碍	3.00	先天性关节脱臼	0.1*
脊椎裂	0.34	脊柱侧弯	4.6*
学习障碍	5.00 ~ 10.00	进行性肌肉萎缩	0.002 ~ 0.003
发展性协调不良	5.00 ~ 6.00	运动伤害	—
小儿麻痹	—	其他	
臂神经丛受损	0.04 ~ 0.06	肥胖	
呼吸循环系统		听障	2.00
先天性心脏病	0.50 ~ 1.0	视障	3.00
气喘	2.30 ~ 10.00	发展迟缓	4.0 ~ 9.0
囊状纤维	1.00		

* 为发生率。

因此，身为服务发展迟缓儿童的早期干预者最好具备儿童发展治疗师或个案管理员的概念与能力，在此环境下物理治疗师就应具备儿童发展治疗或个案管理的概念，以促进儿童整体发展。

第三节　个案处理模式

根据"美国物理治疗学会"出版的《物理治疗师执业指引》（*Guide to Physical Therapist Practice*），物理治疗师对于个案处理执业程序可依"个案处理模式"的各阶段而达良好的成效，图 1-1 的个案处理模式为作者提出的修正版，包括"检查或测试""评量""诊断""预后""干预"与"成果评量"等六个阶段，此六个阶段非单向流程，而是决策进行中反复提出临床问题或假说、收集资料，并分析验证的双向流程。本书后续各项疾患物理治疗处理程序的介绍，也根据此模式的次序安排。

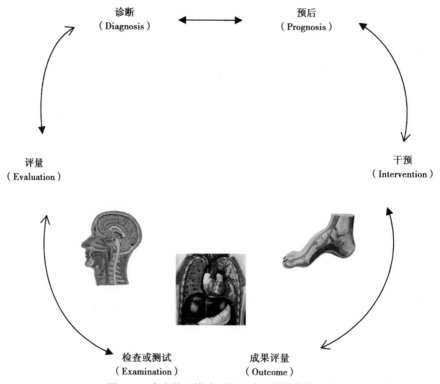

图 1-1　个案处理模式：物理治疗师的作业程序
修正自 APTA: Guide to Physical Therapist Practice, 2nd ed. 2001:43

第一阶段"检查或测试"，又称评估，包括撷取病历资料、会谈、观察与施测等方法，为客观的资料收集与陈述，如人口学资料、诊断、病史、家庭需求、环境与参与情形、关节活动度角度、发展商数或年龄、肌肉力量、有无反射等。正确且客观的信息收集将有助于第二与第三阶段的进行。此阶段也可以使用筛检测试，找出个案及其家庭可能的问题，以作为咨询或转介其他专业的参考。

第二阶段"评量"，为一个归纳与演绎的过程。除将收集的资料做一整理外，也是对评估信息作临床决策的反复验证过程，即将第一阶段的客观信息作假说，运用实证执业方法，再回第一阶段进行测试，再次验证与修改假说，而得到的专业判断（Roberson & Franchini, 2008）。如关节活动度受限程度、动作发展迟缓程度、肌力不足程度等，或分析造成某一活动受限的身体功能因素或环境因素等。评量过程除提供物理治疗诊断参考外，也是转介、咨询、预后与干预的参考。

第三阶段"物理治疗诊断"，即将评量的结果做整理归纳，给予功能性诊断、较佳执业类型，判断造成功能障碍的可能原因，并据而了解个案的可能预后，寻求有效干预策略的参考。例如脑性瘫痪儿童经过测试与评量之后，根据其物理治疗的服务需求可以分类为"较佳执业类型"5C 并判断其严重度、脑性瘫痪的类别、功能障碍的领域，与参与家中活动或学校活动的情形；并根据临床决策，推断其动作功能障碍的主要限制系统，是肌肉骨骼系统、心肺系统、认知系统或神经系统的损伤，或是环境因素、个人因素等，若有参与不足，造成参与不足的因素为何。

第四阶段"预后"，包括治疗计划的拟订。判断个案在未来某一段时间内个案可能进步至何功能，并据此设定治疗目标及达成目标所使用的治疗或干预方式，预计干预期间及治疗频率。

第五阶段"干预"，实际执行物理治疗计划。于治疗过程中，物理治疗师要不断执行非正式再评估，以了解病患的进步是否如预期，是否需修改干预的内容或治疗目标，是否需寻求其他专业人员的协助。干预方式分三大类：①沟通协调，文书记录，咨询；②教导，又称间接治疗；③处置性干预，又称直接治疗。在以家庭为中心的早期干预，前二者尤其重要。

最后一个阶段"成果评量"，主要是评量干预后的成果，与干预前比较个案的身体功能或构造、活动与参与、发展的限制或有利因子、社会资源的运用、儿童与其家人的生活质量或满意度等有无改善（American Physical Therapy Association, 2001）。此阶段也可以说是评估或再评估，主要为评估治疗成效；若个案达到预定治疗目标，则此疗程即可结束；否则，须重复修正目标或干预方法，直到成功为止。

作者于临床教学服务中，整合"个案处理模式"、IFSP 或 IPP 与"实证执业"等技能，建议临床服务流程如表 1-2 所示。

表 1-2　物理治疗运用个案处理模式于临床疗程

个案处理模式 阶段	初期一	初期二	初期三	中期	后期
1. 检查或测试	与儿童及家庭建立关系，收集个案资料	收集个案及家庭或生活场域资料以回答临床问题	收集成果指标有关的基础期资料		收集干预后成果指标资料
2. 评量	提出可回答的临床问题，实证资料寻找、评断与应用	确认临床问题	确认成果指标		进行成果评量
3. 诊断	提出初步功能性诊断，提出诊断相关问题	确认功能性诊断			
4. 预后	提出初步预后，提出预后相关问题	再确认预后	与个案／家人、专业团队共同拟订具体可达成的康复目标与完整的康复计划		
5. 干预	初步咨询与教导，提出干预相关问题	提供一般干预的咨询、教导与处置		根据康复目标与实证、个案／家庭价值需求、与可用资源等执行咨询、教导与处置干预	
6. 成果评量	提出成果相关问题	确认成果指标		监测成果目标的进展	比较干预前后成果指标的变化

根据"美国物理治疗学会"的"个案处理模式"，"物理治疗诊断"即依检查与评量结果给予个案一个特定的"较佳执业类型"名称（American Physical Therapy Association, 2001）。"较佳执业类型"根据个案 ICF 机能损伤与其所需物理治疗内容，将依个案分为四大类，即肌肉骨骼、神经肌肉、呼吸循环与表皮系统，共 33 种"较佳执业类型"；表 1-3 至表 1-6 介绍了物理治疗诊断中儿童个案常用的四大类"较佳执业类型"。

表 1-3　物理治疗诊断肌肉骨骼大类中儿童常用的"较佳执业类型"

较佳执业类型	中文名称	英文名称	疾病诊断范例
肌骨 -A 类	骨骼去矿化的第一级预防／降低危险性	primary prevention/ risk reduction for skeletal demineralization	成骨不全症

续表

较佳执业类型	中文名称	英文名称	疾病诊断范例
肌骨 -B 类	姿势受损	impaired posture	斜颈
肌骨 -C 类	肌肉表现受损	impaired muscle performance	肌营养不良综合征 类风湿性关节炎
肌骨 -D 类	结缔组织机能障碍有关的肌肉骨骼损伤	impairment associated with connective tissue dysfunction	扭伤拉伤
肌骨 -E 类	局部发炎有关的肌肉骨骼损伤	impairment associated with localized inflammation	臂神经丛损伤
肌骨 -F 类	脊柱障碍有关的肌肉骨骼损伤	impairment associated with spinal disorder	先天性脊柱异常
肌骨 -G 类	骨折有关的肌肉骨骼损伤	impairment associated with fracture	骨折
肌骨 -H 类	关节置换术有关的肌肉骨骼损伤	impairment associated with joint arthroplasty	风湿性关节炎
肌骨 -I 类	软件组织骨科手术有关的肌肉骨骼损伤与动作失能	impairment or mobility dysfunction associated with bony or soft tissue surgery	开放复位及内固定手术 截骨术
肌骨 -J 类	截肢有关的肌肉骨骼损伤与动作失能	impairment or mobility dysfunction associated with amputation	先天性截肢

（参考自 American Physical Therapy Association, 2001）

表 1-4 物理治疗诊断神经肌肉大类中儿童常用的"较佳执业类型"

较佳执业类型	中文名称	英文名称	疾病诊断范例
神经 -A 类	平衡与跌倒的第一级预防／降低危险性	primary prevention risk reduction for loss of balance and fall	发展性协调障碍 脑性瘫痪
神经 -B 类	神经肌肉发展受损	impaired neuromotor development	发展迟缓 肌营养不良综合征 发展性协调障碍 先天性多关节硬化症 脊柱裂 成骨不全症

续表

较佳执业类型	中文名称	英文名称	疾病诊断范例
神经 -C 类	损伤／非进行性中枢神经系统疾病儿童	impairment associated with nonprogressive CNS disorders–child	脑性瘫痪 脑炎 脊髓炎 脊柱裂
神经 -D 类	损伤／非进行性中枢神经系统疾病成人（或青少年）	impairment associated with nonprogressive CNS disorders–adult（or adolescence）	脑炎 脊髓炎 头部外伤
神经 -E 类	损伤／进行性中枢神经系统疾病	impairment associated with progressive CNS disorders	后天免疫缺乏综合征 脑恶性肿瘤 脊髓性肌萎缩综合征
神经 -F 类	损伤／周围神经损伤	impairment associated with peripheral nerve injury	臂神经丛损伤
神经 -G 类	损伤／急性或慢性多神经根神经病	impairment associated with acute or chronic polyneuropathies	小儿麻痹综合征
神经 -H 类	损伤／非进行性脊髓疾病	impairment associated with nonprogressive disorder of spinal cord	脊髓肿瘤
神经 -I 类	损伤／昏迷、接近昏迷、植物人状态	impairment associated with coma, near coma, or vegetative state	重度头部外伤

（参考自 American Physical Therapy Association，2001）

表 1-5　物理治疗诊断呼吸循环大类中儿童常用的"较佳执业类型"

较佳执业类型	中文名称	英文名称	疾病诊断范例
心肺 -A 类	呼吸循环疾患有关的第一级预防／降低危险性	primary prevention/risk reduction for cardiovascular/pulmonary disorders	危险性
心肺 -B 类	体能退化有关的有氧耐力受损	impairment associated with deconditioning	气喘
心肺 -C 类	损伤／呼吸道清洁机能障碍	impairment associated with airway clearance dysfunction	肺支气管发育异常

续表

较佳执业类型	中文名称	英文名称	疾病诊断范例
心肺 -D 类	损伤／心血管泵功能失能或衰竭	impairment associated with cardiovascular pump dysfunction of failure	先天性心脏病
心肺 -E 类	损伤／呼吸泵功能失能或衰竭	impairment associated with ventilatory pump dysfunction of failure	肌营养不良综合征
心肺 -F 类	损伤／呼吸衰竭	impairment associated with respiratory failure	肺气肿
心肺 -G 类	损伤／新生儿呼吸衰竭	impairment associated with respiratory failure in the neonate	极低体重儿吸入胎便综合征
心肺 -H 类	损伤／淋巴系统疾患	impairment associated with lymphatic system disorders	先天性肢体肿胀

（参考自 American Physical Therapy Association, 2001）

表 1-6 物理治疗诊断中体被大类（第七章）儿童常用的"较佳执业类型"

较佳执业类型	中文名称	英文名称	疾病诊断范例
体被 -A 类	体被疾病第一级预防／降低危险性	primary prevention/risk reduction for integumentary disorder	脑脊髓炎糖尿病
体被 -B 类	损伤／浅层皮肤	impairment associated with superficial skin involvement	截肢残肢端并发症
体被 -C 类	损伤／部分皮肤增厚而且疤形成	impairment associated with partial-thickness skin involvement and scar formation	烧伤
体被 -D 类	损伤／皮肤全层和疤痕组织	impairment associated with full-thickness skin involvement and scar formation	烧伤
体被 -E 类	损伤／皮肤延伸至筋膜、肌肉、或骨骼及疤痕组织	impairment associated with skin involvement extending into fascia, muscle, or bone and scar formation	烧伤

（参考自 American Physical Therapy Association, 2001）

第四节　小儿物理治疗人力供需

美国物理治疗学会（American Physical Therapy Association, APTA）于 1978 年将小儿物理治疗列为其七大临床专科之一。根据 1990 年该学会活动会员服务各年龄层病患的百分比例统计（APTA,1991），其中约 8% 的服务针对小儿病患（年龄 < 13 岁）。而 1993 年的资料显示 9.9% 的 APTA 会员从事小儿物理治疗（Pagliarula, 2001）。此外，1994 年美国教育系统物理治疗师约占所有物理治疗师的 4.6%（McEwen & Shelden, 1995），至 2000 年 APTA 的活动会员 5.5% 服务于教育系统（APTA, 2001），显示随着时代演进，物理治疗师从事于小儿领域或教育系统服务的比例皆逐渐增加；在 1990 年美国小儿物理治疗师有 46% 服务于教育系统，30% 自行开业，11% 在复健中心，10% 在急性医院，9% 在儿童医院，9% 为居家照护（Sweeney & Heriza, 1994）。而美国物理治疗学会自 1975 年开始推动临床专科时，小儿物理治疗即为其中之一专科，于 2010 年资料显示，50766 名物理治疗师中，专科物理治疗师有 8360 位，其中小儿专科物理治疗师人数为 820 位，约为 1/10。美国的小儿物理治疗师调查结果，在 1980 年代其服务个案年龄以 5 ~ 6 岁居多，1990 年代，则以 2 ~ 4 岁居多，2 岁前个案比例也较前增加许多（Sweeney et al., 1994）。

美国的资料显示 0 ~ 2 岁儿童接受早疗人数占该年龄层人口的比率由 1994 年的 1.4% 增至 2002 年的 2%，而 3 ~ 5 岁幼儿接受特殊教育的比率由 4.4% 增至 5 %；6 ~ 21 岁学龄儿童与青少年接受特殊教育的比率也为 8.8%（U.S. Department of Education，2002）。在 0 ~ 2 岁发展迟缓儿童及其家庭接受各种服务的人数比率分别为：特别指导 42% 、家庭训练 30%、语言治疗 25%、物理治疗 22%、职能治疗 21%、社工服务 17%、医疗服务 12%、听力学训练 8%、营养服务 8%、心理治疗 5%（U.S.Department of Education, 1996）。

美国教育当局给国会的报告显示，1993—1994 年 544 万名 3 ~ 21 岁身心障碍学生聘有 3667 位物理治疗师，而当时教育系统的物理治疗师职缺共 4057 人（U.S. Department of Education，1995，1996），即 10000 名身心障碍学童实际有 6.7 位物理治疗师服务。而于 2003 年 680 万位身心障碍学生（3 ~ 21 岁）即编制有 7293 位专任教育系统物理治疗师为其服务（U.S.Department of Education, 2009），即 1 万名 3 ~ 21 岁身心障碍学生配备 10.7 位专职物理治疗师。美国物理治疗学会（于 2003 年）预计至 2020 年将全面提升物理治疗基础教育至物理治疗学博士（Entry-level Doctor of Physical Therapy，DPT）层级（Pagliarulo，2006：20），根据统计大约只有 8% 的 DPT 教育课程中要求学生一定要有小儿的临床实习时数，因此有可能使未来美国小儿物理治疗不论在学校系统，或是医疗、社会福利系统供不应求的状况更为严重（Rapport，2003）。

中国台湾地区早疗的物理治疗师人力十分有限。1999 年的资料显示，台北市小于 6 岁儿童人数 207532 人，领有身心障碍手册者 1385 人，当时小儿物理治疗师人数为 33.3 人（廖华芳等，1999）。台北市 65 家提供医疗复健机构中，有 20 家（31%）提供早疗服务，经倡导后 14 家（22%）表示将在一年内提供早疗。由台北市行政区面积与机构数比例来看，仍有分布不均的现象。提供的早疗服务量，计每月提供儿童物理治疗 2494 人次，加护病房早期干预 324 人次，发展评估 631 人次。台北市尚需协调或无法配合早疗医疗机构主要原因为成本、空间与专业人力考量。由于发展迟缓儿童常属一对一治疗，且需经进一步专业训练时治疗师才有能力提供早疗，又要有早疗专有空间较为理想，因此在当时健保给付制度下，部分医疗院所不愿提供早疗服务（廖华芳等，1999）。台湾地区在教育系统的物理治疗人力供给，于 1996 年仅 10 ～ 20 位物理治疗师服务 37000 ～ 70000 名身心障碍学生（廖华芳等，1997），于 2003 年则增至 130 位，然以兼任居多（王雅瑜等，2001）。

根据廖华芳等人于 2000 年对台湾地区物理治疗人员问卷调查结果显示，过去一年内，从事小儿早期康复物理治疗师约 200 人，每周治疗儿童 18.7 人次，治疗小儿病患占平均每周工作时间的 34.6%，中位数为 20%。仅 15 位（8%）为专任小儿物理治疗师，100% 工作时间在治疗小儿早期康复病人。以每周平均 34.6% 的工时提供 18.7 人次的治疗来推估，一位小儿物理治疗师每周全工时的小儿早期服务量估计为 54 人次（廖华芳等，2000）。在对台湾从事早期康复者的物理治疗师的各项自觉能力问卷调查结果显示，在"筛检儿童肌肉骨骼系统""评量儿童的神经肌肉功能""评量儿童的心肺功能"与"参与早疗团队工作的经验"各项能力中，以具有评量儿童神经肌肉的能力（73%）及筛检儿童肌肉骨骼系统的能力（62%）为最高；仅 15% 的人自认有评量儿童心肺功能的能力。在使用发展评量工具方面，约有 90% 的人表示会使用一种以上的儿童发展筛检评估工具与诊断评估工具。自评其他能力方面，认为能力较佳的项目包括：咨询能力、沟通能力、检视效果与修订治疗计划等项目；其次为找出家庭的优点及需求；尚需加强的项目包括执行环境修改、提供建议或制作辅具以及扮演个管角色等项目（廖华芳等，2000）。

第五节　专业能力与培育课程

美国物理治疗学会于 1990 年研习会中，与会儿童物理治疗师提出 13 个儿童早疗物理治疗师的角色功能（Cochrane et al., 1990），包括：

（1）筛检神经—肌肉骨骼与心肺功能及一般发展功能障碍；

（2）评量儿童的神经肌肉骨骼状况及动作技巧以协助鉴别诊断；

（3）评量儿童心肺功能；

（4）治疗干预计划的拟订、执行与审视；

（5）评估干预的效果并视需要修订干预评量；

（6）找出个案家庭的优点及需求；

（7）提出对个案家庭的建议并侦测其实施结果；

（8）参与专业团队计划；

（9）对个案家庭成员及主要照顾者的咨询；

（10）与转介单位或相关专业沟通；

（11）扮演个案管理员的角色；

（12）建议或制作辅具；

（13）建议或执行环境修改。

而对于教育系统物理治疗师的资格建议为（APTA, 2001）：

（1）有特殊教育法规的知识；

（2）有一般儿童与特殊儿童物理治疗的知识；

（3）有小儿物理治疗的经验；

（4）有特殊教育物理治疗的经验；

（5）接受特殊教育与特殊教育物理治疗继续教育。

台湾物理治疗教育者为建立大学物理治疗相关专业的教育目标，于 2000 年在教育部门补助之下，进行台湾物理治疗教育研讨会，其中有关大专物理治疗四年级学生小儿物理治疗实习目标制订如下（廖华芳与吴英黛，2000）：

（1）熟悉与小儿物理治疗相关的基本与临床医学知识。

（2）对相关的临床检查结果所代表的意义有基本的认识与了解。

①神经检查包括：脑部超声波、计算机断层扫描及脑波等。

②心脏检查包括：心脏超声波及心导管检查等。

③实验室检查。

（3）能独立执行并完成下列病患的临床评估。

①病患种类：高危险群儿童、痉挛型脑性瘫痪儿童、身心发展迟缓儿童。

②临床评估：肌肉张力、关节活动度、动作形态描述、反射或反应评估及三种发展评估量表（筛检评估量表、诊断评估量表、干预评估量表）的其中一种。

（4）能整合评估结果，列出病患的问题；过程中应具备与相关的专业人员、病患及病患家属有效沟通的能力；制订长、短期治疗目标与计划，并能评估疗效。每位同学具备有撰写一份个别化服务方案的能力。

（5）能根据相关的物理治疗原理或理论，施行下列治疗的基本技术。

①原理或理论：基本的儿童动作发展理论、行为改变技术理论与动作学习理论。

②治疗技术：感觉处理技术、诱发技术（如玻巴斯、路德、本体感觉诱发）、反射抑制技术、居家训练技术、发展增进技术、教导及咨询的能力。

（6）能熟练操作下列基本设备并选择适当的辅具：跑步机、步行辅助器具、移位摆位辅具、下肢装具、治疗球、治疗滚筒。

（7）依据病情及病患的家庭和社会支持系统，协助拟订有关的后续计划，并具备初步个案管理员能力。

①早期康复的相关法令及目前实际概况。

②各大发展中心及评鉴中心的所在地及其服务项目。

③相关的康复服务，福利补助及申请事宜。

④若发现个案需要其他专业服务，可予以适当的转介。

针对上述的目标，在实习前建议小儿物理治疗专业课程内容应包括：

（1）动作发展及相关测验。

（2）反射及其测验。

（3）脑性瘫痪。

（4）智能不足／唐氏综合征。

（5）高危险群儿童。

（6）脊柱裂。

（7）神经肌肉障碍。

（8）学校系统／引导式教育。

（9）辅助器具。

如果想增进终身学习的特质，专科物理治疗师的培养方案为另一重要制度（刘文瑜等，2009）。有学者建议儿童专科物理治疗师能力标准包含有专科共同基本能力与儿童专业分科能力。此外，在培育儿童专科物理治疗师方面，建议未来可分为初级儿童物理治疗师、中级儿童物理治疗师及儿童专科物理治疗师进行认证（刘文瑜等，2009）。

第六节　实证执业

实证医学是指通过综合最佳文献证据、临床技能以及患者期望，应用于临床工作中，以达到最佳照护质量（Straus et al., 2005）。所谓最佳文献证据是指利用流行病学及统计学的方法，从庞大的医学资料中过滤出值得信赖的部分，并将此部分运用到临床工作，借此可以终身学习。在物理治疗领域，常以实证执业（evidence-based practice，EBP）或实证物理治疗（evidence-based physical therapy，EB-PT）（Palisano et al., 2006）。英国流行病学家考科蓝（Archie Cochrane）于 1972 年指出："医学界是不是应该有效率且周期性地整合研究文献？这种整理，是不是该由医护专业人员来做？"（Cochrane，1972）目前全世界已有 14 个考科蓝中心，英国牛津大学的实证医学中心提供了很多实证医学信息。亚洲方面，2006 年成立亚太循证医学联盟（Asia Pacific EBM Network）。在台湾，各医学院与各大医院也致力于实证医学（循证医学）工作的推广（邱文达与陈杰峰，2004）。有关实证物理治疗的情况请参考廖华芳（2011）的文献。

实证物理治疗意指根据高质量临床相关研究所得到信息的物理治疗执业，是未来物理治疗迈向专业独立自主的关键之一（Slavin，2004；Ross & Anderson，2004）。目前世界物理治疗联盟（WCPT）将 EB-PT 列为主要推动项目。

实证执业通常分 5 步骤，简述如下（Straus et al., 2005）：

（1）问问题：提出可回答的问题。问题可分为背景问题与前景问题。背景问题指与疾病相关的一般问题，而前景问题则为针对某一临床个案进行决策所提出的问题。问题的类型包括原因推论或病因学、诊断、治疗、预后等四类。临床前景问题必须被清楚定义，方能据以做出正确决策。一个可被回答的临床前景问题的形成包含四个要素（PICO），也就是问题的群体或对象、干预方式、对照措施以及成果。其中尤其以 PIO 这三个成分最重要。"P"（对象），除疾病外，年龄、性别或疾病严重程度都可列入问题中；"I"依处理阶段的不同而不同，可以是病因、诊断、评估、预后、治疗干预、危险因子等；"O"是成效，包括死亡率、功能进步程度、满意度、成本效益或诊断正确概率等（Hunink et al.，2001）。举例来说，"肌力训练对脑性瘫痪儿童有效吗？"便是构建不佳的问题，因只包括广泛的个案类型描述及干预方式，而"肌力训练能否改变 8 岁痉挛型脑性瘫痪儿童的行走速度？"则为较佳的临床问题，因问题陈述包括较确定的个案类型、干预方式、对照措施与成果。

（2）找资料：寻找目前最佳的证据（文献资料）。小儿物理治疗常用资料库，如下：

·PubMed

·The Cochrane Collaboration

·Up To Date

·CINAHL（citations in nursing and allied health literature）

·National Guideline Clearinghouse

·PEDro（the physiotherapy evidence database）

·Centre for Evidence-based Physiotherapy

一般医学及诊断相关信息可至：

·DiagnosisPro 网站

·Family Practice Notebook 网页

·考科蓝实证医学数据库，有考科蓝实证医学数据库摘要翻译。

有关民众也可至早期干预相关网站，如：

·Children's Disabilities Information

·Medline Plus

·发展迟缓儿童早期康复协会等。

（3）评断：批判评断该证据（文献资料）的效度。在评断证据效度时，应把握三个原则：效度、重要性及实用性。效度的内容应包括实验设计的效度，如内部效度、外在效度以及统计效度。重要性原则是指证据在临床应用的重要程度以及临床有意义的改变。实用性原则即是要衡量该证据资料是否可应用于目前的个案。文献资料可以根据不同实验设计及分析方式分为以下几类，即系统性回顾、统合分析、随机对照试验、队列研究、成果研究、病例对照研究、全有或全无研究、生态研究等数种。文献资料一般可以依其实证强度分为 5 级（Straus et al.，2005），详细说明可见牛津大学的证据医学中心网页或物理治疗导论（廖华芳，2010）。

（4）应用：能否将有效度的、重要的文献资料应用于临床执业。

（5）评估成果：自我评量应用实证执业的成果。

本书的内容即希望符合上述的专业能力与内涵。然而小儿物理治疗学的发展突飞猛进，绝对不只限于上述内容，本书仅提供基本概念，还望读者借由网络与文献浏览，加速撷取新知，并时时从对儿童及其家人的评估、再评估中累积经验，以提供给发展迟缓的儿童及其家人最有效率且有效果的服务。

问题与讨论

1. 简描小儿物理治疗学的定义、主要对象与内容。

2. 运用实证执业的基本步骤与常用网站。

3. 个案处理模式的 6 个阶段的意义为何？如何将此模式与实证执业技能相结合？

4. 讨论小儿物理治疗师所需具备的专业能力有哪些？有这些专业能力后，是否能确保成功？

第二章

知觉与动作发展

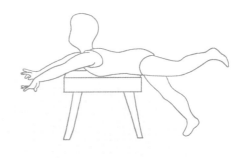

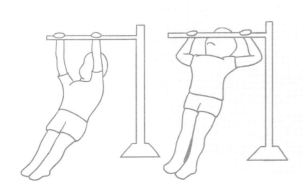

第一节 知觉动作发展的定义与概念

一、知觉动作的定义

知觉不同于感觉。感觉为感受器侦测到信息，并经由感觉神经传送到大脑的历程；知觉不仅觉察到刺激（信息）的存在及其重要属性（特征），并经由脑的统合作用，将感觉所传来的信息加以选择、组织及做出解释的历程（Shaffer，2002）。过去定义知觉动作为准确接受、判断感觉信息并做出正确动作反应的过程与表现，因此人类自出生以来为一连串知觉动作发展过程（李丹，1989）。然而以现代动作科学的观念，动作不见得后于知觉，动作也是知觉获取依赖的工具（胡名霞，2003）。探索性行动更是获取环境信息的重要关键（Gibson & Pick，2000）。因此 Payne 等人将知觉动作定义为"知觉动作的概念为儿童的动作活动，其主要意图为促进认知与课业活动"，如果活动只单纯加强动作能力则不能视为知觉动作（Payne & Isaacs，2002）。然而也有人认为人类的动作活动皆可视为知觉动作活动（Payne & Isaacs，2002）。近年来，功能性动作的发展逐渐被重视，功能性动作为个人全身或部分肢体的动作，以完成某种有目的、有意义的活动（Cech & Martin，2002）。因此以功能性动作观点看知觉动作的发展，除传统动作领域外，须同时注意其他领域的发展，尤其认知（Campbell，2006）与自我能力觉（de Raeymaecker，2006）。高瞻斐瑞学前计划中，提出 3～5 岁幼儿几个重要动作经验，除基本动作能力外，跟随动作指令、由身体动作中表现创意、感受及表达节拍、与别人一起随着节拍做动作也都很重要（杨淑朱，2001）。生活自理与游戏也可视为功能性动作欲达成的有目的、有意义的活动。儿童的动作若非具功能或趣味性，其意义并不大，如某些儿童有中指扣触拇指指甲的灵巧动作，但并无基本伸手抓握物体的功能性动作；或虽可在地面翻滚坐起，但无注视或与外界互动的行为。作者认为儿童发展知觉动作能力的目的是功能独立（图 2-1）、参与生活事件（图 2-2）、建立自我效能（图 2-3）、趣味（图 2-4）与健康（图 2-5）。于发展迟缓儿童的评估中，宜注意动作的萌发技巧及其需要的脚手架（Granott，2005）。本章以介绍知觉与动作的发展为主，并应儿童早期干预者的需要，介绍生命早期其他领域的发展。

二、发展概念与名词

知觉动作发展为发展学的一部分，因此首先介绍儿童发展以及相关名词的概念。

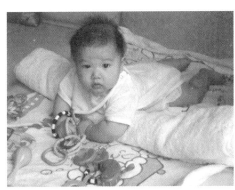
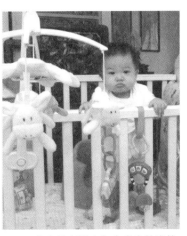

A. 头部与上半身控制，使儿童可趴
在地板观看四周及操作玩具

B. 全身伸直肌力与上半身的姿势
控制使儿童可扶站及侧走

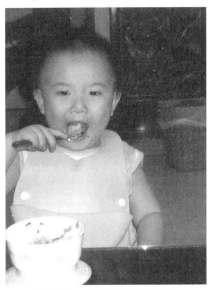
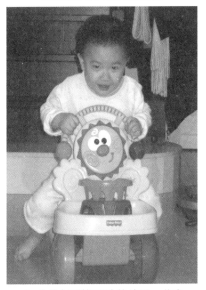

C. 经由独坐、手眼协调及自我控
制欲望的发展，儿童逐渐学会自主
进食

D. 个体与环境互动的结果，儿童
自己进行各种游戏的能力越来
越强

图 2-1　知觉动作的发展与未来的独立功能有密切关联

（一）发展的定义

生长指身体成熟后，量方面的改变，如身高、体重、头围的发育等。发展属于质方面的改变，如认知、动作、情绪及社会能力随着年龄增加而增加等。一般用发展包括生长与发展。儿童生长相关信息可由其他教科书得到。本书以介绍儿童各方面领域的发展为主。以动态系统理论或"国际健康功能与身心障碍分类系统"（International Classification of Functioning, Disability and Health,

ICF）看功能性动作或知觉动作的发展，动作表现会受儿童的健康情形、环境因素（尤其是经验与亲子互动）、儿童特性与身体各系统发展的影响。因此各项知觉动作虽有里程碑次序，如常见动作形态及其出现的中位数月龄，但里程碑先后次序仅能作为临床决策的参考，不是绝对。

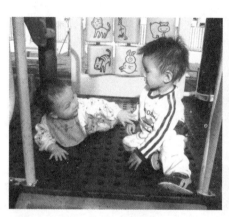

A. 在游乐场与其他儿童互动

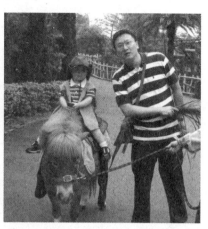

B. 与家人一起出游是一种重要的
生活经验

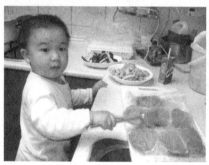

C. 只要给予机会幼儿也很想帮忙做
家务

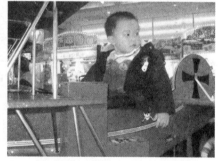

D. 游乐场是儿童得到有趣知觉动
作经验的场域

图 2-2　知觉动作是儿童在各种生活情境中参与不可或缺的能力

（二）儿童发展学内容

儿童发展学内容主要包含三个"W"，即 What、When、Why。What 描述发展过程的共同特征或模式；"When"列出这些模式及发展变化的时间表；"Why"分析或解释儿童发展变化的原因。

（三）发展的领域

（1）身体生长：包括身高、体重、头围等，在临床上常使用生长曲线图。

（2）粗大动作。

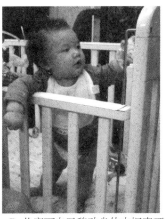

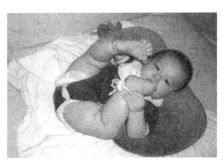

A. 儿童由探索自己的身体开始建立
自我身体形象

B. 儿童可自己移动身体去探索环
境与成功操控环境是建立自我效
能的基础

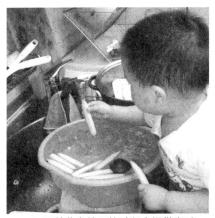

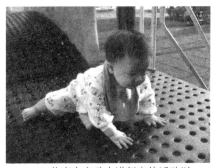

C. 于其萌发技巧的过程中提供脚手
架可增强其自我效能

D. 儿童有主动去进行身体活动以
精熟粗大动作能力的动机

图 2-3　知觉动作协助儿童发展自我效能

（3）精细动作。

（4）语言。

（5）社会情绪。

（6）知觉与认知。

（7）生活自理，包括进食的口腔动作。

（8）其他。

（四）人类发展阶段

根据人的年龄，各发展阶段名称如表 2-1 所示。

（五）名词

在发展中常见名词如下：

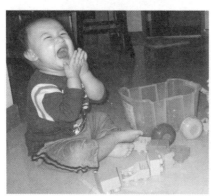

A. 愉悦是幼儿主动完成知觉动作任
务的内在动机

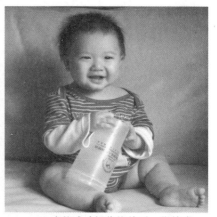

B. 当能成功操作物体时，微笑或
骄傲神情就会浮现于儿童脸庞

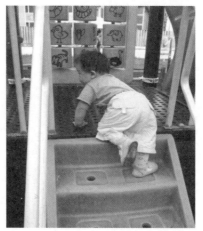

C. 提供前庭觉本体觉等游乐器材是
儿童快乐的场域

图 2-4　儿童完成知觉动作是为了追求乐趣

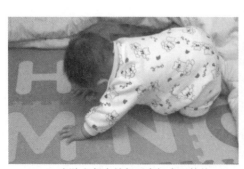

A. 未独立行走前每天有机会于软垫
上以趴姿活动一段时间对体适能的
发展有帮助

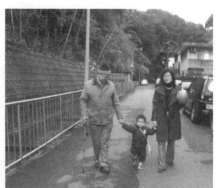

B. 从小培养与家人散步运动的生活
习惯为未来健康铺路

图 2-5　良好的动作能力与运动习惯是身体健康的基石

表 2-1 人类发展各阶段名称

阶段	年龄
胎儿	怀孕 9 周~出生
新生儿	出生~2 周
婴儿	3 周~1 岁
儿童期	2～15 岁
儿童早期	2～6 岁
儿童中期	6～9 岁
儿童后期	9～第二性征出现
青少年	15～19 岁
成人	≥20 岁
青年	20～40 岁
中年	40～65 岁
老年	>65 岁

生理年龄（chronological age，CA）：指儿童出生之后的年龄。

足月儿：妊娠周数为 38～42 周的出生者。

早产儿：妊娠周数小于 37 周出生者。

矫正年龄：早产儿在 2 岁之前使用矫正年龄。

将生理年龄扣掉其早产的月数即为矫正年龄，如一个早产儿在 32 周出生，比足月 40 周早 8 周出生，约等于 2 个月，当其生理年龄 6 个月大时，矫正年龄即为 4 个月。

发展年龄（developmental age，DA）：由发展分数比对常模某个年龄层儿童的得分而来。若使用测量分数，则所得的分数相当于某年龄层的常模分数的中位数或 75 百分位数时，该年龄即为发展年龄。注意发展年龄并不等于该年龄的儿童发展表现。

发展商数（developmental quotient，DQ）：一般简单的发展商数为发展年龄除以生理年龄，即 DA/CA。还有标准商数，即经由标准发展测验所得的分数与同年龄儿童的常模相比，与平均值相差多少个标准差，再经换算即可得标准商数或差数商数。

妊娠周数（gestation age，GA）：指受精卵形成之后在子宫内的周龄。

体重过轻：指新生儿出生体重依据妊娠周数查生长曲线图，小于 10 百分位。

体重过重：指新生儿出生体重依据妊娠周数查生长曲线图，大于 90 百分位。

低出生体重儿（low birth weight，LBW）出生体重为 1501～2500 克，极低出生体重儿（very low birth weight，VLBW）则为 1000～1500 克，超低出生体重儿（extremely low birth weight，ELBW）则为小于 1000 克（Kahn-D'angel & Rose，2006：1057）。

（六）儿童生长与发展的变异性

由于儿童生长或发展会受基因与环境等多种因素影响，因此会有变异性，为了解不同特征与不同年龄的儿童的生长与发展状况，通常会使用几种方法使其标准化，以此相互比较。生长状况常用"身体生长曲线图"，以百分位数来表现。欲知 0～5 岁儿童的身高、体重与头围在生长曲线的百分位，可上相关网页查询。

图 2-6 为男孩的身高生长曲线。一般而言，百分位曲线图共有 7 条，正中的是 50 百分位线，表示每百位儿童中有 50% 位于此线之下；10～90 百分位线两条线之间为正常范围，而 90～97 百分位线之间为疑似过高值，超过 97 百分位线值为异常过高值；3～10 百分位线间为疑似过低值，而在 3 百分位线下为异常过低值。

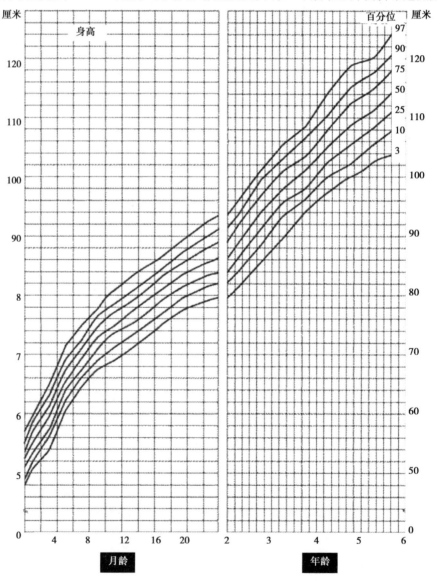

图 2-6　男孩身体生长曲线图

发展状况方面，发展测验分数常用常态分布曲线来看，以离平均值为多少标准差来计算其标准商数。以图 2-7 来看，如果比平均值多一个标准差，表示在 100 个儿童中，得分高过 84 个儿童；若比平均值多 2 个标准差，表示高过于 97.5 个儿童，以此类推。根据常态分布曲线，标准化发展测验所得的常模平均原始分数定义为发展商数 100，若分数比平均分数小于一个标准差，就减 15，因此发展商数 85，若小于两个标准差则是发展商数 70。因此发展商数 70 就等于其得分比平均值小两个标准差，也就是与 100 位儿童相比较，他可能是倒数的 2～3 名。一般将低于平均值两个标准差定义为发展迟缓；比平均值小 2 或 3 个标准差之间属于轻度发展迟缓，小 3～4 个标准差，属于中度发展迟缓；低于 4 个标准差就属重度发展迟缓。但不同测验根据研究结果可能有不同建议，仍须以测验手册的标准为解释结果的依据。

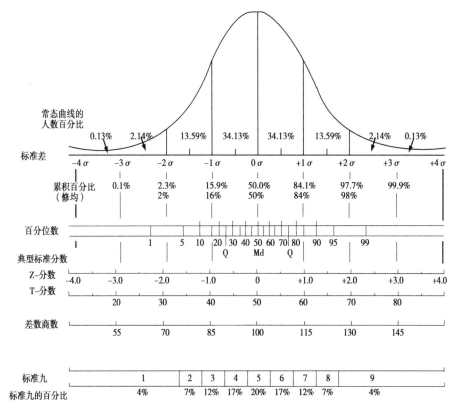

图 2-7 测验分数对照图（常态分布曲线）

三、动作发展的概念与原则

动作发展的概念与原则历经演变，以下为最新概念与原则。

发展过程既有连续性也有非连续性。动作发展由受精卵形成的那一刻开始，为一连续性过程，天天皆有变化；然而其也呈阶段性的变化，如新生儿无法爬动，6 ~ 10 个月时会爬，至 1 岁左右就以行走为主要移动方式，因此也可视为有非连续性。此外，发展方向呈螺旋状，稳定与非稳定时期交错进行，其间有对环境刺激较有反应的敏感期（Campbell，2006）。

神经成熟为动作发展的驱动力，因此动作发展顺序大致相同，但有变异性，每个儿童发展速率也略有差别。如大部分儿童依循头部控制、翻身、坐、爬、站、走的次序进行，然而每个儿童发展不完全相同，如有些儿童未经过爬的阶段就直接行走（Liao et al.，1992），有些儿童腹部离地爬在扶物走之后才发生（WHO multicentre growth reference study group，2006）。

动作发展方向大致遵循下列三个原则：由头端到脚端；由大而整体的动作发展到细微且协调的动作；由近端到远端。近年来，学者们对由头至脚、由近端到远端的发展方向颇有争议，即头部控制先完成后，才会有下肢控制的爬与走，这被认为不完全是因为神经系统的成熟，也与体型及次系统成熟间的互动有关。

身体生长、身体各系统的成熟，以及学习的互动结果造成动作发展的结果，即动作发展是身体各系统的成熟与环境互动而成的结果（廖华芳，1996；Campbell，2006）。姿势控制的研究显示，动作发展的限速因素为肌肉力量、姿势控制能力与知觉能力（Campbell，2006）。

儿童在发展进程中具自我调整及行动角色，于基因与环境互动中，建构大脑功能组织及身心发展（Campbell，2006）。自我协调代表个体在遭遇困境或不能理解的事物时的一种自我调整或主动找寻新的模式的本能，包括自我安抚。

四、动作相关名词的定义与分类

动作技能指需要运用自主性的身体动作以完成任务目标的技能（Magill，2003），其与行动常互用。行动与动作是不同的，动作为行动的成分，为执行行动时，身体某部位或各部位协调的特征，通常可以用运动学、动力学或肌电图等测量参数表示（Magill，2003）。

根据不同角度，动作技能或行动可有不同的分类或描述。图 2-8 为作者根据系统理论提出对儿童行动／动作技能分析与描述的模式。行动或动作技能属 ICF 活动与参与方面。分析某行动的限制或有利因子，可由个人、任务与环境三个系统互动角度去建立假说及验证。个人系统包括人口学的特性（年龄、性别、种族等）、神经生理变量、生物力学变量、内在的需求／价值观及个人经验等；而环境系统分为物理性环境与社会性环境。行动或动作技能可由不同的角度去描述，包括 ICF、发展学的 3W、肌动学的运动学与动力学、动作学习三阶段以及詹蒂莱氏分类等。单向度的分类（Magill，2003）可参考表 2-2。

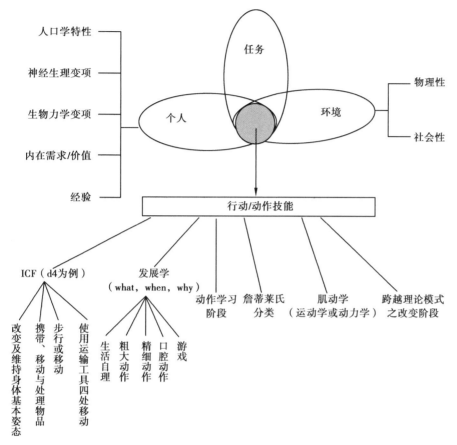

图 2-8　儿童行动／动作技能的分析与描述模式

表 2-2　动作技巧的单向度分类

分类向度	分类标准	名称	范例
主要使用的肌肉大小	大	粗大动作	走路、跑、跳、丢接球
	小	精细动作	操作物体、写字、打字
行动的开始与结束特性	明确	连续性行动	走路、跑、游泳、骑脚踏车
	不明确	个别行动	丢球、踩刹车、击高尔夫球
情境的变异性	稳定	闭锁性	坐在沙发上看电视
	变动	开放性	在人群拥挤的卖场行走

　　由于目前儿童动作发展的研究文献大多采用标准化环境，属闭锁性行动，较少考虑环境与任务对动作的影响，因此临床上对知觉动作发展信息的运用要特别谨慎。

第二节　产前阶段的发展

一、产前阶段分三期

由于儿童的发展是从受精卵形成那一刻开始进行，出生只是一个阶段，一些重度的身心障碍儿童的发展可能在足月之前，所以有必要了解产前阶段的生长与发展。

胚种期，也称为组织分化前期，卵细胞受精后一方面继续向子宫移动，一方面开始有丝分裂。

胚胎期，在怀孕的第 3 ~ 8 周，又称为细胞和组织分化期，这时期胚胎分化成三个细胞层，内胚层、中胚层、外胚层，人体各个器官就是由这三个胚层基础分化形成的。

胎儿期，也称为器官及功能分化期，怀孕 3 个月后至出生，各组织器官的生长更进一步分化，在第 5 个月时胎儿内部的器官及神经系统大致完成，并开始出现一些反射（Shaffer，2002）。

在过去新生儿加护病房科技尚未发展之前，通常把妊娠周数 9 ~ 28 周称为不可存活期，因在此阶段出生的新生儿整个神经系统及内分泌系统尚未发育完善，不可能存活；而妊娠周数大于 28 周至出生为可存活期。目前科技进步，受精后 22 ~ 28 周也是属于存活期（Shaffer，2002）。

二、胎儿期动作发展的观点

在胎儿期的动作发展可从两个观点来看（van Sant & Goldberg，1999），第一个观点是胎儿期的动作反应主要由外界刺激所引起。1944 年 Hooker 研究显示，妊娠周数 5 周左右，将胎儿放在接近体温的生理食盐水中，使用发尖刺激婴儿的皮肤，发现最早只有刺激在嘴巴附近才有反应产生，这时候的反应是退缩反射。然后胎儿逐渐长大，敏感的身体部位从嘴巴扩展到脸颊两侧，又至下巴，进而到颈部及胸部，而且呈现一个全身式的动作。至怀孕周期 11 周时，当手掌被刺时才会产生局部手指的屈曲反应。同时也发现随着胎儿的长大，胎儿对刺激的反应由怀孕 5 周时的逃避反应变成怀孕 10 周时的趋向反应，在怀孕 14 ~ 15 周时，有基本的喂食反应动作，包括持续嘴唇的闭合及吸吮的动作。

第二个观点是胎儿动作为自发性动作。由于 Hooker 所研究的胎儿不是在体内而是在子宫外，因此有人认为这些动作可能是胎儿缺氧的反应，并非正常胎儿的反应。归功于科技进步，超声波协助科学家了解了子宫内胎儿动作。Milani-Comparetti 等人对怀孕妇女进行子宫内胎儿的研究显示，胎儿动作是自发性的动作，这些自发性的动作可称为原始动作形态，他们认为这些原始动作形态是人类动作发展的基础，由这些自发性的动作形态，再慢慢与感觉刺激联结而形成原始自动现象。Milani-Comparetti 描述最早期的胎儿动作为在妊娠周数 10 周后自发性出现的跳跃，自发性跳跃动作主要是下肢的伸直与上肢的屈曲，另一个自发性的动作称为移动动作，胎儿靠移动动作可在子宫壁爬上爬下。胎儿动作还包括用手摸自己的脸及身体，用手去抓脐带及吸手指头。在出生之前，胎儿对外界的声音及光亮的刺激也有惊慌反应（Milani-Comparetti，1970）。

　　Einspieler 等人将胎儿时期就出现的自发性全身性动作称为一般性动作或全身运动（general movement，GMs），指整个身体参与的运动，臂、腿、颈和躯干动作顺序呈现高度变异性，且在动作强度、力量和速度方面也有高低起伏的变化，动作的开始和结束都是渐进性的。目前认为产生全身运动的神经构造是中枢形态发生器（central pattern generator，CPG）（Einspieler et al.，2004）。CPG 是一些位于脊髓和脑干的神经元回路，能够产生行走、呼吸、咀嚼和游泳等节律性运动。GMs 按时间的发育历程包括：足月前 GMs（胎儿和早产儿阶段），扭动运动（从足月至足月后 6～9 周龄）和快躁动作（足月后 6～9 周龄至 5～6 月龄）。足月前胎儿 GMs 和早产儿阶段的 GMs 没有差异，表示出生后重力作用对于 GMs 的表现没有影响，早产儿阶段的 GMs 偶尔出现大幅度运动，速度通常偏快。扭动动作，特征为中等幅度，速度缓慢至中等，运动轨迹在形式上呈现为椭圆体。快躁动作，是一种小幅度中速动作，遍布颈、躯干和四肢，发生在各个方向，动作加速度可变，在清醒婴儿中该运动持续存在（哭闹时除外）（Einspieler et al.，2004）。矫正月龄 4～5 月后，意图性且抗重力的动作就会发展出来（Einspieler et al.，2004）。全身运动评估利用视觉格式塔知觉区分正常与异常全身运动，研究婴儿早期使用全身运动评估对脑性瘫痪与发展迟缓有高的敏感度（Einspieler et al.，2004；杨红，2010）。

第三节　感觉的发展

　　感觉（ICF b2）包括视觉、体觉、前庭觉、味觉、听觉与嗅觉。其发展如下。

一、视觉

视觉发展包括焦距调整与追视、视觉敏锐度与对比敏感度等，是各种感觉中最晚发展完整的（Shaffer，2002：188）。早期视觉若未充分使用，将来会有弱视问题。

（一）焦距调整与视觉敏锐度

新生儿初期眼球焦距调整能力（ICF b210）较差。视刺激物距新生儿眼睛约20厘米较可被看清楚。到3个月左右新生儿便能清楚注视4～7米左右远距离的物体，约一般房间的内物体陈列距离（李丹，1989）。

视觉敏锐度（ICF b210）研究指出，新生儿视力大约是20/800，即成人在800米可看到的物体，新生儿约在20米看到，因此仅可看到模糊影像；6个月时约是20/40；至12个月新生儿视觉敏锐度就与成人接近，约是20/20（Cech & Martin，2002）。视觉敏锐度发展的敏感期在5岁前，应尽早对弱视与斜视作筛选。儿童弱视即对视力的缺失无法用眼镜矫正者，流行率为2%～5%。患有斜视的儿童，因同时用两只眼睛看物体会产生复视，所以平常只用一只眼睛，另外一只眼睛长期不使用，导致脑部视觉皮质萎缩，一段时间之后，视力将减弱，因此斜视必须早期矫治。弱视的敏感期在8岁之前（Cech & Martin，2002）。

（二）追视

出生后12～48小时的婴儿有3/4能对红色物体做出水平方向的追视（ICF b215），水平追视能力比垂直追视更早出现。王天苗等人对台湾地区儿童的研究显示，3个月大的婴儿全部有水平追视能力，约一半有垂直追视能力（王天苗等，1996）。追视移动物体的能力对丢接物体活动影响相当大，随着年龄的增长，此追视能力在持续进步中，5～7岁可准确追视移动物体。以视觉来协助维持平衡的能力在5～6个月大时便逐渐发展（Cech & Martin，2002）。

（三）对比敏感度

婴儿在2～3个月大时就可感知彩色及非彩色以及所有基本色彩的差别，彩色中以红色最能吸引儿童的注视（李丹，1989；Shaffer，2002）。新生儿较喜欢看人脸、黑白对比的图片。

二、体觉

体觉（somatic sense）包括触觉（ICF b265）、本体觉（ICF b260）、痛觉（ICF b280）及温觉（ICF b270）。触觉与本体觉对于儿童身体基模（body schema）、方位知觉的发展有关（Cech & Martin，2002）。胎儿妊娠 7.5 周即对触觉有反应，早期对触觉呈逃避式反应，慢慢才能接受没有伤害性的刺激，进而有分辨能力（Ceeh & Martin，2002：299）。新生儿对触觉敏感度较高的部位有嘴唇、手掌、脚掌、前额和眼睑。一岁前婴儿抓到玩具就往嘴内塞，即用敏感度较高的嘴部触觉来探索外界环境，故应将玩具洗干净，不宜一味禁止（Farber，1982）。体觉的感受有性别的差异，通常女婴较男婴敏感。早期的触觉输入对于婴儿与母亲的依附关系，压力处理机制以及社会、认知的发展，都扮演一个重要的角色（Cech & Martin，2002）。新生儿已有感知冷热差别的能力。

本体觉即对肢体位置与肢体动作的感觉。本体觉为有目的动作的基础，如模仿、伸手取物、行走等，也与姿势控制有关。过去研究显示 5 个月大的婴儿会伸手取物主要依靠其动作能力与本体觉，而较少依赖视觉；因为不论环境明暗，他们伸手取物的动作并无显著差别（Cech & Martin，2002）。在胎儿时期转头刺激颈部本体觉感受器，即会引起身体肌肉张力的改变，稍后转头或转躯干会引起翻身动作，都表示有本体觉的存在。儿童的平衡功能早期较依赖视觉，长大后即主要依赖本体觉（Haywood，Getchell，2001）。

三、前庭觉

前庭觉（ICF b235）即位于内耳的前庭接受器对头部加速动作与头部在空间位置的感觉，又称动作觉（Cech & Martin，2002）。前庭觉用于调整姿势张力与平衡功能，并在头部动作时确保注视的稳定性（Cech & Martin，2002）。前庭系统是胎儿最早髓鞘化与具有作用的感觉器官之一（Cech & Martin，2002），在胎儿时期便因应身体动作而做出反应，如在胎儿时期即具备张力迷路倒转反射，也就是将胎儿倒立，会刺激身体伸直肌肉张力；2 ~ 3 个月大的婴儿由于迷路张力反射的作用，能有将头部维持直立的能力；5 ~ 6 个月大，摇晃身体，即能刺激前庭系统，引起颈部肌肉适当姿势反应。在后期随着前庭视反射、前庭脊椎反射等反射的成熟，协助视动与动作平衡控制的发展。通常在 7 岁以后，才有整合视觉、本体觉与前庭觉的平衡控制能力（Farber，1982；　Haywood，2001；　Liao et al.，1997）。

四、味觉

胎儿 6 ~ 7 个月大就有味觉（ICF b250）的存在，通常女孩比男孩更喜欢甜的味道。若太晚给予母奶或牛奶外的辅食，婴儿对食物口味的适应性便会较差，因此 6 月左右便应依发展阶段适当地给予辅食，但宜注意过敏问题，并根据口腔动作的发展，选取食物种类（如半固体、泥状、糊状等）。

五、听觉

出生前胎儿即具听觉（ICF b230），对声音刺激有反应。新生儿不仅能够听见声音，而且还能区分声音频率的高低和声音的大小等。婴儿对人类说话声音比对非人声音的反应更敏感。同时，新生儿在听到成人讲话时，其身体的动作跟讲话的模式有互动的效果（Shaffer，2002）。3个月左右婴儿便有转头去寻找声源的能力（王天苗等，1996）。听觉障碍是指个体无法有效地以听觉接受信息，以致严重影响其言语的接受与表达。听觉障碍的程度，依其所能感觉到的最小音量而定。一般正常听力应能听到25分贝以下的声音，若25到50分贝才听得清楚，就是轻度听碍，50到70分贝属中度听碍，70到90分贝为重度听碍，90分贝以上为极重度听碍。声音频率会影响能感觉到的最小音量，所以听损的程度是以各频率平均分贝值来确定的。

六、嗅觉

新生儿的嗅觉（ICF b255）可以分辨多种气味，且1周大的婴儿就能分辨母亲与他人身体的味道；新生儿会避开不喜欢的味道，将脸朝向喜欢的味道方向。

第四节　知觉的发展

知觉（ICF b156）是对已输入的感觉作解释；因此知觉会牵涉认知功能与学习，即因经验结果而改变行为的历程。有关知觉的研究，过去常依据信息处理理论，只考虑个体的知觉系统，不考虑环境的影响；然而根据知觉理论，知觉环境为一整合的生态系统，研究知觉发展必须了解知觉与自然场域特性的互动；然而目前大部分知觉发展研究是在实验室进行的（Haywood & Getchell，2001：207），因此读者须谨慎应用这些知识于临床上。知觉包括视知觉（空间知觉、物体移动的视知觉、颜色辨认知觉、动作知觉、时间知觉、色／形两维知觉、主题背景的视知觉、整体—部分知觉）与感觉整合能力等，其发展分述于后。

一、空间知觉

空间知觉是以感觉为基础，对自身所在空间各事物间关系综合了解的心理历程。空间知觉包括形状知觉、大小知觉、深度知觉和方位知觉。

1. 形状知觉

给 8 周大的婴儿看各种不同形状的图片，结果显示，婴儿对于较复杂的图片、圆形的图片、接近人形的图片最有兴趣，看的时间最久。形状配对能力在 1 ～ 2 岁发展出来，之后再发展出形状指认与命名的能力（李丹，1989）。配对圆形中位数发展年龄在 13 个月，而正确配对 3 个基本形状为 19 个月（圆形、四方形、三角形）（见表 2-3）（王天苗，2004）。人脸知觉为形状知觉的一种，4 天大的新生儿看母亲脸孔的时间高于看其他人，似乎已具备初步人脸知觉。

2. 大小知觉

在婴儿时期就有物体形状恒常和大小恒常的知觉。6 ～ 8 周大的婴儿，不论一个物体距离多远、放的角度如何改变，婴儿了解这个物体是同样的东西（Shaffer，

表 2-3　台湾地区儿童的感知觉发展（ICF b156）项目及通过项目的 5 百分位、50 百分位与 95 百分位的月龄

感知觉项目	5%ile/ 月	50% ile/ 月	95% ile/ 月
□视觉			
水平追视	< 3	< 3	4
垂直追视	< 3	< 3	5
□听觉			
转头找声源	< 3	3	5
□形状知觉			
配对圆形	10	13	23
配对圆形、四方形与三角形	14	19	35
□立体知觉			
摸布袋指认实物（1/3）	17	24	38
□身体知觉			
会指认常说的身体部位（5/7）	13	18	30
□方位知觉			
物体间前后方位知觉	20	34	58
物体间左右方位知觉	26	46	71
□大小知觉			
能看图指认"大"	18	25	40

摘自：王天苗，2004。

2002）。指认平面图形大小的分辨能力在 2 ~ 3 岁发展出来（见表 2-3）（王天苗，2004；廖华芳与王天苗，1998）。

3. 深度知觉与远近知觉

婴儿先天对深度有知觉，心理学家设计了一种"视崖"的实验，在中央板旁的透明玻璃板下有与上方类似的图案，因此位于中央板上就有如站在悬崖边的感觉。将 2 ~ 3 个月大的婴儿放在中央板或悬崖边的时候，婴儿心跳速率会改变；将 6 ~ 14 个月大的婴儿放在中央板的位置，母亲在视崖即保护玻璃板的另一边，大部分的婴幼儿即使想找妈妈，也会因害怕而哭着爬离悬崖部分，因此 6 ~ 14 个月大的婴幼儿就有深度知觉。自主移动身体的经验与深度知觉及远近知觉的发展有相关。到 12 岁左右儿童对深度判断力与成人接近（李丹，1989；Haywood & Getchell, 2001）。

4. 方位知觉

方位知觉即对物体所处的方向，也就是前后、左右、上下及东、西、南、北的知觉。可有视方位知觉与听方位知觉。实验显示，3 岁儿童已能辨别上下方位，4 岁儿童已能辨别前后方位，5 岁开始能以自身为中心辨别左右方位，6 岁儿童能完全正确地辨别上下前后左右，但仍是仅以自身为中心的方向辨认能力比较完善。将儿童蒙眼走向某直线方位，在 6 岁左右才不会有偏差。至于比较灵活掌握左右的概念，要到 9 ~ 11 岁，才能很正确指出 3 样并排相对的位置（Haywood & Getchell, 2001）。34 个月大的幼儿 50% 能依照指示正确地将积木放在汽车的前面或后面；而能正确区别左右脚约在 46 个月出现（见表 2-3）（王天苗，2004）。

二、物体移动的视知觉

如前述，追视物体能力自幼持续增进中。能对移动物体方向、速度、距离做判断且反应就是物体移动的视知觉，也有人视为时间知觉。很多人认为这种预期物体移动方向、速度准确度的能力与动作技巧，尤其是与球类运动有密切相关。6 周大婴儿就可知觉到物体的移动，而物体动作方向的知觉约在 8 周大婴儿发展出来（Haywood & Getchell, 2001：214），物体移动的视知觉能力在 12 岁左右接近成人（Haywood & Getchell, 2001：214）。

三、颜色辨认的知觉

以颜色配对法可了解儿童颜色辨认的能力，2 ~ 3 岁儿童开始有颜色配对能力；至于颜色的指认及命名能力稍后，配对 3 个颜色在 26 ~ 28 个月，配对 4 个颜色在 32 ~ 34 月，而命名在 38 ~ 42 个月大（Bayley，1993）。于马路上过十字路口，儿童要能分辨红绿灯的颜色及其代表意义。

四、动作知觉

动作知觉包括：触摸定位知觉，触摸点数知觉，立体知觉，自我身体知觉，肢体动作知觉，作空间定位觉与方向知觉（Haywood & Getchell，2001：215-218）。

新生儿被触摸任何部位都会引起反射性收缩动作，大一点时，只有在脚底才会有退缩反应。"触摸定位知觉"即闭眼且身体被摸时能感知或正确指出被摸部位，分为两种，一种为"广泛性触摸定位知觉"，即观察幼儿被摸的肢体是否有反应，如会移动被摸的肢体，在 7 ~ 9 个月大发展出来；另一种为"特定性触摸定位知觉"，也就是幼儿会去摸被摸的部位，12 ~ 16 个月大发展出来，能指认被触摸的手指头部位在 5 岁左右发展出来（Cech & Martin，2002）。根据 Ayres 研究显示，5 岁儿童约一半能正确地区分触摸不同的手指头，此能力在 7 岁半儿童身上仍持续进步。

至于"触摸点数知觉"意为同时给予间隔不同的两点刺激，看儿童是否能分辨出是两点还是一点，通常其阈值即为两点之间的距离，距离越小则区辨越困难。

依靠触觉辨认物体称为"立体知觉"，9 个月大的婴儿就具有此种能力，因此可以不用眼睛，仅用手就找出奶嘴（Cech & Martin，2002）。Ayres 设计物体立体知觉的测试方法为：蒙住眼睛，一手摸住一个物体后，另一手也用触摸的方式找出另一个相同的物体；另一种方法则是用视觉指出和手中摸到物体形状相同的东西（Ayres & Marr，1991）。有些人将后者当作视觉与本体觉的感觉整合测试。一般而言，有立体知觉可协助时儿童进行物体操作不用依赖视觉。通常 2 ~ 3 岁儿童就能经由触摸而指认物体，稍大以后才能有系统地触摸并说出摸到的物体名称。随着年龄增加，经由物体立体知觉感知物体的反应速度会逐渐增加。

对于"自我身体的知觉"，1 ~ 2 岁儿童可以指认身体五官；在 6 岁左右可说出身体部位名称，并了解身体各部位（如头、手、脚）的相应位置（Cratty，1970；Haywood，1993）。王天苗等人的研究显示，18 个月可指认出常说的身体部位，在布袋中可摸出和眼前看到的实物一模一样的东西约在 24 个月发展出来（见表 2-3）。认出圆柱、立方体等能力在 35 ~ 37 个月发展出来（Bayley，1993）。对自己身体的"左右侧知觉"在 4 ~ 10 岁发展出来（Haywood & Getchell，2001：216）。肢体动作知觉：儿童在闭眼情况下，正确重复一个先前肢体位置的能力约在 5 ~ 8 岁发展出来（Haywood & Getchell, 2001：218）。"动作空间定位觉"为不依赖视觉的空间知觉，让儿童蒙眼走向某直线方位，在 6 岁左右才不会有偏差（Haywood & Getchell, 2001：218）。"方向知觉"与左右侧知觉及视听觉方位知觉整合，可以有动作方向与物体方位的空间概念（Haywood & Getchell, 2001：218）。

五、时间知觉

根据皮亚杰的研究显示，4.5 ~ 5 岁的儿童还不能把时间关系和空间关系区分开来；5 ~ 6.5 岁儿童开始把时间次序和空间次序分开，但仍不完全；7 ~ 8.5 岁儿童才可把时间与空间关系区分开来，即到 7 岁左右的儿童才能正确地掌握时间知觉（李丹，1989）。也有人将预测外界物体移动的视知觉视为时间知觉（Payne, 2002），作用于行进当中避免与人相撞或于游戏活动中预测人与物的行进路径而作适当的反应。

六、色／形两维知觉

3 岁前儿童的知觉以形状抽象占优势，后转入颜色抽象占优势（4 ~ 5 岁是高峰），6 岁后形状抽象又占优势（李丹，1989）。测试方法为在儿童面前呈示一个红色三角形与黄色圆形图案，再拿一个黄色三角形形状，问儿童与上述何者相同，3 岁之前儿童会根据形状认为它跟红色三角形是一样的；4 岁左右则因颜色的抽象概念占优势，因此会认为跟黄色圆形形状一样；到 6 岁以后幼儿就可说出以形状而言，红色三角形与黄色三角形是同样是形状，黄色三角形与黄色圆形是一样的颜色。因此临床上，于儿童初期练习颜色与形状配对时，一定要先将另一知觉向度控制一致。

七、主题背景的视知觉

在重叠的图画中看出组合的个别图形，即为主题背景的视知觉。儿童在 4 ~ 6 岁时会有很大的进展，尤其对熟悉的事物更易感知，在 8 岁左右其能力就和成人一样。图 2-9 为主体背景知觉测试图画范例。具主题背景视知觉的儿童，由该图形可看出是一个水壶、一把枪及一支铅笔组合。所显示的图形若是孩童熟悉的事物，则可容易分辨出来，若是较不熟悉的图形，就要等到年龄稍大后才能分辨（Cech & Martin, 1995；Haywood, 1993）。在临床上，若儿童无法从一堆鞋子当中找出自己的鞋子，或是无法在背景复杂的状况之下将他的脚套进鞋子中，则要怀疑儿童是否有主题背景的视知觉问题。

八、整体—部分知觉

儿童对物体的整体—部分知觉发展的过程，先是认识个体的个别部分（4～5岁），然后开始看见整体，但不够确定（6岁）。接着，既能看到部分，又能看到整体（7～8岁）。图2-10为整体一部分知觉图画测试的范例，4～5岁儿童看到这个图会指出电话、苹果、灯罩及香蕉，稍大后会看出是一个人的脸，或是一个小丑；在7～8岁时候，会指出是由香蕉、苹果、灯罩等组成一个人的脸（李丹，1989；Haywood，1993）。

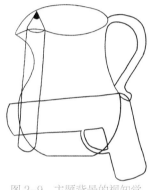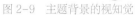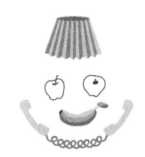

图 2-9　主题背景的视知觉

图 2-10　整体与部分知觉图画测试

九、感觉整合能力

前述为幼儿个别感知觉的发展，然而在日常生活当中有很多活动需要同时整合不同感知觉而做出正确的判断与反应，即感觉整合能力。如一个在平衡木上随着音乐表演韵律操的选手，他除了以耳朵听音乐的节奏之外，必须同时整合身体本体觉、前庭觉以及视觉等感觉，而做出配合节奏的协调性动作与姿势。一般而言，感觉整合能力可分三个层次：

第一层次：最基本的自动性基本感觉刺激的整合，此自动性的基本感觉刺激整合能力一出生就有；在接受刺激的同时，不同的感受器传达不同的冲动，在脑部之间自然地形成整合。

第二层次：整合能力为只根据接受到的一种感觉刺激，便可以依记忆，得知此物体另一种感觉刺激，比如一个孩子蒙着眼睛触摸一种物体，事后他可以用看的方式指认出他摸过的物体形状。

第三层次：为对不同介质的感觉都能有相同概念的转换，比如说可以由触摸意识到柔软的概念，同时也可以讲出这东西看起来是"柔软的"，或是叙述声音听起来是"柔软的"（Haywood，1993）。

1～2个月大的婴儿就已具有基本的感觉整合能力。研究者将婴儿的母亲置于其视力范围内，母亲的声音可由母亲所在位置发出或由其他地方的放音机放出，当母亲的实际位置与声音位置不一样时，婴儿就显得躁动不安。另一研究，针对3～4个月大的婴儿，在婴儿两旁同时放两部电影，一部电影的声音与影像同步，另一部声音与影像不同步，结果婴儿会看声音与影像是同步的电影，所以显示婴儿对于视觉与听觉已具整合能力（Haywood，1993）。

第二层次的感觉整合能力在6个月到1岁发展出来。Rose等人发现6～8个月大的婴儿已有初步触觉与视觉的感觉整合能力（Rose，1981）。各种感觉整合能力随着年龄的增加而增加。

第五节　粗大动作发展

一、动作发展的五个角度

Haywood等人认为研究动作发展应从五个角度来看：

（1）基本动作新技巧的显现：一般以动作里程碑如坐、爬、走、跑、跳或抓握等能力的出现月龄表示。

（2）动作形态的精熟度：如随着年龄增加，行走步态、丢球、接球、跑、跳等的动作形态变化。

（3）动作成果：如丢球的距离、跑的速度、跳的高度与距离等随着年龄增加而增加。

（4）组合技巧的获得：即学习运动技术或体育活动的能力，如打羽毛球、玩桌球、做体操、游泳等。

（5）对环境适应能力的增强：如在百货公司人群拥挤处行走或在不平地面跑步（Haywood，1993）。

基本动作新技巧的显现，各动作里程碑的出现，已于各发展方面教科书中讲述，各发展筛检或诊断工具都含有动作里程碑的项目，而临床上常用动作里程碑的出现年龄来预测有无发展迟缓，如18个月还未独立行走就怀疑有发展迟缓；或根据动作技巧的获得来判断儿童发展有无进步（Willson，1975）。以现代动态系统理论而言，有无进步不应该完全依据发展项目的多寡，如爬并不是站或走路的必要条件。治疗师主要是要找出儿童移动任务中可行的行动方式，其转换阶段，控制参数或重要的环境影响因素，练习中环境的安排及反复练习，而不是一成不变地局限于动作里程碑发展的先后程序（Heriza，1991）。

动作发展的描述除由常模来了解各动作里程碑达成的中位数年龄外，也可由一个动作行为随着年龄的成熟呈现的各阶段变化来描述，即由动作形态精熟度发展来看。虽然这个阶段性变化的绝对性备受质疑，但仍不失为临床者决策的参考。如翻身方面，由侧躺翻到平躺（1～2月）至俯卧翻至平躺（4月），再至平躺翻至侧躺（4～5月），最后可从平躺翻至俯卧（6～8月）；翻身的动作形态初期是未分节翻身，后期是分节翻身。由平躺至站的动作形态，开始是8～10个月大时由平躺→俯卧→四足跪→拉物站起的形态，到2～3岁时采平躺→侧身坐起→扶物或不扶物站起，最后4～5岁时，为平躺→仰卧起坐坐起→蹲→站起的对称动作形态（Shumway-Cook & Woollacott，2012）。幼儿开始丢球的姿势为两脚对称站，无躯干转动，上臂直接前丢，随着成熟，如用右手丢球的时候，左脚会往前跨一步，同时右上臂会先往后甩再往前丢，躯干也会有旋转的动作。由于动作形态精熟度发展除了成熟因素外，与练习、动作成果及后续复杂的动作功能表现有很大关联。其占太多篇幅，本章仅稍提及，有兴趣的读者，可进一步参考 Roberton 或 Haywood 等人的著作（Haywood & Getchell，2001；Roberton，1984）。

二、各姿势下的发展次序

粗大动作发展与全身大肌肉群的控制功能有关，其平均发展次序依多个研究综合整理于表2-4、表2-5。表2-4是约1岁以下各姿势下的动作发展次序；表2-5是约1岁以上，根据类似动作控制与动作形态的分类所得的粗大动作发展次序。图2-11至图2-14是约1岁之前，各姿势下的动作发展次序。此外，眼脚协调动作也在婴儿3个月时可用脚踢悬吊玩具就开始发展（Angulo-Kinzler et al.，2002）。

表2-4　约1岁以下婴儿各姿势下的粗大动作（ICF d4）发展次序

时间/月	俯卧	仰卧	坐	站
0	·头偏向一侧，臀部高，膝弯于腹部下 ·水平悬空时头无法维持与身体同一平面的高度	·不对称姿势 ·四肢自发性动作	·仰卧拉至坐时头后仰 ·抱着时头部前弯，躯干弯曲	·扶着腋下时双脚不承重 ·反射性跨步
3～6	·抬头并维持于90° ·前臂支撑体重而使胸部离地	·头习惯保持在中间，对称姿势 ·下肢有交替踢直动作、两手在胸前互碰	·仰卧拉至坐时头与身体保持一直线	·扶着腋下时双脚稍承重

续表

时间 / 月	俯卧	仰卧	坐	站
6～9	·双手承重 ·一手承重，另一手伸出去拿东西 ·翻身 ·肚子贴地原地转 ·肚子贴地向前爬	·头能抬离地面 ·用手抓自己的脚玩	·支持性坐，躯干直立 ·扶着腋下走 ·用手撑可独坐 ·仰卧拉至坐，头可弯曲超过躯干	·双脚完全承重
9～12	·维持在四足爬姿势 ·用兔跃方式爬 ·用双手双膝交替爬		·自己能从躺到坐 ·独坐且两手进行活动十分钟而不跌倒 ·坐着可向前取物再恢复坐姿而不跌倒	·手扶物体站 ·被牵双手步行 ·扶着家具侧行 ·在坐姿扶物站起
12～15	·独站	·牵单手向前走 ·独走 ·用爬的上楼梯 ·扶物上楼梯 ·扶物走下楼梯		·在坐姿接住或推出滚球 ·坐着往下丢球 ·站着往前丢球

表2-5　约1岁以上儿童的粗大动作（ICF d4）发展次序

时间 / 月	站立、平衡	走、跑、上下楼	跳	丢接物
8～20	·单脚站，一手由大人扶着 ·脚跟并拢站立 ·踢球 ·站时能弯腰捡东西不跌倒 ·蹲着玩并能不扶物体站起来	·自己开始走、停、转弯不跌倒 ·拉着玩具（如汽车）前跳向前向后走	·原地跳跃 ·立定双脚向前跳	·过肩向前丢小球
24	·能睁开眼，手插腰单脚站1秒	·用脚尖走3～4步 ·不扶物上楼梯，两脚一阶 ·跑步	·从楼梯最低一阶双脚跳下 ·立定双脚向后跳	

续表

时间/月	站立、平衡	走、跑、上下楼	跳	丢接物
30	·单脚站 1 ~ 2 秒 ·脚跟脚趾相接向前走直线 ·用脚后跟走 3 ~ 4 步	·用脚后跟走 3 ~ 4 步 ·不扶物下楼梯，两脚一阶 ·不扶物上楼梯，一脚一阶		·可站着接球
36	·踮脚尖走 3 米 ·以脚跟一脚趾相接向后走直线	·走路时双手自如摆动 ·避开障碍物跑，转弯自如	·跳 高：5 ~ 25 厘米高 ·单脚跳 1 ~ 2 下	·用手掌及胸部接球
42	·闭眼单脚站 1 秒	·用脚尖在 2.5 厘米宽的直线走 3 米远	·立定跳远 35 ~ 89 厘米远 ·跑步跳远	·用对侧手脚动作，脚先后伸再前弯踢球
48 ~ 72	·脚跟脚尖相接向前在 2.5 厘米宽直线走 3 米 ·脚跟脚尖相接向后在 2.5 厘米宽直线走 3 米 ·睁眼单脚站 10 秒 ·闭眼单脚站 10 秒 ·走 4 厘米高 5 厘米宽的平衡木	·可以在户外不平地面、斜坡等行走 ·拿易碎物行走 ·跑步时可自由控制速度和方向 ·在 15 秒内跑 45 米 ·在 4 ~ 8 步内折返跑步 ·两手拿东西走上楼梯 ·有滑步的动作 ·有跑跳步交换跳	·原地单脚跳 10 次 ·单脚跳连续向前 2 米 ·从 81 厘米高处跳下	·单手过肩丢球 3 米远 ·用手接反弹球 ·拍接弹跳网球

　　大动作的发展通常由头部动作控制先完成，然后才至翻身、坐、爬、站、走等，然并非所有儿童皆依次序发展。而随着平衡、肌力与下肢动作协调的需求增加，目前认为移位发展次序较确定是：走（12 月）、跑（24 月）、滑步（2 ~ 3 岁）、单脚连续跳（3 ~ 4 岁）至最后的跑跳步（4 ~ 7 岁）（Shumway-Cook & Woollacott，2012；Haywood，1993）。0 ~ 18 个月儿童各姿势的载重、姿势形态与动作详情可参考阿尔伯塔氏婴儿动作量表（Alberta Infant Motor Scale）（Piper & Darrah，1994）。

　　王天苗等人收集 3700 多名 6 岁以下儿童数据，呈现动作新技巧的显现及动作成果项目达成年龄的中位数与范围列于表 2-6（王天苗等，1998），列出了各项目的 5、50 与 95 百分位数的年龄。5 百分位数年龄可代表该项目的成熟早期，

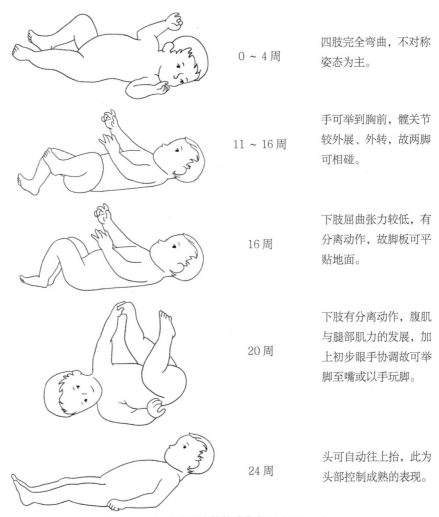

0～4周	四肢完全弯曲，不对称姿态为主。
11～16周	手可举到胸前，髋关节较外展、外转，故两脚可相碰。
16周	下肢屈曲张力较低，有分离动作，故脚板可平贴地面。
20周	下肢有分离动作，腹肌与腿部肌力的发展，加上初步眼手协调故可举脚至嘴或以手玩脚。
24周	头可自动往上抬，此为头部控制成熟的表现。

图 2-11　婴儿仰卧姿势的动作发展（ICF d4）

95 百分位数年龄则可视为成熟晚期。廖华芳等人将其同样的发展项目与 Bayley 及陈淑美的常模比较，其中位数年龄会有不同，因此文化与年代会影响儿童的发展。这种现象也同样发生在 6 岁以上的儿童身上（廖华芳与王天苗，1998；Bayley，1993）。廖华芳等人采用"布鲁茵克斯 - 欧西瑞斯基动作精练度评量工具"（Bruininks–Oseretsky Test of Motor Proficiency，BOTMP），测试台湾地区一般儿童所得的结果与 Bruininks 1978 年资料相比，两者数值亦有不同（廖华芳与王天苗，1998；Bruininks，1978）。由于知觉动作发展会受年代、文化等因素的影响，因此各项目的发展年龄仅供参考，最重要是了解那个项目的完成为另一个项目的先备条件及其相似与相异处，以作为临床训练的参考。此外，在选用发展评估工具时，其常模是否本土化应多加注意。

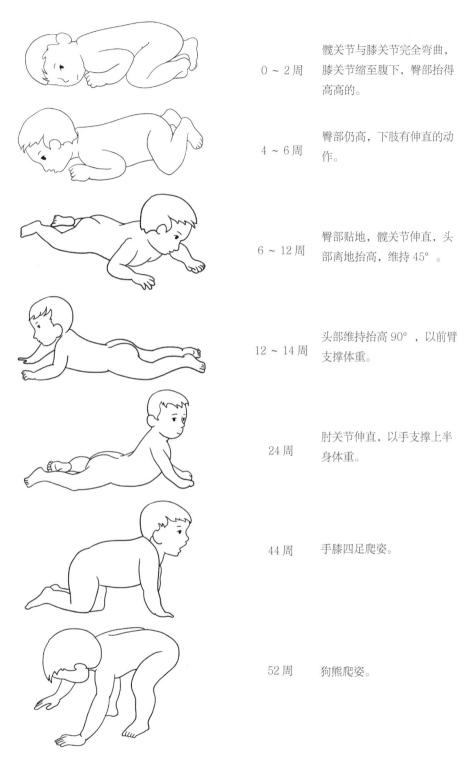

0～2周	髋关节与膝关节完全弯曲，膝关节缩至腹下，臀部抬得高高的。
4～6周	臀部仍高，下肢有伸直的动作。
6～12周	臀部贴地，髋关节伸直，头部离地抬高，维持45°。
12～14周	头部维持抬高90°，以前臂支撑体重。
24周	肘关节伸直，以手支撑上半身体重。
44周	手膝四足爬姿。
52周	狗熊爬姿。

图2-12　婴儿俯卧姿势的动作发展（ICF d415）

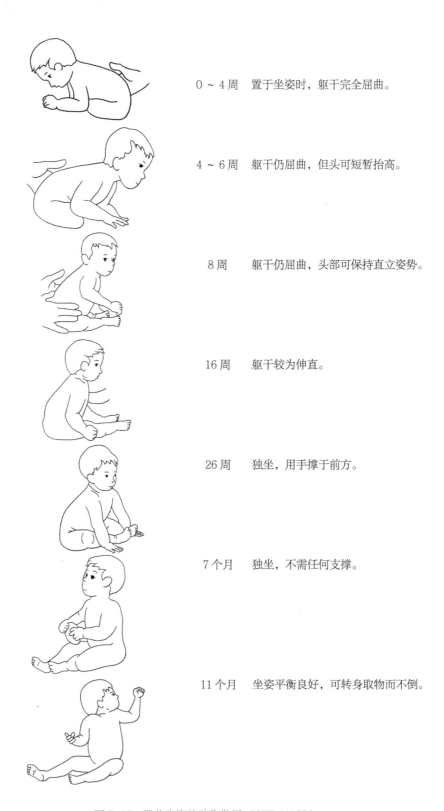

0～4周　置于坐姿时，躯干完全屈曲。

4～6周　躯干仍屈曲，但头可短暂抬高。

8周　躯干仍屈曲，头部可保持直立姿势。

16周　躯干较为伸直。

26周　独坐，用手撑于前方。

7个月　独坐，不需任何支撑。

11个月　坐姿平衡良好，可转身取物而不倒。

图2-13　婴儿坐姿的动作发展（ICF d4153）

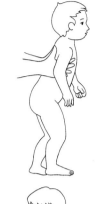

3个月　　下肢可支撑部分体重。

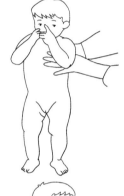

6～7个月　下肢几乎支撑全部体重。

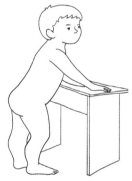

9个月　　手扶家具，可自己站立。

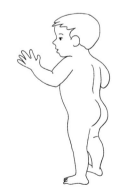

12个月　　不需任何支撑，可自己站立。

图2-14　婴儿站姿的动作发展（ICF d4154）

表 2-6　台湾地区儿童各粗大动作（ICF d4）发展项目及通过此项月龄的中位数与范围

发展里程碑	中位数 / 月		范围 / 月
	50%ile	5%ile	95%ile
头部稳定	≤ 3	≤ 3	5
翻身	6	3	9
独坐（用手撑）	5	3	8
腹部贴地爬	8	5	12
腹部离地爬	8	5	12
侧走	9	6	13
自行由坐到站	12	9	18
独走	13	10	17
走得很好	13	11	18
自行由蹲到站	14	10	19
过肩丢小球 1 米	15	10	27
双脚跳	19	14	31
单脚站 1 秒	22	15	40
不扶物两脚一阶上楼梯	23	15	38
由楼梯最下一阶双脚跳下	24	16	39
不扶物两脚一阶下楼梯	24	16	40
单脚连续跳 5 步	45	33	59
单脚站 10 秒	49	30	68
接住 1 米外丢来小球	47	28	68
立定跳远 70 厘米	51	35	69
接住 3 米外丢来的球	63	42	71

摘自：王天苗，2004。

　　姿势控制能力的发展详见本书第四章。为使少接触儿童的读者对儿童的动作发展有更清楚的轮廓，本章将一些重要动作里程碑用图画方式展示，然碍于摄影与画画技巧尚不完美，某些图片或许无法将动作技巧与姿势作完善诠释，读者可进一步看 van Blankenstein 等人有关 1 岁前的动作发展图片（1978），或上物理治疗数码博物馆网站观看普通儿童的发展影片。

第六节　精细动作发展

一、精细动作发展的基础

分析儿童精细动作的发展时，一定要考虑 4 个部分，除了上肢的动作控制能力外，需有粗大动作能力基础，有坐的能力，也就是躯干能提供双手活动时所需的稳定基础；有稳定的头部控制，提供稳定的视知觉；此外，要有正常的知觉发展与认知功能。精细动作与视知觉及本体觉密切相关。过去认为手伸向物体须有视觉引导，近来研究显示即使在黑暗中，3～5 个月婴儿可借听觉摸到物品，因此上肢的本体觉引导手伸向物体，而视觉帮助儿童知道物体远近，决定是否伸手（Shaffer，2002）。幼儿随着年纪的增长根据物体不同特性有不同操作与使用，更与认知功能及经验密不可分。

二、物体操作的分期

Cratty 认为婴儿对物体的操作可分为四个时期：

（1）看自己的手或看物体，被物体或自己的手所吸引。

（2）伸手。

（3）抓物体并做简单操作。

（4）物体使用的开发。

在进行第四阶段时牵涉更多知觉与认知的功能，借着这阶段对物体的操作探索，儿童的认知也跟着发展；3～4 岁后，手部的操作不是儿童学习的主要途径，而是经由观察去学习，因脑中已存有物体心像（Cratty，1970）。

Cech & Martin 也将物体操作分成类似四个部分：

（1）注视。

（2）伸手。

（3）抓与操作。

（4）放开物体。

注视是视觉注意物体；伸手包括将双手移到要抓取的物体，根据物体的大小、形状、位置把手摆好，并稳定地握住物体；操作为把握在手上的物体进行转动或移动等；放开物体即将物体从手中放开。若在操作过程中需要两手共同作用，还需具备双手协调能力（Cech & Martin，2002）。

三、抓放物体动作形态的发展

儿童抓握物体动作形态的发展，早期与神经成熟较有相关。其抓握积木或小物体（如葡萄干）的动作形态随年龄成长改变如下。

（一）抓握积木的动作形态

出生至 3 个月为原始抓握反射时期。新生儿没有自主性抓握动作，只有反射动作，用小指边碰其手掌，手指会紧握，此为人类是由猿猴进化而来的证据之一，由于母猿在树林中攀移找食，因此小猿需要两手抓住母猿毛发，跟随着母猿移动。所以新生儿会以原始抓握反射，吊住自己的身体。3 ~ 5 个月为"尺侧手掌抓握"时期，在接触物体时会有自主性抓握动作，以尺侧手指抓握物体，没有大拇指的动作，腕关节屈曲，中指最有力，接着是无名指与小指。6 个月之后就慢慢发展出"桡侧手掌抓握"，扣住物体远端的手指将物体压至对掌的大拇指与掌面的桡侧。6 ~ 9 个月大出现"拇指对指抓握"，用大拇指与其他手指对掌的方式抓握，可看到手与积木之间的空隙，其腕关节伸直角度渐增。近年来研究证实婴儿抓握物体形态与物体及其手部相对大小有关，并不完全受限于神经系统的成熟（Case-Smith，1998）。图 2-15 为各种抓握积木的动作形态与中位数月龄。

（二）抓握葡萄干类小东西的发展

约至 6 个月大，婴儿会用"扒"的方式去拿小东西，就是用拇指之外 4 根指头将小东西扒向手掌抓握起；随着成长，大拇指逐渐参与抓取小东西，以大拇指内收且完全屈曲和其余屈曲手指将物体扒进掌心。9 ~ 10 个月大发展出"拇指与食指侧抓握"，也就是开始出现大拇指对掌动作，大拇指远端关节伸直；12 个月大左右就发展出"拇指与食指腹抓握"，以大拇指与食指的指腹拿起葡萄干或"拇指与食指尖抓握"，以指尖之间相碰方式拿起似回形针类小东西。图 2-16 为抓握似葡萄干式小东西的动作形态及中位数月龄。

（三）放开物体的发展

"放开物体"的定义是将握住的物体放开或将压在物体上的压力解除的过程。放开物体可以是非常粗糙的，比如我们丢掉一个烫手的锅，也可以是非常灵巧控制的，比如将一个水晶杯放在桌子上；小心控制地放开物体，要经过不断的练习。弹奏乐器需要非常优美地放开物体的动作表现，使用工具的时候也必须有一些不同程度的松开物体动作。比如我们转一个螺丝起子，要协调快速地抓握与渐渐放松，让我们可以有效率地使用螺丝起子。放开物体要用手指与腕关节的伸肌，是有自主性的动作控制发展之后才产生的，早期放开物体必须在外在物提供稳固支持之下完成，如压在桌面上才能把手松开，或是由另外一只手提供稳定度，才能把手放开。直到 9 ~ 12 个月大之后，不需要外物支持也能放开物体，所以在半空中可以把东西丢到容器里面，更大时可以丢球，都是一种放开物体的动作控制（Duff，2002）。在放开物体的发展方面，6 ~ 9 个月之前并没有办法自主放开物体，只是无意中松落物体，或由另一手将物体抓过去；约在 9 个月大时，才能自主性放开物体，将物体放置在容器中或别人手上。

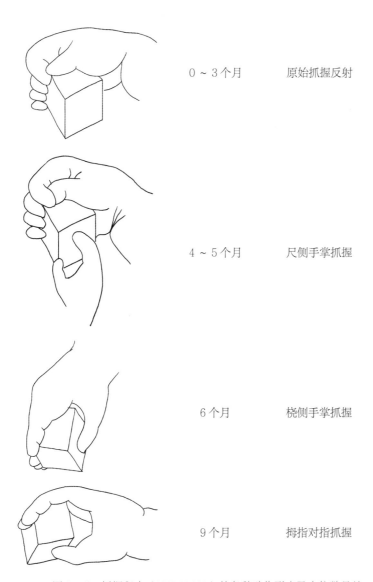

0 ~ 3 个月	原始抓握反射
4 ~ 5 个月	尺侧手掌抓握
6 个月	桡侧手掌抓握
9 个月	拇指对指抓握

图 2-15 抓握积木（ICF d4401）的各种动作形态及中位数月龄

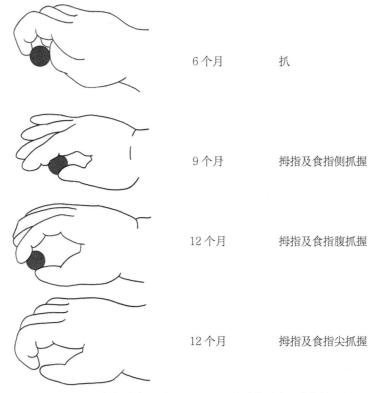

	6个月	扒
	9个月	拇指及食指侧抓握
	12个月	拇指及食指腹抓握
	12个月	拇指及食指尖抓握

图 2-16　抓握小东西（ICF d4401）的动作形态及中位数月龄

四、操作物体的发展

随着年龄成长，婴儿抓握物体维持的时间越来越长，然后会有反复摇晃的行为，会伸手去抓住物体，敲击桌面或两手各抓物体相互敲打；摇晃铃铛的动作早期大部分是在旋转或水平面移动，慢慢地除了摇晃之外，开始会去观察物体，因此会将物体转动观察。此外，儿童开始会对物体有拉、推、挤、揉等动作。8～9个月后，物体抓放也是儿童探索物体的一种行为，因为儿童在放开物体后，物体掉落地面时对于视觉与听觉的刺激会形成一种感觉整合的刺激与练习。除了物体的操作之外，于 11～12 个月大时，儿童也开始会将物体展现给别人看，这样的展示行为表示儿童对物体在内部有一个表征，逐渐地对物体的探索就不仅局限在经由手指的操作，也用视觉来审视，在此同时儿童已了解物体名称并进而有命名的能力。

Karniol 根据婴儿手部操作能力与物体反应特性互动的观念，将 1 岁前婴儿操作物体行为依序分为 10 个阶段（Karniol，1989），其中他以物体的三个基本动作来说明，即旋转、移动与晃动。晃动在此意为快速周期性旋转或移动。发展依序为旋转、移动与晃动，简述如后。第 1 个阶段旋转约在 2 个月大前发生，婴儿会将放在手中的物体旋转；第 2 个阶段移动，约 3 个月大前，会将放入手中物品移动，移近嘴巴或往外移；第 3 个阶段晃动，约 4 个月大前，摇晃手中的物品。于此阶段后，以上三个基本动作皆可出现。第 4 阶段双手各握，约 4.5 个月前，可以左右手各握住一个物品；第 5 阶段双手共握，也大约是 4.5 个月大前可以双手共同拿一个物品；第 6 个阶段换手抓握，约婴儿 4.5～6 个月大，会将物品由一手转移到另一手上；第 7 阶段单一物品的协调性动作，5～6.5 个月大时，可以单手握住一个物品，同时另一只手操作或尝试弯取该物品；第 8 个阶段二物品的协调性动作，6～8.5 个月大，可以两手各握一物品相互敲击；第 9 阶段将物品变形，约 8.5 个月，出现挤压、拉、折物品的动作；第 10 阶段次序性工具行动，7～9.5 个月，如为达成某目的，有不同次序的手部操作物体动作（Campbell，2006）（图 2-17）。

根据 Karniol 的意见，唯有物体反应特性符合婴儿的操作能力，婴儿才有动机持续去玩弄这些物体（Karniol，1989），因此应适当选取玩具。1 岁之后儿童会根据物体的形状与特性的不同而展示出不同能力的操作行为，随着年龄与经验的成长，其精熟度与复杂度也越来越高。以下简述几个不同物体操作的发展（Cech & Martin，2002）。

（一）操作积木

积木操作除了可以看其手部的基本抓握及动作形态之外，常常用来测量叠高积木的能力，积木叠得越高表示儿童精细动作的灵巧度越高，此外，积木也能排成各种的形状，此部分除测试手部的灵巧度外，同时也较着重于空间知觉与手眼协调的测量，因此有些发展测验把用积木搭成各种形状的项目，放在认知领域。使用积木排金字塔形或火车形状的各发展项目及年龄可参考表 2-7。叠积木塔行为约 12 个月大时出现，随着成长，其堆叠数目、速度与整齐度会越高。而用积木搭成各种造型，如火车、桥形、阶梯、金字塔等，约 2 岁半以后才会出现。

（二）用笔画画

表 2-8 为发展出仿画或复制各种基本形状能力的年龄，先有模仿示范者画某个图形的能力，再有根据已画好的图形进行复制。此部分能力与空间知觉及认知能力密切相关。

（三）使用剪刀、穿珠、圆柱与插洞板

用剪刀、穿珠、圆柱等类的玩具与用具的操作，是学前美劳与游戏常需用到的动作技巧，基本上属视动协调能力，其表现与中位数年龄可参考表 2-7。

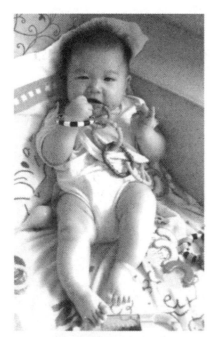
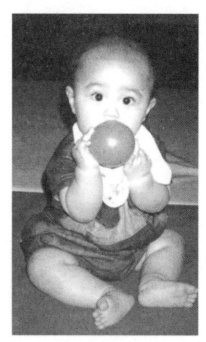

A. 手移动物体　　　　　　　　　　　　　　　B. 双手共握一物体

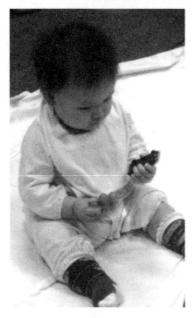
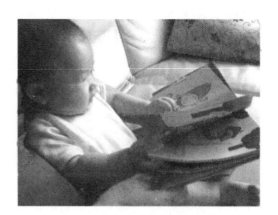

C. 双手各握一物品　　　　　　　　　　　　D. 有次序性地操作物品

图 2-17　1 岁前婴儿手部操作的阶段

表 2-7 儿童精细动作发展（ICF d130、d145、d430-d449）

时间 / 月	抓握动作形态	视动协调能力
0	· 原始抓握反射 · 可握住被放在手中的摇铃数秒后放掉	· 可追视
2	· 会摇动被放在手中的摇铃 · 尺侧手掌抓握	· 会看自己的手 · 玩具碰触手会抓住玩具 · 看到物体，会挥动手欲碰触物体状
6	· 桡侧手掌抓握 · 扒起葡萄干	· 伸手去抓取物体 · 可将手上物品换至另一手 · 可拿起桌上的物品两手各 1 个
9	· 拇指及食指侧抓起葡萄干 · 拇指对指抓握积木	· 可将手指插入洞板洞内 · 可从洞中拔出 1 个小圆柱 · 会拍手
12	· 大拇指及食指掌抓起葡萄干 · 3 指指腹抓起桌面上的积木 · 掌面握笔—后旋	· 可将物体放在测试者手上 · 可将物体放入杯中 · 放入 1 ~ 3 个圆柱于插洞板 · 叠高积木：2 块
18		· 叠高积木：3 块 · 在 30 秒内放入 6 个圆柱于插洞板
24	· 可单手拿起两个积木	· 叠高积木：4 ~ 6 个 · 剥开糖果纸 · 会旋开瓶盖 · 可一页一页翻书
30	· 手指握笔—前旋	· 仿画：垂直线 · 把 1 个小珠子串入绳内 · 叠高积木：6 ~ 8 个 · 依样式搭积木：火车
36	· 拇指与另 4 指拿彩色笔 · 能以大拇指依序与其他四指掌互碰	· 仿画水平线 · 依样式搭积木—示范：拱桥 · 依样式搭积木：金字塔（6 块积木）17 秒内完成
42	· 静态式 3 指握笔	· 会用剪刀沿着线剪 · 依样式搭积木：拱桥 · 依样式搭积木：金字塔（6 块积木）11 秒内完成
48	· 动态式 3 指握笔	· 用筷子夹葡萄干 · 仿画○ · 仿画 + · 依样式搭积木：金字塔（6 块积木）9 秒内完成
60		· 可用积木仿堆阶梯 · 能仿画□ · 能仿画◇ · 依样式搭积木：金字塔（6 块积木）7 秒内完成

表 2-8　儿童达成画各种基本形状表现与中位数年龄（ICF d145）

图形	中位数年龄		
		仿画	复制
乱涂鸦		1 岁半	—
直线或横线		2 岁	2 岁半
圆形		2 岁	3 岁
十字		3 岁	3 岁半 ~ 4 岁
四边形		3 岁半 ~ 4 岁	4 岁半
三角形		4 岁 ~ 4 岁半	5 岁
菱形		5 岁	5 ~ 6 岁

（四）握笔形态的发展

（1）掌面握笔—后旋：于 1 ~ 2 岁出现居多，握笔方式为以握拳状握住铅笔或蜡笔；前臂稍微后旋；腕关节稍微屈曲；笔在纸上画画全部由肩关节的动作完成。

（2）手指握笔—前旋：于 2 ~ 3 岁出现居多，握笔方式为由手指与大拇指握住铅笔；前臂前旋，腕关节尺侧偏移；笔在纸上画画全部由肩关节的动作完成。

（3）静态式 3 指握笔：于 3 ~ 4 岁出现，由大拇指与桡侧 2 指握住铅笔前端；笔在纸上画画大部分由肩关节加上少许腕关节的动作完成，稍长之后画大范围的图画也会用到此握笔方式。

（4）动态式 3 指握笔：4 岁以上儿童，大部分由大拇指、食指与中指握住铅笔远端，无名指与小指以屈曲姿势稳定笔的远端；由掌指关节和指间关节控制

铅笔的动作；肩关节、肘关节、前臂与腕关节提供手部动作的稳定性（见图 2-18）
（Cech & Martin，2002）。

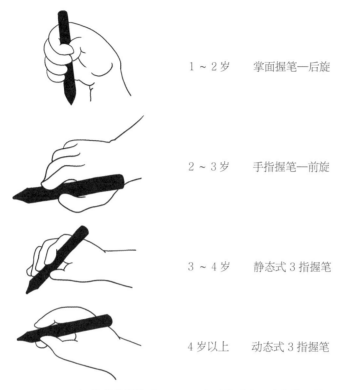

1 ~ 2 岁　　掌面握笔—后旋

2 ~ 3 岁　　手指握笔—前旋

3 ~ 4 岁　　静态式 3 指握笔

4 岁以上　　动态式 3 指握笔

A. 儿童的握笔（ICF d440）动作形态及中位数月龄

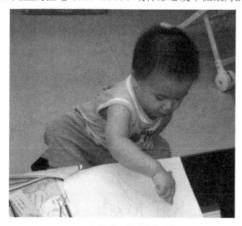

B.2 岁儿童画画的握笔

图 2-18

表 2-9 为台湾地区儿童各精细动作发展项目通过月龄的中位数与范围，这些
月龄可作为临床上训练的参考。

表2-9　台湾地区儿童各精细动作发展项目及通过此项目月龄的中位数与范围

发展里程碑	中位数/月	范围/月	
	50%ile	5%ile	95%ile
会伸手用手掌抓住积木	≤3	≤3	5
仰卧时双手会互碰	≤3	≤3	7
用手指与手掌夹起葡萄干	5	≤3	9
两手各握一积木	4	6	10
用拇指与其他指腹拿积木	6.0	4	10
将积木由一手换至另一手	7	5	12
用拇指及食指腹拿葡萄干	7	5	12
会主动涂鸦	13	10	21
会叠高2个积木	13	11	22
会一页一页翻书	18	11	30
会旋开瓶盖	18	13	30
会用前3指握笔	24	13	47
会串1个小珠	25	17	40
会叠高8个积木	28	18	45
照示范排列火车	31	17	50
会仿画垂直线	31	19	43
会用筷子夹葡萄干	35	21	59
会用剪刀剪直线	38	27	51
会仿画○	42	29	64
照示范排列楼梯	44	27	60
会仿画"＋"	46	33	64
会用剪刀剪S形线	47	35	67
仿画"□"	50	37	67
照示范排列金字塔	50	35	67
仿画"（"	53	41	67
仿画"◇"	61	47	71
仿画"▱"	71	56	71

摘自：王天苗，2004。

第七节 行走功能的发展

一、独立行走的主要归因

步态如同其他动作形态一样，是由肌肉骨骼、神经、知觉与认知系统互动而成，年龄并非主要因素。控制行走执行的基本神经组织是位于脊髓或延脑的中枢形态发生器，中枢神经系统之下传指令会激发中枢形态发生器产生行走动作，中枢与周围感觉系统会根据环境与任务讯息以提供平衡并因应环境的变化。此外，关节活动度、肌力、骨骼与身体组成等生物机械因素也会影响步态（Stout，2006）。

根据动态系统理论，以下的几个次系统与独立行走能力的达成或后续的步态有关系，即（Heriza，1991）：

（1）协调性结构形态产生器产生双下肢的交互屈曲动作。

（2）伸肌与屈肌交互收缩的发展。

（3）伸肌肌力的发展以抗地心引力。

（4）身体组成与尺寸的改变。

（5）头与躯干对抗重力的能力。

（6）下肢动作能逐渐有脱离协同反射动作，如膝关节与髋、踝有不同期动作。

（7）平衡功能中视知觉的发展，于环境中移动仍能维持姿势控制。

（8）认知环境任务的要求，并有动机移向目标物。

Shumway-Cook 与 Woollacott 则认为功能性独立行走的三个主要条件是前进、稳定性与适应性。前进指规律地交替踏步动作，出生即有，但能将重心前推则在稍后发展出来；稳定性指站姿的平衡控制，在 1～2 岁发展出来；适应性指改变步态以适应环境的能力，在独立行走后逐渐发展（Shumway-Cook & Woollacott，2001）。

二、步态的发展

婴儿开始放手走时，只能走 2～3 步便跌倒，姿势非常不协调；逐渐独立行走时，两手高举，脚高抬，以脚掌完全着地，步长短，步频多，两脚的左右宽幅大，无前推动作，下肢互为拮抗肌共同收缩以协助稳定；随着年龄的增大，两手逐渐放下，进而手臂摆荡，以脚跟着地，两脚的宽幅缩小（Stout，2006）。有关行走的动作控制，请参考第四章。

Gage 认为正常的行走步态有 5 个主要的归因（Gage，1991），即：

（1）载重期的稳定性。

（2）摆动期非载重脚足部可离地。

（3）开始着地前足部有适当的预备姿势。

（4）足够的步长。

（5）能量守恒。

了解步态参数随着年龄增加的改变可帮助治疗师协助儿童具备较有效率的行走技巧。目前盛行以跑步机悬吊系统训练儿童的走路能力，可以由儿童的年龄、身高来了解所希望的步态参数，因此可以调整跑步机的速度或其他的训练方法。如表 2-10 为作者参考 Sutherland 与 Smidt 的研究资料整合所得不同年龄层儿童与成人行走的各项参数（Smidt，1990；Sutherland et al.，1988）。单脚站时间百分比在 1.5 ~ 3.5 岁有较快速改变，表示行走功能的稳定度与下肢动作控制在这段时间有明显改善。步长与身高、腿长有密切相关性，因此随着成长，身高与腿长的增加，其步长会逐渐增加，而步频则随着年龄的增加而减少。

表 2-10　各年龄层行走（ICF d4500）的各项参数平均值 *

	1 岁	1.5 岁	3 岁	7 岁	成人
单脚站时间占步态周期百分比 /%	32	32	35	38	38
步长 / 厘米	22	25	33	48	70
步频 /（步 / 分）	176	171	154	144	113
走路速度 /（米 / 分）	38.4	42.6	51.6	68.4	80

* 儿童资料参考 Sutherland（1988）的研究整合而得，成人的资料摘自 Smidt（1990）的文献。

三、成熟步态的指标

根据 Sutherland 的研究显示，观察儿童行走步态的成熟指标，包括（Sutherland et al.，1988）：

（1）单脚站立期在步幅周期中所占的百分比：3 岁儿童单脚站立期占整个步态周期 35%，较 1 岁半时的 32% 有显著进步。

（2）脚跟着地步态：75% 的 1.5 ~ 2 岁幼儿具有这样的步态。

（3）走路时手臂摆荡：通常 65% 的 1.5 岁幼儿具此步态，100% 的 4 岁儿童有此步态。

（4）骨盆宽度与两脚间宽度的比值：在 1 岁左右比值为 1.5，至 3 岁左右，此比值为 2.5。

（5）膝屈曲弧：在脚跟着地之前，先有膝盖完全伸直，着地时，膝会稍微弯曲再伸直，75% 的 1.5 岁幼儿出现此步态，100% 的幼儿 2 岁时有此步态。

第八节　生活自理能力的发展

以 ICF 模式来看,生活自理(d5)为活动的主要部分,尤其 3 岁之前生活环境在家中,因此其生活自理能力也可视为社会参与之一部分。而且生活自理功能为最自然环境里面所表现出来的活动能力,符合目前以功能为取向的干预方式,因此治疗师必须了解儿童生活自理的发展,以作为居家训练的参考,表 2-11 列出儿童生活自理项目与出现年龄。

表 2-11　儿童日常生活自理(ICF d5)行为与出现年龄

	饮食	如厕	清洁	衣着
出生	·会吸吮、吞咽反射 ·有觅食反射			
3~6月	·见喂食会开口 ·从汤匙吃半固体食物 ·自己扶奶瓶吸奶 ·自己拿饼干吃 ·从杯子喝水	·解便后会表现不舒服样	·会玩水	·穿衣能配合
1~2岁	·拿杯子喝水 ·可吃一般食物 ·自拿汤匙吃,食物会掉落 ·学会吸管吸饮料	·坐马桶几分钟 ·能表达已解便 ·会事先告知便意	·洗手洗脸合作 ·会模仿洗手 ·洗澡会合作	·能脱戴帽子 ·会脱鞋袜 ·会脱裤
2~3岁	·用叉子吃东西 ·不流口水 ·用汤匙吃,食物不掉落 ·会从小水壶倒水进杯子	·白天大部分不会尿湿裤子 ·会自己上厕所,除了擦拭需协助	·用毛巾擦脸手 ·练习用牙刷 ·自己擦嘴巴	·能穿鞋子 ·会穿袜子 ·会穿裤
3~4岁	·会使用筷子 ·会自己吃饭	·晚上不尿床,但仍需协助上床前先如厕 ·男孩会站着小便	·会开关水龙头 ·会擤鼻涕 ·会漱口洗脸	·自己会穿脱大部分衣服 ·会解开扣子,除背后扣子 ·能解开拉链 ·会拉上拉链
4~5岁	·会摆餐具 ·会自己盛汤	·上厕所能完全自理	·会自己洗脸 ·会独立刷牙	·能对上拉链头 ·能用衣架挂好衣服 ·会扣上扣子
5~6岁	·会打开饮料纸盒 ·能端餐盘	·会选择正确洗手间	·洗澡仅需小部分协助	·会系鞋带 ·会梳头 ·会照镜子整理衣服

喂食（ICF d550、d560）活动的发展：新生儿的吸吮及吞咽（ICF b510）属于反射性动作，因此只能以奶瓶吸食液状的食物。2～3个月时吸吮及吞咽反射逐渐被整合，因此幼儿开始用汤匙进食，4～6个月时就可以用汤匙吃半固体辅食，也开始出现舌头的转动与咬合动作。

4～6个月，可以吮入汤匙内的食物并有下颚上下咬合动作，开始可以用汤匙喂软性半固体的食物。此外，由以杯子被喂食逐渐进步到自己拿杯子喝水（1岁半），再到自己倒水喝。用汤匙自我进食约1岁开始，早期眼手协调不好，食物会掉落，也会搞得一塌糊涂，在环境、食具与食材方面略作准备，让其有动机持续练习，约在2岁时便可有不错的汤匙使用能力。此外，儿童也逐渐发展出用吸管（1～2岁），用叉子（1～2岁），用筷子（3～5岁）的能力（Wong et al.，2002）。因此儿童约在5岁以后就可与家人在餐桌旁一起，自行吃一般餐桌食物。

清洁盥洗方面包括大小便（ICF d530）与清洁活动。婴儿时期的排便，常在进食后1小时，清醒、安静时进行，且解便后会表现不舒服（6个月）。至解便后以语言表示（1～1.5岁），再至解便前告知（1.5岁），约3岁时白天会少尿湿裤子。排便的控制能力与膀胱神经的成熟及训练与否有关；一般而言，大便约比小便早，在白天的大便控制约2岁，小便控制约3岁。但是夜尿的现象，常常因白天太兴奋或太疲劳随时会发生，完全控制不夜尿最早在4岁，最迟到8～9岁。除排便控制外，能否自己走到厕所、上下马桶、穿脱裤子、冲水、用手纸擦拭屁股等能力与独立大小便有关，儿童约3岁半可以自己上厕所小便，约4岁半可自行大便。

卫生（ICF d520、d510）活动包括洗手、洗脸、漱口、刷牙和洗澡。通常由在洗手、洗脸、洗澡时有配合动作（约1岁），进至自行洗手，自行开关水龙头洗手并擦手（约3岁），再自行洗脸、漱口并擤鼻涕（约4岁）；5岁左右就可以独立刷牙漱口并洗澡，但是洗澡仍需大人部分协助才能完成。

穿着（ICF d540、d520）活动，由简单活动如脱戴帽子、脱鞋袜与脱裤（<2岁），到穿脱拖鞋袜与衣裤（2～3岁），至解开或扣上纽扣与拉链、解开鞋带（4岁），再至鞋带打结，整理衣服，梳头发，挂衣服（5岁）；一般6岁时，穿着活动就能完全自立了。

睡眠（ICF b134）方面，新生儿一天中有18～20小时在睡觉；以后逐渐减少至平均12小时（1岁）、11小时（3岁）、10小时（5岁），学龄后平均约9小时。且分配在白天与夜晚的比率也随年龄成长而不同，新生儿是一天中吃完奶后分段睡，白天睡眠时间长，晚上不超过9小时；到第3个月后，晚上增到10

小时左右，白天二次小睡；2 岁后，上午的小睡时有时无；5 岁后上午几乎不睡了，午睡时有时无。晚上上床的时间常视父母的态度而定，若父母规定上床时间，孩子通常能有较规律的睡眠习惯；若不规定，常会跟着大人晚睡，而无法养成规律的睡眠作息。

儿童逐渐成长，其生活独立性须考虑工具性日常生活活动功能（Instrumental Activities of Daily Living，IADL）（ICF d6）。IADL 是指处理家务、准备食物、打电话、使用大众交通工具、服药、理财、购物等七项工具性日常活动项目。儿童及青少年可做的有如喂养宠物、照护弟妹、铺床、打扫并倒垃圾、维护健康、上车绑安全带、买饮料、储蓄、休闲、处理紧急状况等。IADL 参与功能可增强儿童的自尊与自我效能（Monaco et al.，2005）。适于评估 3 ~ 18 岁儿童与青少年的"文兰适应性行为量表"（Vineland Adaptive Behavior Scales）的日常生活技巧领域除评估 ADL 外，也评估 IADL 的能力。

第九节 其他领域的发展

一、皮亚杰的认知发展阶段

认知（ICF b1、d1）与感知觉的发展有密切相关。本段主要根据皮亚杰"认知心理理论"的分期来说明。皮亚杰把认知发展的过程分为四期："感觉动作期"（0 ~ 2 岁）、"前运算期"（2 ~ 7 岁）、"具体运算期"（7 ~ 11 岁）与"形式运算期"（11 ~ 20 岁）。"感觉动作期"只能联系知觉和他眼前周围的人和事物，又分六个阶段（林美珍，1996；林朝凤，1988）：

阶段一"反射"（0 ~ 1 个月）：一个刚出生的婴儿，其行为主要受原始反射的影响，如吸吮吞咽反射、原始抓握反射。

阶段二"初级循环反应"（2 ~ 4 个月）：婴儿开始注意外界环境，一再重复身体本身偶发或有趣的行为模式，如注视、挥动手臂、玩自己的手，踢脚、玩脚或重复吸吮手指。

阶段三"次级循环反应"（4 ~ 8 个月）：婴儿开始对自己身体以外的事物感兴趣，为意向行为的开端，并不断重复地用手或身体去探索伸手所及任何事物，如会伸手握住面前玩具，用脚踢动玩具，由此眼手协调动作不断地练习，物体概念也逐渐形成。

阶段四"次级基模的协调"（8 ~ 12 个月）：能结合两种以上基模，并将其运用于新情境。对人或物预测行为后果而产生特定的行为，因此开始有"物体恒存性"与初步因果律，也开始有模仿行为。有"物体恒存性"认知能力，因此会寻找看不到的东西，如会拉开遮住小汽车的毛巾找小汽车。有初步"因果关系"，因此在妈妈转身离去时便开始哭泣。有模仿行为，因此会模仿"再见""拍手"动作、脸部表情与原本就会的声音。

阶段五"第三级循环反应"（12 ~ 18 个月）：幼儿会由实验、试错中发现或创造新的机会，而开始有解决问题的能力，主动找寻玩具，尝试新的玩法，模仿新的动作，用不同方法达到目的，期待行为，以创造解决问题的新基模。如爬行时会把障碍移开，经由试错学会拉线而得到小汽车，用笔涂鸦、放圆柱入插洞板，要东西时会用手势、动作或声音表示等。

阶段六"以心智创造新基模"（18 ~ 24 个月），幼儿正要从"感觉动作期"进入"前运算期"，已可利用内心活动，即心理符号和语言去解决问题并创造新的基模，不需完全依赖实际知觉动作经验去学习新事物。儿童开始表现出有计划的行动，并有简单的象征性玩法，如喂洋娃娃，假装打电话。在认知表现上，儿童会听从简单指令、说出常用物品或常用物品图片的名称，指认身体部位，或使用语言表示需要。

"前运算期"分为两个阶段，2 ~ 4 岁为"前概念阶段"，4 ~ 7 岁为"直觉阶段"。

"前概念阶段"的儿童运用象征符号（语言、图画），了解事物名称，了解事物间简单关系，有简单事物概念，表现大量模仿游戏，语言的使用是有象征符号典型例子，形状、数字、大小等概念在此时期出现。儿童能仿画、会照示范排列火车、能看图指认"大"等，然而尚缺乏一般性的概念，对类别观念、部分与整体的观念不清楚；推理只能由特定至特定，无法由一般推理至特定；对外界概念常以自我为中心。

"直觉阶段"中其思维已逐渐朝向运算思维，有单维的分类、配图、配对能力，但仍受直觉调节的限制，尚未有逻辑概念。皮亚杰曾以如下实验来说明直觉调节的特点。给 4 岁儿童两个同样的小杯子 A1 和 A2，由儿童同时用两手分别向两个杯子中放入同等数量（每次一颗）的木珠，儿童知道这两个杯子里的珠子一样多。然后，主试把 A2 中的珠子倒入另一个又细又长的杯子 B 中，问儿童 A、B 两个杯子中的木珠是不是一样。部分儿童认为 B 杯多，部分儿童则认为 A 杯多。皮亚杰认为此阶段儿童只能注意一个维度，前一部分儿童只注意 B 杯中珠子的高度超过了 A 杯，而后一部分儿童只注意 A 杯中珠子的宽度超过了 B 杯（李丹，1989；庄宏达，1986）。表 2-12 为学前儿童期的认知发展。

表 2-12 学前儿童期的认知（ICF b1、d1）发展（依皮亚杰理论）

感觉动作期（0~2岁）	前运算期（2~7岁）	
	前概念阶段（2~4岁）	直觉阶段（4~7岁）
1. 婴儿认知活动限于与环境的直接感觉动作的互动 2. 不能理解抽象符号 3. 分为六个阶段 4. 通过对物体感觉动作的操作，能了解物体概念，通过过去的记忆与简单未来的预期来联系具体事物 5. 最后对各种事物慢慢建立心理符号	1. 开始有语言与符号的运用功能 2. 了解事物名称，了解事物间简单关系，有简单事物概念 3. 对类别、部分与整体观念不清楚 4. 推理只能由特殊至特殊 5. 对外界概念以自我为中心	1. 直觉思考 2. 有单维的分类、配对能力 3. 末期能做分类及系列化操作 4. 尚未有逻辑概念

二、学前执行功能的发展

执行功能（Executive Function，EF）为额叶负责，即辨认目标、计划和组织行为以达到目标、监控朝目标进行的过程。有人将其视同信息处理理论的执行控制。Garon 等人根据 EF 整合架构，认为学前儿童 EF 有三个成分，即工作记忆、反应抑制及规则转换（Garon et al.，2008）。工作记忆是指个体在学习过程中，对信息的"暂存"与"处理"能力。反应抑制包括能抑制优势反应、控制干扰刺激、与中断进行中的反应能力（许建中等，2005；蔡雅淳，2008）。规则转换指于活动中依据环境刺激或任务需求转换注意力与变换策略的能力（Garon et al.，2008）。此外，注意能力被认为是 EF 的基础。于 3 岁前，执行功能的基本能力逐渐萌发，而在 3 岁后，注意能力与 EF 各成分的整合更好，使执行功能的发展更明显。

（一）注意能力的发展

注意能力（ICF b140）是指个体对外界环境的事物、任务或物体的定向、转换和集中的能力，由一个复杂的神经网络系统处理（van de Weijer-Bergsma et al.，2008）。学前儿童有三个重要的注意次系统：定向系统、警醒系统与前注意力系统（Garon et al.，2008； van de Weijer-Bergsma et al.，2008）。定向系统即定向并转移注意力至外界环境刺激，于新生儿期即开始发展。警醒系统为维持警醒状况以协助信息的处理，如持续看某物体的时间，于新生儿期即开始发展。前注意力系统为根据内在表征，经由调整定向系统以选择及强化信息的处理，于儿童 2 岁至 6 岁间发展迅速（Garon et al.，2008）。

注意是学习的先决条件，婴儿注意品质越好（广度、选择性、集中性与分配能力），其长大的认知能力也越高（庞丽娟与李辉，1995）。婴儿一出生就有定向注意，初期看物体是被动性的，即刺激物放置眼前才会去看，3 个月以后由于视觉能力及智能的发展，就会主动寻求视觉的刺激并借此学习，选择性注意的发展也渐明显。会影响注意力因素包括：①注意对象的复杂性；②两对比刺激与替换刺激的关系；③婴儿的知识与经验。6 个月之后婴儿逐渐会坐、爬与走，也会抓握与操作物体，使其不仅在视觉上，也包括体觉、动作知觉与听觉上有选择性注意（庞丽娟与李辉，1995）。

幼儿注意力质量的发展（随着年龄的增加）特性如下（高月梅与张泓，1995）：

（1）注意集中且抑制干扰刺激不断增加。婴儿的注视维持时间与距离，随着年龄的增加而增加。一般而言，出生 3 ~ 5 周的婴儿仅能维持注视 5 秒，到 3 个月大可维持数分钟。新生儿已有视觉偏好，偏爱简明图案、对比鲜明图案、成形图案与人脸。1 ~ 3 个月婴儿偏好复杂、曲线、不规则图案、轮廓密度大等刺激。许多研究都显示幼儿注意的集中性随年龄的增长而加强。在良好的教育环境下，3 岁幼儿能够集中注意 3 ~ 5 分钟，4 岁幼儿能够集中注意力 10 分钟左右，5 ~ 6 岁的幼儿能够集中注意力 15 分钟左右。如果成人组织得法，5 ~ 6 岁的幼儿注意力可保持 20 分钟。游戏是幼儿最感兴趣的活动形式，在游戏情境下，幼儿注意集中的时间可以更长。例如 2 ~ 3 岁游戏时注意持续时间可达 20 分钟，5 ~ 6 岁可达 96 分钟。

（2）注意分配能力不断增加。注意的分配是指同时把注意集中在不同的对象和活动上。例如，可以一边操作，同时注意示范的内容。

（3）注意转换能力不断发展。注意转换是根据任务主动地、实时地从一个对象或一种活动转移到另一个对象或另一种活动中。4 ~ 6 个月大婴幼儿，便会对眼前两物体轮流扫描以进行视觉区辨。至 18 ~ 24 个月大，由于前注意力系统的成熟，可处理冲突信息，而发展出内在表征与外在事件的注意转换。

（4）注意范围不断扩大。除视觉外，范围扩大至运动觉、听觉等。

（二）工作记忆的发展

短期记忆比较重视的是储存的成分，而工作记忆必须同时包括信息储存及处理。工作记忆的架构包括中央执行及两个受控制的储存缓冲区、语音回路与视觉空间画板。储存缓冲区皆有被动储藏与排演两种功能。通常用以测试储存缓冲区能力，于婴儿是延迟反应任务，6 个月前儿童就有心智表征；于 2 岁后儿童是广度任务，随年龄的增加，儿童可复诵的文字或数字长度就越长。而较复杂的工作记忆测试就牵涉中央执行，通常是 15 个月大后适用，如不可见的位移测试，研究显示，有中央执行的工作记忆约 15 个月后发展，能力随年龄的增加而提高（Garon et al.，2008）。

（三）反应抑制的发展

与工作记忆较无关的反应抑制行为，如听到"不"就中止反应的行为于 1 岁前发展出来；"延迟满足"测试则用于 2 岁以上儿童，延迟满足指儿童愿意抑制立即获得满足的欲望，忍受暂时未能满足的煎熬以换取日后更大满足的一种心理倾向，也随年龄的增加而增强；与工作记忆有关的反应抑制行为，通常 2 岁以后持续发展与增进，常用测试如"小就是大"测试，是儿童指向较少数量的物体，就能得到较多数量的物体反馈（Garon et al.，2008）。

（四）规则转换的发展

规则转换指转换心智组态，即不用旧的角度或做事的习惯去看新问题，而会转换（Garon et al.，2008）。转换分为反应转换与注意转换。反应转换通常在 1 岁左右就可发展出来，常见测试如"A 非 B"测试，适用于 0.5 岁以上儿童。使用两个盒子，将婴儿的某喜好物品藏在某盒子下，一旦婴儿连续几次在延迟后都可找到该物品，将物品藏在另一盒子下，记录儿童试误几次才找到物品，即固着错误、可忍受的延迟时间、与 AB 要差距多大儿童才会成功（Garon et al.，2008）。Berger 的研究显示，使用"行走 A 非 B"测试，任务的困难度增加，会使幼儿固着错误增加（Berger，2004）。注意转换则较晚发展，2 ~ 3 岁才开始发展出来（Garon et al.，2008）。

三、动机的发展

精熟动机（ICF b125、b130）为导向儿童对目的性行为的持续性（Gilmore & Cuskelly，2009）。包括操作物体、肢体活动或社会互动三个工具性动机，及挑战成功后的愉悦表情或失败的负面情绪的表达性动机。在 3 岁之前工具性动机与表达性动机的发展可分三个阶段（Barrett & Morgan，1995），见表 2-13。大于 3 岁以上儿童，通常称为成就动机，即儿童渴望去达到或做好符合社会价值的任务（Shaffer，2002）。

表 2-13　儿童精熟动机（ICF b125、b130）的发展

年龄 / 月	工具性动机	表达性动机
0 ~ 9	注意行动与结果间的联结 使用熟悉或偶现的方式（有时不适当） 与环境互动	对外界事物显露兴趣
10 ~ 22	偏好新奇事物 注意行动与结果间的联结 倾向进行自己能控制的事物 对略具困难度目的性任务有持续性	对外界事物显露兴趣 完成任务后显露愉悦表情 无法达成任务时显露悲伤 于遭遇阻碍时会愤怒、挫折 于行动与结果间无法联结时，开始显露习得性无助
23 ~ 36	对略具困难度目的性任务有持续性 内在已具行为标准 倾向进行自己能控制的事物 有目的地选择适当方法去达成任务 倾向进行自己预期能达成的任务 倾向具困难度且可完成的任务努力去达到标准并做好 对可针对任务目标采多连续步骤去完成	外界事物显露兴趣 完成任务后显露愉悦表情 无法达成任务时显露悲伤 于遭遇阻碍时会愤怒、挫折 于行动与结果间无法联结时，显露习得无助 达到标准，显露骄傲 根据内在标准自我评估，无法达到标准时有尴尬与羞愧 无法达到标准，有无助感

四、游戏的发展

　　游戏（ICF d880）的特征是弹性，无固定模式，不可言喻，不受现实的限制，无特定开始和结束的时间，重过程轻结果，非功利性，愉悦性，自由选择，出自内在动机等（吴幸玲与郭静晃，2003）。游戏可反映、增强或改变儿童的发展，游戏被认为与动作、认知、语言、社会与情绪发展有关（吴幸玲与郭静晃，2003）。研究显示较大儿童的活动若有明确的成果、有逻辑的步骤且儿童事先参与规划，则其活动记忆较好，而此活动记忆为运动治疗中重要成分。游戏让儿童重复进行有意图的动作，并能比较规划成果与实际成果的差别（Campbell，2006），因此是精进动作功能的良好活动。游戏是幼儿的大部分活动内容，因此治疗师必须对游戏的发展略有概念，才能在儿童的游戏当中，去观察其发展，并将游戏的发展概念融入早期康复的服务。Johnson 等人将学前游戏发展分四部分，即：动作游戏，与人一起玩，与玩物或玩具一起玩，表征游戏（吴幸玲与郭静晃，2003）。动作游戏着重粗大动作发展，与人一起玩着重社会发展，与玩物一起玩着重精细动作，表征游戏着重认知发展。以下整理从几个角度不同学派的游戏发展阶段。与玩物一起玩不限于玩具，自己与别人的身体、水、沙与家中任何物品都可以。其手部操作能力、兴趣、与玩物间契合为此类游戏的关键。

（一）从身体活动的角度

身体活动游戏定义为在欢乐情境中、无目的的、中强度运动量的身体活动（Pellegrini & Smith，1998）。中强度运动量指会增加呼吸心跳数、流汗、感觉有点累或很累的程度。研究推论，身体活动游戏有助于儿童发展动作控制、动作技巧、体适能、心智功能与社会技巧（Pellegrini & Smith，1998）。可分为以下3类。

（1）规律刻板的动作类游戏：通常在1岁前较多，如反复滚动身体、踢脚与晃腿，在6个月大时频率最高，1小时的观察时间内40%有此行为，有些时候是由大人提供往上抛的游戏动作（Pellegrini & Smith，1998）。

（2）运动类游戏：运动类游戏为重度活动量粗大动作式的游戏。可以单独或结伴进行，如攀、爬、跑、跳、追等；约于1岁开始出现，于托儿所中约占6%时间，频率于幼儿园达高峰，可占20%时间，入小学后就逐渐下降（Pellegrini & Smith，1998）。

（3）狂野嬉闹类游戏：与同伴在社会情境下进行的肢体活动游戏，如与同伴互踢、摔跤与翻跟斗等，除被认为是动作游戏外，也有表征及假装的游戏成分（吴幸玲与郭静晃，2003）。2～3岁开始出现，于幼儿园阶段占3%～5%时间，至小学高年级增至10%，至青少年期仅占3%～5%（Pellegrini & Smith，1998）。

（二）从游戏行为与活动内容的角度

布列斯哥（Blasco & LaMontagne，1996）结合游戏行为与活动内容进行分类，并提供出现年龄，以提供以游戏为媒介的评估较容易使用的架构如下（Blasco，2001）：

1. 感觉动作／知觉

0～12月，可观察到活动为吃、看、敲、找、定位。

2. 感觉动作／探索

12～24月，可观察到活动为物体简单操作、堆叠、模仿简单手势。

3. 建构性游戏和扮家家酒活动

24～36月，可观察到活动为简单的假扮游戏与替代游戏。"替代游戏"为孩子给一个物体新创意的用法，例如，孩子可能以一根棍棒代替自己的奶瓶。

4. 熟悉的童幻主题

36～48月，可观察到活动为角色扮演、有计划的游戏活动。

5. 复杂的主题

48～60月，可观察到活动为略有规则的游戏、简单桌上游戏、系列性假扮替代游戏。

（三）从认知发展的角度

由皮亚杰认知发展的角度，游戏可分为三个阶段（高月梅与张泓，1995）：

（1）感觉动作练习的游戏（0～2岁）：这时期的游戏也称感觉运动游戏，是游戏发展的最初的形式。这时幼儿尚未真正掌握语言，其认知活动主要依靠实际动作感觉，所以游戏无象征性，也无特殊游戏方法，游戏的动机在于感觉运动器官在使用过程中的快感，它既可以是徒手游戏，也可以是操作物体的游戏。游戏的形式以抓、摸、拿等动作为主。如反复地摇铃铛，不断地抓、丢玩具、绕树干四周跑等。儿童在此后，可由模仿活动得到意象或象征，以使其日后开展象征性游戏（吴幸玲与郭静晃，2003）。

追踪研究显示，感觉运动游戏随年龄增长而逐渐减少；在14～30个月时，这类游戏在孩子的全部游戏中约占3%；在3～4岁时占33%～44%，在4～5岁时下降至17%～33%；而到6～7岁时就只占15%以下（郭静晃译，1999；Johnson et al.，1999）。

（2）象征性游戏（2～7岁）：幼儿的想象在这阶段达到高峰，此时幼儿语言发展迅速，但还无法完全依靠语言这种抽象符号进行思考，而主要依靠象征物来思考。在游戏中，幼儿的象征活动表现为通过以物代物、以人代人、以假想的情景和行动方式将现实生活和自己的愿望反映出来。

儿童团体象征性游戏的发展趋势呈现倒U形曲线，即5～6岁时团体象征性游戏达到高峰，占全部游戏中的65%～71%；而4岁和7岁则较低。至于儿童独自象征性游戏的发展趋势则呈正U形曲线，即5岁时独自象征性游戏处于低谷，4岁和6岁时独自象征性游戏比例均高于5岁时。

（3）有规则游戏（7～12岁）：有规则的游戏的发展，代表着游戏进一步抽象化。此时语言及抽象思考能力有更高的发展，开始逐步解除"自我中心性"，能够站在别人的立场来看问题，利用别人的观点来校正自己的观点。所以在游戏中大家共同遵守一定的规则便成为可能。这时的游戏以一些有规则的竞赛性游戏为主，诸如下棋、玩弹珠、打球等。

（四）从社会性发展的角度

婴幼儿通过与父母或家人的互动与社会化，如重复相互微笑、轮流发音或推拉玩具、捉迷藏、滚球等，学会日后游戏的能力。这种社会互动交流中，假装是一重要因素，具趣味性的父母，其孩子也较会玩（吴幸玲与郭静晃，2003）。虽然会与别人玩对社会能力发展很重要，但儿童可独自持续玩玩具15～30分钟，也是重要的游戏能力（吴幸玲与郭静晃，2003）。

从社会性发展的角度区分与同伴游戏的种类，主要由美国心理学家帕顿

（Parten）提出。根据儿童在自由游戏中与同伴的社会交往关系和协同程度，可分为六种（高月梅与张泓，1995；吴幸玲与郭静晃，2003）：

（1）无所事事：一种无目的的活动，例如儿童在一旁发呆、乱跑或闲荡，只在房间走动、张望而不参加游戏等。

（2）袖手旁观：儿童长久地站在"游戏圈"外看别人活动，关注着他人的游戏，但自己不参加。虽然偶尔也发表些口头意见，但是不加入游戏中。

（3）独自游戏：儿童不与旁人发生关系，不参加别人的游戏，专心于自己的活动，独自一人玩。如对镜中影像微笑，独自玩玩具。

（4）平行游戏：儿童在一起玩耍，所用玩具和游戏方式大体相同，但相互之间不交往，彼此互不关联，不设法影响或改变同伴的活动，各自的游戏内容之间也没有什么关联，形成各种游戏同时并存的状态。有时儿童互相模仿，但无意支配别人的活动。2.5 ~ 3.5 岁开始出现。

（5）结伙游戏：一种没有组织的共同游戏。游戏的儿童之间发生交往，互相借用玩具，有说有笑，从事类似的活动，但游戏者之间并不会为共同目标而分工合作，各自根据自己的愿望做游戏，3.5 ~ 4.5 岁开始。

（6）合作游戏：一种有组织、有规则，甚至有首领的共同活动。儿童在一个组织起来的小组里游戏，服从首领的指挥，为了共同的目标而分工合作，有共同计划的活动和达到目的的方法，约 4.5 岁以上开始。

无所事事与袖手旁观通常不属于游戏（吴幸玲与郭静晃，2003）。根据帕顿的研究，2 岁儿童一般只从事独自游戏或平行游戏，或站在一旁观看。4 岁儿童一般从事平行游戏，但与 2 岁儿童相比，在结伙和合作游戏的方面表现较多些（高月梅与张泓，1995）。

豪斯（Carollee Howes）则依据儿童同伴互动关系的复杂程度，设计"豪斯同伴游戏互动量表"（Howes Peer Play Scale），将游戏层次由低而高分为以下 5 种（吴幸玲与郭静晃，2003）：

（1）平行游戏：幼儿参与类似的活动，但彼此并不注意对方的行动。彼此没有目光的接触。

（2）共同关注点的平行游戏：幼儿参与相似的活动且有目光的接触，了解有别的幼儿存在，彼此之间没有社会性的交谈及邀请。

（3）简单的社会游戏：彼此之间有交谈并相互邀请共同参与活动。例如，谈话、笑、分享玩具。

（4）共同关注点的互补性和互惠性游戏，简称互补性游戏，融入共同情节的社会扮演游戏或活动，但彼此之间没有社会性的互动或邀请。

（5）互补和互惠的社会游戏是彼此间有社会互动的邀请，共同参与情节式的社会扮演游戏。

　　第五层次的"互补和互惠的社会游戏"，后来又被修订分为合作性社会假扮游戏与复杂的社会假装游戏（吴幸玲与郭静晃，2003）。合作性社会假装游戏指幼儿有层次四互补／互惠的活动，以及层次三中的社会行为互动。例如，幼儿一起建构积木模型，而且彼此有语言沟通。如幼儿甲对幼儿乙说："不要把这块积木放在这，它太小了。"或许多幼儿一同计划活动主题、分派角色，合作扮演一个虚构的故事（社会序戏剧游戏），例如，一个小孩扮演爸爸，另一个小孩扮演妈妈，在帮娃娃（积木假装的）洗澡。复杂的社会假装游戏指儿童执行一个具社会角色及情节的假装扮演游戏，并且有后设沟通的情节。后设沟通是儿童暂时离开其所扮演的角色，并且重新规划游戏情节再重新进行整个游戏。后者也是日后被定义为后设沟通的游戏类别。幼儿在 30～35 月时已有相当的合作性社会假装游戏，而只有 33% 的幼儿直到 4 岁之后，才发现有复杂的社会假装游戏（吴幸玲与郭静晃，2003）。

五、语言的发展

　　语言领域包括接受和表达两部分，两者皆与认知、环境与练习有密切关系。语言是沟通的媒介，其表达方法可用声音或表情、手势、姿势等。口语表达的发展，需要几个条件，即充足的呼气流量，声带的张合能力，唇、舌、颊、颚的运动控制和协调，有充足的语音模仿刺激，正常社会性发展与认知学习能力（庄宏达，1986）。在接受沟通信息上听觉和视觉很重要，尤其听觉对语音的了解与模仿更重要，因此一个早期失聪的孩子，口语发展会有障碍。

表 2-14　儿童语言（ICF d3）发展

	理解（ICF b230, d310-d329）	表达（ICF b3, d330-d349）
0～3个月	听见柔和的声音会安静下来 能专注于说话者	以哭表达需要或不舒服，应渐有区辨性哭声 会发出笑声 会发出咕咕声
4～6个月	会寻找声源 能分辨大人的喜怒语气	会牙牙学语 会模仿声音
8～9个月	会听懂常用物品名称 听到不可以，会停止动作	会做简单手势
1岁	听到名字会指自己 会听从指示	能说有意义单字 能说电报句

续表

	理解（ICF b230, d310-d329）	表达（ICF b3, d330-d349）
2岁	能回答"在哪里？""做什么？"	能说完整句 能说否定句 能用名字表示自己 能用所有格的语气
3岁	能听懂故事 能听从2个连续的指示	能说出刚才发生的事 会唱数到10 会用"你我他"的代名词 能依事件发生先后叙述
4岁	能听从3个连续的指示	能说相反词 能说熟悉的故事
5岁	能了解被动语态与双重否定句	会唱数到50以上 会说出住址、电话号码 能叙述日常生活经验 会解释原因

语言发展可分"语言准备期"与"语言发展期"。"语言准备期"的理解或听觉的发展，表现为发育到后期的胎儿与新生儿即显现对突然的声响有惊吓反应，可区分人声或非人声；对母亲等熟悉的温和声音能有安静舒缓的反应（1个月），再逐渐能分辨出成人的喜、怒语气（6~7个月），了解周围人的称呼（8~9个月），如"妈妈""爸爸""阿姨"等日常用语；往后口语语言的发展，理解比表达较早发展，如1岁左右就知道"再见""尿尿""不可以""奶奶"等的意义，但要说出来，还要等几个月后才能达成。

"语言准备期"的表达，出生时即有反射性出声，由未分化哭声至分化哭声，2~3个月时不同哭声表示不同状况，如想睡觉时的哭声与肚子饿的哭声会不一样，会发咕咕音；婴儿在1个月左右就会发出"uuu"及各种"a""i""u""ei"等元音，有一点像鸽子咕咕的叫声，通常是吃饱舒服时候的表现；稍大一点时，会喜欢与熟悉的人有互动；大约在5个月大时，婴儿进入"牙牙学语期"，这个阶段可以联结元音与子音，发出单音节的声音，如"ma""ba""da"等语音，但无意义；到9~12个月就会将这些声音联结成一串重复发音，并有上下音调，如"ba-ba-ba""ma-ma-ma"，通过这样的活动，幼儿学会调节和控制发音的器官。

当儿童开始说出有意义的单字，即为"语言发展期"的开始，可分语音的发展、语法结构的发展、语意的发展与语用的发展。

语音的发展：台湾地区有关语音发展的研究显示，语音的发展是塞音先于擦音，也就是 b、p、m 比 q、c 声音先出来；舌尖前音先于舌尖后音，如 d、t 比 g、k 还早出来；擦音先于擦塞音，像 r、ch 都在约 6 岁出现。幼儿在 6 岁左右所有的语音约已发展完成（王南梅等，1984；王佩玲，1997；张正芬与钟玉梅，1986）。

语法结构的发展：指的是口语中语句结构的发展，在句子产生方面分不完整句、完整句、复合句。不完整句分单字句、电报句。单字句指幼儿用一个单词来表达一个句子的完整意思，比如幼儿说"爸爸"是指"爸爸回来了"，或"要爸爸抱"，大约在 1 岁发展出来。电报句在 1.5～2 岁出现，孩子的语言只表达重要词句，而省略不重要的词句，比如 1 岁半的孩子会说"妈妈鞋"，是指"妈妈我要穿鞋子"或是"妈妈我的鞋子掉了"等，这好像是成人发电报的语句，所以称为电报句。2 岁以后幼儿的语言大部分是完整的即完整句，如"我要吃馒头"，其发展是从没有修饰语的简单句到有修饰语的简单句，再到复合句；复合句，是指两个或两个以上意思关联密切的单句合起来构成的句子，比如"你给我，我就给你"。在语法的了解方面，12 个月时可以听从简单的指令，在 2～3 岁时才听懂简单的故事，并记得故事简单的内容，5～6 岁才能了解被动语态的文法及双重否定句。

语意的发展：语意指语言的意义，是幼儿正确使用语言和语言理解的基础，儿童对于语意的学习受其认知能力发展的影响很大，幼儿最初学会的字词，一般而言是具体的，以名词居多，其次是动词，再其次是形容词、时间词、空间方位词、指示代名词与人称代名词、数量词等。儿童平均可说出的词汇在 1.6 岁时约 100 字，2 岁 300～400 字，3 岁 1000～1100 字，4 岁 1600 字，5 岁 2200 字（李丹，1989）。

语用的发展：在使用语言交谈时，我们必须根据倾听者的背景能力、反应和需要，以及当时的情境说出适当的话语，而听的人也必须从说话人的语言内容及表情来了解所传达的信息，所以幼儿语用的发展，包括说与听两方面的技能，这要配合孩子的个性并多加练习，才能做有功能性的沟通（王佩玲，1997）。

六、社会情绪发展

治疗师在早期干预的过程中，除了父母之外，要与儿童互动才能提供直接康复，因此对婴幼儿的社会情绪发展必须有初步了解，方能掌控与儿童之间的良好互动，康复的进行才会有效率及有效果。

儿童社会情绪发展如表 2-15 所示，依附是婴儿寻求并企图与一个人保持亲密联系的现象，这个人通常是妈妈或是主要照顾者，依附行为主要表现为哭、笑、叫、身体接触、跟随等。"依附"为婴儿与主要照顾者之间积极的感情联结，能激发照顾者更悉心地照顾婴儿，与儿童最初期信任与不信任的平衡发展有重要的影响。Schaffer 和 Emerson 认为婴儿与照顾者亲密关系发展分 4 个阶段：①非社会期（0～6 周），许多社会性和非社会性刺激都会引发好的反应；②无区辨依附期（6 周～6 个月），喜欢有人为伴，虽然 3～6 个月婴儿只对熟悉的大人大笑，但任何人（包括陌生人）逗他都很高兴；③特定依附期（6～12 个月），婴儿对特定依附对象（通常是妈妈）会积极地寻求与之接近；当妈妈离开，婴儿就会哭闹不让离开，一旦妈妈回来就会显得比较高兴，只要妈妈在身边就能安心地玩及探索环境，将妈妈当做婴儿探索环境的安全堡垒，而对陌生人就显得比较害怕，会哭闹；④多重依附期（12～18 个月），这时婴儿依附的对象比较多，对熟悉的人会有好的反应，不像在特别依附期只找主要照顾者，然而在这时期对陌生人也会有害怕及担心不安全的反应（李丹，1989；Schaffer，2002）。

表 2-15　儿童社会—情绪发展

年龄 / 月	依附行为 （ICF d760）	自我概念 （ICF b180）	情绪发展 （ICF b152）	独立—依赖 （ICF b126）
0～6	无特定依附 社会性微笑	可区分身体自我与外在环境（2 个月以后）	原始情绪(兴趣、苦恼、厌恶、欢乐）	完全依赖，信任与不信任
6～12	特定依附	自我的概念形成	原始情绪（生气、哀伤、惊讶、害怕），可了解别人情绪	
12～18	多重依附		衍生情绪（尴尬、骄傲、内疚、妒忌、害羞）	
8～24	多重依附且较能适应陌生环境	对自己的名字有反应	以口语表达情绪	独立行走；开始强烈的自主反抗
24～36	较能适应分离；在陌生人身边会悲伤	知道自己的性别		多数时间在活泼主动与羞愧怀疑间抗衡

　　依据安渥斯（Ainsworth）对 1～2 岁美国儿童的陌生情境测试，儿童依附行为可分为四种类型：

　　安全型依附：约 65% 的一岁大婴儿属于这型。安全型儿童和母亲在一起可以安心地玩玩具，对陌生人的反应比较积极，并不总是偎依在母亲的身旁；当母亲离开的时候，探索的行为就会受影响，有苦恼的表现，母亲回来会立即寻求与母亲接触，但很快就平静下来继续玩玩具。

　　抗拒型依附：约 10% 婴儿属于此类型，抗拒型儿童在母亲要离开时就会很苦恼，当母亲回来会寻求与母亲的接近，但又抗拒与母亲的接触，似乎抗议她的离开。即使母亲在旁，也无法有探索行为，非常害怕陌生人。

回避型依附：约占20%，对母亲离开不会太紧张或忧虑，母亲回来了也不特别欢喜，或欢喜也特别短暂，对陌生人及对母亲的反应都是一样。

错乱型依附：5% ~ 10% 的婴儿属于此类型。陌生情境会对这些婴儿产生极大压力。这类型似乎是抗拒型与回避型的组合，显现出要接近或逃避照顾者的矛盾困惑。与母亲重聚会有茫然表情，母亲要接触他可能会靠过去，后又突然转身离开；或不同场合有不同表现。

错乱型、抗拒型与回避型依附又统称为不安全依附（Schaffer，2002）。伴随着婴儿期依附关系的发展，通常有两种常见的负面情绪反应，一为陌生人焦虑，即对陌生人的机警反应，在8 ~ 12个月达高峰，至1岁后才逐渐降低。另一种是在婴儿6 ~ 8个月出现，并在14 ~ 18个月达高峰的分离焦虑，即依附对象要离开时，会有不舒服的表情（Schaffer，2002）。

第十节　知觉动作发展的影响因素

影响知觉动作发展的因素包括：基因遗传、疾病或伤害、物理环境、社会文化因素、情绪及个性因素、智能发展、肌肉骨骼系统发展、心肺系统发展等。长久以来，遗传与环境对知觉动作影响何者较深，一直是大家有兴趣的话题。最早期的成熟理论认为遗传基因是造成动作发展的最重要因素，其后行为理论认为发展本身是一种学习过程，环境是一种行为动机来源的塑造者。目前比较倾向的中庸理论，认为不同知觉动作行为，是由多系统互动而成、不同比例的环境与遗传因素互动而形成。近年来提出的动态系统理论（Dynamical Systems Theory），认为动作行为对个人本身的影响，由中枢神经系统、肌肉骨骼系统、感觉系统、心肺系统、心理认知等多元系统互动而成，而且随着儿童的发展，这些次系统之间互动关系皆不同，生物本身具有自我组织能力，会自己整合而表现出最佳的动作行为。

世界卫生组织的ICF模式（WHO，2001）认为，健康、环境因素与个人因素皆会影响儿童发展。小儿物理治疗师要了解哪些因素会影响儿童未来的发展，如何改善这些因素。由于儿童早期的环境是在家庭，因此相当多的研究在探讨家庭环境，尤其是亲子互动，对儿童发展的影响。研究显示，1岁的"家庭环境观察评估量表"（Home Observation for Measurement of the Environment Inventory，HOME）分数与1 ~ 3岁的认知发展商数及7岁的阅读、数学与语言能力显著相关，尤其提供玩具这一项影响最大。台湾地区研究也显示，在亲子的互动中，提供玩具显著促进对认知发展（陈淑美等，1989；Bradley et al.，1984； Bradley et al.，1989）。此外，家庭人口数、城乡、社经地位、父母教育也会影响儿童发展（Williams et al.，1989）。

　　Abbott 等人研究显示 8 个月时的亲子互动与动作发展并无显著相关，然陈淑美等人研究显示，在 1 岁之前父母提供适当的游戏材料及母亲对孩子的反应会影响婴儿的动作发展（陈淑美等，1989；Abbott et al.，2000）。8 个月大的婴儿喜欢的姿势与他的动作发展有相关，最喜欢站姿的儿童其 AIMS 总分明显大于其他的姿势的儿童；喜欢趴姿儿童的 AIMS 总分也大于仰躺（Bartlett & Kneale，2003）。郭郁伶等人的研究显示，4 个月大时，每天俯卧 20 分钟以上，会较早出现独立翻身与爬行的能力（郭郁伶等，2005）。

第十一节　学前儿童的发展任务

　　物理治疗师为早期康复团队成员之一，给予干预应注意干预目标是否融入儿童各阶段的发展任务。全球普遍认为儿童发展的任务有三个，即早期亲子关系的建立、知识与技巧的获得，及独立与依赖间的平衡（Greenfield et al.，2003）。这些发展任务的完成皆受儿童本身特性与环境互动的影响。

　　兹叙述各期发展任务与为达成任务的建议如下（李丹，1989； Shaffer，2002；Wikipedia，2006）：

一、婴儿期（0 ~ 1 岁）

　　充分营养与身体保护：充分满足婴儿对营养的需求，提供安全的环境，作为后续发育与发展的基础。

　　建立亲子依附关系：父母要与婴儿建立亲密的感情联系，满足婴儿与人交往，身体接触的需求。

　　与周围人们沟通与互动的能力。

　　知觉和动作发展：提供丰富而又适宜的刺激，重视感官功能和动作类活动，尤其手部基本操作技巧与身体移动技巧（Gibson & Pick，2000）。

　　建立最初的行为基础：包括规律的生活作息习惯、自我调节能力等。出生头一年的行为特征为往后发展的基础，未来儿童的行为特征、心理特质或个性倾向都将建立在最初的行为类型基础上。由于每个儿童出生时的气质特点各不相同，照顾者应主动地使自己的行为节律与之相适应，同时又能注意引导婴儿的行为循着社会所要求的方向发展。

二、幼儿期（1 ~ 3岁）

知觉动作的发展：尤其是移位与操作物体能力的发展，提供必要的运动空间、活力与玩具，安排合适的体育活动和游戏，以加强基本知觉动作技巧。

语言发展：3岁前是儿童口语发展的关键期，可在婴儿出生后就给予适当语言刺激，1岁后要多与儿童交谈，鼓励儿童说话。通过听故事、讲故事及各种活动，培养幼儿语言表达的能力。

自我控制能力的培养：儿童在18 ~ 24个月会显示遵从照顾者命令，然在2岁后又会因独立性和自主精神，而显示出反抗行为，但照顾者若与儿童有良好关系，适当回应幼儿的需求，又能设定成熟行为的合理期待，则会促进幼儿的承诺式顺从。

游戏：安排适当的游戏，协助儿童于游戏中获得身心与社会性发展。

建立良好生活习惯：安排生活作息与身教，培养儿童有规律的生活习惯。

三、学前期（3 ~ 6岁）

性别角色认同：3岁幼儿知道自己的性别，以后随着发展，会了解性别无法改变，也逐渐表现出不同性别角色的行为；父母与同伴等行为会影响其性别角色认同。

建立正确道德：道德可定义为分辨对错、道德情感与执行道德行为。根据皮亚杰理论，5岁以后儿童才会进入他律性道德，发展出对规则的高度尊重。父母与同伴等行为会影响其道德概念、情感与行为。

自尊：自尊为幼儿的自我评价，与早期依附行为的类别有关，于5岁前已初步建立。温暖且具支持性的教养会促进高自尊。

团体游戏：由团体游戏中可增进社会性发展。

逐渐脱离自我中心，根据皮亚杰认知理论，在"前概念阶段"幼儿对外界概念常以自我为中心，难以了解他人的观点；然而在经验的累积下，儿童终于可注意事物的较多方面，而逐渐脱离自我中心主义。

问题与讨论

1. 请简述感觉与知觉的定义及其异同，并叙述动作发展的概念与原则。

2. 请简述空间知觉与动作知觉的定义及其发展概况。

3. 观看儿童 2 岁前的录像带，说出看到的动作发展行为的名称，以及这些动作行为的前置因素。

4. 根据动态系统理论与独立行走相关的次系统是什么？

5. Gage 建议正常步态的 5 个归因是什么？

6. 请简述步态的发展及何谓成熟的步态指标。

7. 请简述 0 ~ 2 岁儿童的生活自理能力中饮食的发展。

8. 皮亚杰将 2 岁前的认知发展过程分为哪几个阶段？在这几个阶段会出现哪些行为？

9. 请简述"语言准备期"的定义及其发展概况。

10. 从认知发展的角度，游戏的发展可分为哪 3 个阶段？各阶段会出现哪些行为？

11. 请简述学前儿童各期的发展任务。

12. 请简述学前儿童执行功能的内容与发展。

第三章

儿童及其家庭的评估与工具介绍

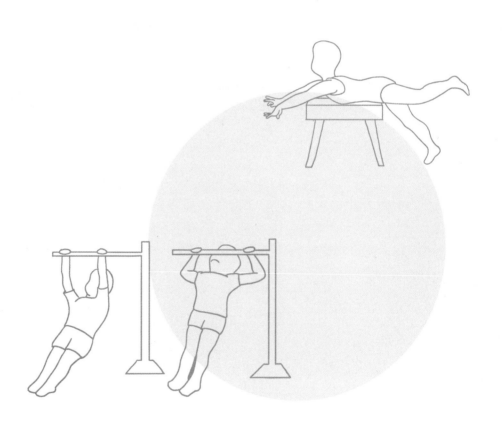

第一节　发展评估的目的与内容

一、发展评估的目的与过程

评估基本上是一种测量，所谓测量，是依据法则而分派数字于物体或事件上。所以测量是依照一定的步骤（法则），对个体（物体或事件）使用数值（分派数字）来表示个体的特性的过程（姚开屏，1996）。由于儿童与其家庭会随时间与场域的不同而有变化，因此评估儿童须同时了解其主要生活场域。此外，要由评估结果做正确决策，就要了解所用评估工具的心理计量学特性。

完整的发展评估包括综合性且具标准化的诊断测试结果、临床观察、家长与相关专业人员提供的信息等内容。在诊断评估过程中，标准化发展诊断量表尤其重要（Washington，1998）。光靠临床理学检查与专业知识判断，一半以上的轻度智能与行为问题无法在早期发现（Bierman & Connor，1964；Lavigne et al.，1993；Stancin & Palermo，1997）。此外，身心障碍者权益保障法相关文件（2007）界定身心障碍者为："指下列各款身体系统构造或功能，有损伤或不全导致显著偏离或丧失，影响其活动与参与社会生活，经医务、社会工作、特殊教育与职业辅导评量等相关专业人员组成的专业团队鉴定及评估，领有身心障碍证明者。"其身体系统构造或功能即国际健康功能与身心障碍分类系统（ICF）中身体功能与构造领域各章节所描述的。ICF认定障碍会受生理与环境各因素影响，并非固定的；评估内容要着重儿童的活动与社会参与，以及环境的影响，并依据障碍儿童所需的支持程度与需求来决定服务内容。因此，发展评估的目的为：发现个案、鉴定个案与评量干预的效果（Brenneman，1999）及拟订早期干预计划。

评估儿童及家庭方法中，除使用评估工具的测验法外，其他还有观察法、访谈法、个案研究法与影像法等（王佩玲，1997）。评估儿童的原则是多信息来源、团队合作、周期性、在自然场域并有儿童家人参与（Meisels & Atkins-Burnett，2000）。以下介绍评估过程与评估结果解释等评估儿童的注意事项。评估过程注意事项包括：观察儿童对情境的反应、分辨儿童的不能或不愿、了解儿童动机、依儿童个别差异调整测量速度、察觉儿童的需要、适时给予鼓励和赞美、控制评估时间（王佩玲，1997）。评估结果解释注意事项包括：以多种评估方法解释儿童的行为、一次评估只是儿童某一时间或某一情境的表现、测量皆可能有误差（考量误差值大小）、避免将评估结果当标记、资料必须保密（王佩玲，1997）。

一般而言，早期干预系统的儿童评估有下述几点基本要求（Mitchell，1991）：

（1）已确定发展迟缓须早期干预者，评估应着重于适应性行为的评估，评估内容应该与干预目标有关联，一般认为"计划指引测试"优于"诊断测试"。

（2）儿童会因环境、时间而有不同表现，所以评估应该是随时进行的，而非一试定终生。

（3）评估时以儿童在自然场域中的表现为主，如能在家中或学校评估，更可看出其适应能力与实际需求。

（4）父母、教师或是主要照顾者一定要参与评估过程且了解评估结果，借此学习如何观察儿童行为。

此外，在康复过程中，评估与教导或咨询应同时进行，专业人员一方面对儿童进行评估，另一方面与家长一起讨论可能存在的问题、康复目标与康复方法。评估结果有助于后来的干预，评估才有意义（Mitchell，1991）。

测验者的角色，不仅是施测，其专业能力还包括：①知识，即测量的心理计量学、儿童发展学、特殊儿童及其家庭特点等；②了解儿童及家庭的需求，选择合适的测验或评估方法（Anastasi，1997：30-31；APA test user qualifications）。

进行任何检查或处置，专业人员都必须具备与儿童沟通的能力。与儿童沟通的要点如下：①与儿童说话时，大人与孩子的眼睛保持在同一水平面；②测验前先与儿童建立关系，取得儿童的信赖；③用儿童听得懂的话与之沟通；④进行处置之前，先向儿童解释，让儿童对即将要发生的事件有心理准备，在讲完后为确定儿童是否听懂，可要求儿童重复你说过的话，或是用娃娃示范来确认；⑤在处置过程中，保持跟儿童的对话，告诉他在害怕时可以哭或尖叫，即使在过程中儿童会哭，但专业人员冷静平稳的声音对儿童是一种保证；⑥在检查或处置的过程，让儿童的父母及照顾者协助（Lloyd & Bor，2009）。

应避免以下与儿童的沟通方法：①太过于依赖小礼物（会让儿童一直期待检查或治疗都有奖赏，以后难矫正）；②给予你不能做到的承诺，比如说"这不会痛"（会因不正确的保证让儿童混乱，之后更难处理）；③使用复杂的言语或名词；④让儿童担心太久（当说明完，儿童可以接受时，检查或治疗就应立刻进行）；⑤让儿童在不熟悉的环境及人群独处，造成焦虑；⑥鼓励儿童要一直当好孩子，痛也不能哭（Lloyd & Bor，2009）。

二、多阶段发展监测

多阶段筛查策略于1950年代就开始普及（Frankenburg，1985）。根据实证医学的原则，儿童发展迟缓概率高至某一分界点以上才会建议康复；发展迟缓概率在某一分界点下，应持续监测；而发展迟缓概率居间者应进一步接受二筛或诊断测试（Straus et al., 2005），因此阳性预测率低于某个值，皆须进一步监测或测试。然而以幼儿发展迟缓流行率为 4% ~ 9% 估计（Boyle et al., 1994; Thompson et al., 2003; Drillen et al., 1988），即使一个筛查测试的敏感度与特异度为 90%，其阳性预测率也低于 50%（Straus et al., 2005; Blank, 2003）。因此多阶段筛查与发展监测已在 1989 年成为美国小儿科医学会建议的儿童发展评估的程序（Dworkin, 1989; Council on Children with Disabilities, 2006）。Dworkin 认为发展监测是一个临床上具弹性和连续性过程，所使用方式为收集家长对儿童发展的疑虑、获得儿童的全面发展与行为发展史、准确且全面地观察儿童并与其他专家分享意见和疑虑（Dworkin, 1989）。多阶段发展监测或筛查策略，可包括阶段性决策策略与二阶段发展筛查策略（Anastasi & Urbina, 1997; Glascoe et al., 1997）。针对阳性预测率的运用，多层次概率比是目前较为推荐的测量工具效度指标，即提供多种测量数值的概率比，为临床者推断测试后阳性概率，而非仅提供一个分界点（廖华芳等，2008）。

三、物理治疗评估

物理治疗师对于个案处理依"个案处理模式"（American Physical Therapy Association, 2001）进行，包括"检查与测试""评量""诊断""预后""干预"与"成果评量"等六个阶段，在第一与第六阶段皆需有评估。

虽然"个案处理模式"第一阶段是"检查与测试"，再根据评量与诊断至第四阶段设定目标，然而根据"由上而下取向"（Campbell, 1991），须双向反复进行，不能单向进行。

廖华芳等人参考美国物理治疗学会出版的物理治疗作业指引手册，并经学会儿童物理治疗师共同修正，将儿童物理治疗评估分为八大项，并设计表 3-1 供临床使用。评估内容如下：

表 3-1 儿童物理治疗评估表

编号：_____	姓名：_____	出生日期：_____	评估日期：_____
医学诊断：（采用 ICD-9 或 ICD-10，DSM-IV）		性别：_____	年龄：_____
注意事项：_____			
治疗起始时间：物理治疗：_____	职能治疗：_____	语言治疗：_____	心理治疗：_____
出生体重（%ile）：_____	出生身高（%ile）：_____	出生头围（%ile）：_____	
目前体重（%ile）：_____	目前身高（%ile）：_____	目前头围（%ile）：_____	BMI：____
达成发展基石的年龄（月）：头部控制：_____；		翻身：_____；	独坐（10 分）：_____
贴地爬：_____；	小狗爬：_____；	行走（5 步）：_____；	说话（5 个单字）：_____
家属（或老师）对康复的需求：_____			

续表

评估：

1. 环境障碍和整合：_____

2. 辅具需求与使用：_____

3. 课内外活动（家中或社区活动）执行与参与：_____

4. 动作表现、协调与学习（包含功能性行走能力、姿势控制与转/移位能力等）：_____

5. 警觉性、注意力、认知、行为：_____

6. 体适能（包含身体组成、心肺耐力、肌力与肌耐力、柔软度等）：_____

7. 身体机能构造（包含关节角度、关节与姿势变形、感觉知觉、肌张力等）：_____

8. 其他（如发展评估、职前评估）：

　　评估工具名称：_____

　　日期：_____

　　结果：_____

评量结果：

　　儿童及家庭的优势：_____

　　主要问题或物理治疗诊断：采用发展领域及其严重度，物理治疗执业类型（APTA，2001）和/或WHO ICF 分类系统分析功能受限可能的个人与环境因素

物理治疗目标：

　　长期目标：（着重功能性）_____

　　短期目标：（具体可测量）_____

治疗干预计划：（达成此阶段的目标）

1. 治疗时间与频率：_____

2. 处置性干预：_____

3. 间接治疗与咨询（执行的建议）

　　* 增加亲职能力：

　　　□了解儿童的能力、□教养儿童活动技巧、□资源运用、□环境改造、□其他_____

　　* 诱发身体活动

　　　□维持与改变姿势：□坐姿、□趴姿、□站姿、□躺至坐、□坐至站、□其他_____

　　　□移动：□翻身、□爬行、□行走、□躺至坐、□上下楼梯、□其他_____

　　　□平衡活动：□单脚站、□感觉整合、□走直线、□其他_____

　　　□操作物品的活动：□丢接物体、□玩玩具、□画、□其他_____

　　　□饮食活动：□奶瓶、□汤匙、□杯子、□其他_____

　　　□休闲娱乐活动：□体适能活动、□律动、□玩球、□其他_____

　　　□个人及环境清洁的活动：□刷牙、□洗手、□大便、□小便、□其他_____

　　　□整理衣着：□穿脱鞋袜、□穿脱衣裤、□其他_____

　　　□其他_____

　　* 诱发身体机能：□被动运动、□按摩、□呼吸运动、□体位引流、□感觉处理、□其他_____

　　* 诱发动作计划与学习：□模仿动作、□分辨动作指令、□执行连续性动作、

　　　□执行复杂动作：□定位能力、□其他_____

　* 诱发活动参与：□环境与个人安全、□环境认知、□其他_____

4. 转介与协调：_____

修改自物理治疗学会临床专科委员会小儿组暨物理治疗临床实习标准化委员会小儿组联合会，2006-09-22

　　（1）环境障碍与整合。主要评估影响儿童的环境因素，包括家庭的优劣势、资源与需求、环境障碍。

（2）辅具需求与使用。评估儿童的辅具需求或现有辅具的适用性与使用情形。

（3）课内外活动（家中或社区活动）的执行与参与。着重生活自理、居家生活、游戏与学校活动的参与。

（4）动作表现、协调与学习。着重粗大动作、精细动作与口腔动作等的评估。

（5）警觉性、注意力、认知、行为。

（6）体适能（包含身体组成、心肺耐力、肌力与肌耐力、柔软度等）。

（7）身体机能构造（包括关节角度、关节与姿势变形、感觉知觉、肌张力、选择性动作控制等）。

（8）其他（如发展评估、职前评估）。可参考本章内容，选取合适的评估工具，并记录测试结果与解释。

目前大部分发展评估工具采用传统发展理论所架构的发展量表，与世界卫生组织推荐的 ICF 并不完全符合（World Health Organization，2001），未来应强调以功能为取向，且在自然生态中施行的评估工具（Haley et al.，1992）。为使小儿物理治疗师将"儿童物理治疗评估表"结果运用到 ICF 进行临床决策分析，下文将其各项与 ICF 各向度作联结，整理于表 3-2。

表 3-2　儿童物理治疗评估表项目与 ICF 各维度相关

ICF 维度	儿童物理治疗评估表项目
健康情形	诊断、并发症
身体功能	动作控制、协调与学习、警醒度、注意力、智能、行为、身体机能构造、体适能
活动	家中或学校活动执行与参与、发展评估（各种发展评估工具结果）、行走功能
社会参与环境因素	社区活动执行与参与（如行动、教育及社交等向度） 家长与教师的需求、主要照顾者的亲职能力 环境障碍与整合（如辅具需求与使用） 儿童家庭环境评估、儿童一般日常生活作息 家庭社经状况、家长对个案的了解与接受
个人因素	姓名、年龄、性别、医疗或康复史、合作度、喜恶、种族等

注：ICF 指国际健康功能与身心障碍分类系统

笔者认为于 ICF 各维度，属于活动与参与维度的发展状况（尤其是代表发展迟缓严重度的发展商数），属于健康情形维度的疾病诊断，属于环境因素的家长对康复的需求，属于个人因素的儿童年龄与喜恶，皆可称为核心资料，根据这些核心资料、专业人员可进行初步的评量、诊断与预后，并据此进一步进行评估。

儿童知觉动作发展评估工具为小儿物理治疗评估中重要的一部分，将其种类及选用原则介绍如下。其中有些评估工具以动作为主，另一些评估工具则包含各发展领域，动作发展为其中一部分。

四、观察

观察是一种注意与记录的行为，为服务儿童专业人员的必备技能（樊雪梅，2002），除观察儿童行为，也要观察环境。不同观察者所观察与记录的东西，与其观察目的及原具备的知识体系有密切关联。初学者可上网搜索"observation test"学习一些基本技巧。

观察有两种目的：①收集资料，可以用直接观察或参与式观察；②学习，即观察式学习，可参考社会学习理论，了解儿童的观察式学习行为。参与式观察是在康复或评估中观察儿童互动行为。康复中随时观察儿童的反应，并据以回应或协助，可促进儿童学习或成功完成任务。

客观的观察内容包括五个 W：What（什么），正在进行什么事件及该事件前后的事件；Who（谁），谁参与该事件，参与者的特性；Where（地点），事件发生的地点及相关情境；When（时间），该事件发生的时间；How（如何），该事件如何进行。此外，也可在观察记录之后，加上主观的 Why（为什么），评论观察前设定的假说（林惠雅，1992）。本节着重介绍评估的观察。

观察要注意以下事项：①区分客观性与主观性，尽量客观；②准确记录；③由个案的角度来观察；④不要一下子跳入结论；⑤观察前先设定观察目的；⑥观察前取得个案或家长同意；⑦直接观察时不要干扰个案所进行的活动；⑧注意个案的隐私权；⑨记录上有观察者姓名（林惠雅，1992）。

观察记录的常用方式如下：

（1）日记记叙：类似写日记。

（2）样本叙述：以主要观察个体为样本，具叙述性。

（3）事件取样：以某事件或行为为主要观察对象。

（4）时间取样：儿童于明确的短时距内被观察，记录在每一个时距中标的行为发生的次数，如"治疗 30 分钟内会哭几次。"

（5）评分法，根据已制订的项目与标准评分。

样本叙述中常用轶事记录，形式上是叙述的，可有主题或无主题，包括一般性的行为或语言反应，只要观察者认为值得记录的事件，都可以记录下来。轶事记录的注意事项包括：

（1）当事件发生时，尽可能快速地记录下来。

（2）确认重要人物的基本行为。

（3）叙述应该包括情境、时间及基本活动。

（4）描述主角的动作及语言，包括在情境中其他人对他的反应。

（5）无论何时，尽可能用客观与正确的文字记录，以便保有原本对话时的情境。

（6）依序描述所发生的事。

（7）依据 Brandt 动作描述的三层次记录方法记录。

（8）要客观、准确及完整。

Brandt 动作描述的三层次记录包括：第一层描述事件的主要活动，如"小英和小明一起在桌上玩拼图"。第二层是主要活动中的次要活动，如"小英玩了三次医院的拼图，而小明完成一幅，又换别的拼图"。第三层为成分单位，描述如何进行主要动作，如"小英一边很仔细地拼图，一边嘴里唱着'这块放在这儿，这块放在这儿……'"。对轶事记录而言是增加质性行为内容。

事件取样常见于行为改变技术的制约理论分析与记录，其要点如下（林惠雅，1992）：

（1）明确地指出并操作性地定义你所要研究的行为。

（2）了解研究行为的特质，知道何时、何地观察。

（3）决定要记录哪些资料。如，针对儿童哭闹行为的六种资料：

　　□哭闹行为持续多久（持续时间）。

　　□当哭闹行为开始前发生哪些事（情境）。

　　□在哭闹中发生哪些行为。

　　□哭闹中的动作和语言，包括周围人的反应。

　　□哭闹最后的结果。

　　□后来发生什么事。

（4）记录表的设计尽可能简单。

第二节　发展评估工具的种类

在发展评估方面，物理治疗师需具选择、施测与解释量表的能力。发展评估工具根据其功能可分下述四类。

筛检测试：以筛检出可能有发展问题的儿童为主要目的。

诊断测试：为经标准化、有常模的测量工具，可评估个案的分数在常模中的序位；测量结果可协助个案确立诊断。例如，动作量表可区别婴幼儿动作发展正常与否，而智力测验可区分孩子的学习能力。

计划指引测试：用来作为拟订早期干预计划的参考的测量工具，大都未经标准化程序，因此不能准确测量发展迟缓的严重度，然而有些计划指引测试也有常模。

成果评估测试：即评估干预成效的工具，测验结果用以评估个案在一段时间或经过治疗后，某项功能改变的程度。

以实证执业为导向的趋势整合个案处理模式，又可将测量工具分为以下三类（Kirshner & Guyatt，1985；Rosenbaum et al.，1990）。

区辨性指标：测量结果可将个案分类为正常或异常，轻、中、重度等。良好的发展诊断与筛查工具，常是以常模为参考的。

预测性指标：测量结果可用以预测儿童未来的状况，可为预后判断做参考。例如，"布雷克量表"（Bleck Scale）依据 7 个反射预测 7 岁儿童的走路状况（Bleck，1975）；粗大动作功能分类系统（GMFCS）预测脑瘫儿童未来的行走功能（Palisano et al.，1997）。

评量性指标：也就是疗效评估工具。例如，"粗大动作评估量表"（GMFM）评量脑性瘫痪儿童粗大动作改变的程度（Russell et al.，1989）。

发展评估工具又可根据常模的有无，分为"常模为参考"与"标准准则为参考"两种。"常模为参考"的评估工具能测出受试者与常模平均值相差多少，多为发展诊断与筛查工具；而"标准准则为参考"的工具较多为计划指引测试或成果评估测试（Montgomery & Connolly，1987；Palisano et al.，1995）。然而以"常模为参考"的评估工具，经由研究验证或临床设计也可协助拟订治疗计划或评估干预的成效。

第三节　选用筛查测试工具注意要点

筛查测试是借由一种系统性的检查、访谈或问卷，初步找出特定疾病可疑的征兆，以进一步检查或治疗（Moyer & Kennedy，2003）。早期测试或许无法完全预防发展迟缓，但可借由早期干预改善健康状况状况（Frankenburg et al.，1985）。

选用发展筛查工具注意要点如下（Brenneman，1999；Frankenburg，1973）：

（1）可接受性：施测者、受测者、家长及负责日后诊断测验或治疗的专业人员可接受该筛查工具。

（2）简单：是否容易教导或施测。

（3）低耗费：包括测验的教导、训练、施用、测验工具成本等花费，筛查准确度可能引起的损害或利益，以及日后追踪调查的费用。

（4）高适用性：适用性与用此筛查工具可找出的发展迟缓或异常疾病的流行率有关，流行率越高则适用性也越高。

（5）高信度：信度是表示一个测验的结果是否一致或稳定的指标。

（6）高效度：效度代表一个测验的内容是否真正在测量我们想要知道的特征或行为。

选择工具应注意是否有常模，但具常模的筛查测试常为一对一测试，每位儿童视年龄需花费 10 ~ 25 分钟，因此耗人耗时。目前筛查过程为减少人力，建议似 Denver Ⅱ 做问卷后再进入一对一测试，可减少成本，但何种筛查前测较合适，仍有待进一步探讨。

第四节　测试工具的信效度

一、信度

信度通常包含测试者间信度、再测信度、内部一致性。又可分相对信度与绝对信度，前者依据相关系数或卡帕系数（Kappa coefficient），后者依据测量标准误（Standard Error of Measurement，SEM），每个测验会提供 SEM，SEM的 68% 信赖区间即表示其得分在 ±1 个 SEM 间有 68% 概率；95% 信赖区间即表示 95% 概率其得分在 ±1.96 个 SEM 间。

相对信度的统计指标常用相关系数，表示两变量变动方向与程度大小，其值恒介于 −1 与 +1 之间，越高越好。常见相关系数指标有皮尔森积矩相关系数（r值）、组内相关系数（ICC 值）、内在一致性 alpha 值（Cronbach alpha），适用于两个变量都是等距或等比变量的资料；alpha 值通常意为测试内各项目间的一致性。对于定序变量，则使用斯皮尔曼等级相关系数、肯德尔 T 系数。卡帕系数可用于定序变量或类别变量，为调整随机概率的测试一致性（Portney & Watkins，2000）。

信度系数值会受很多因素影响，因此不能单以数值高低评断其好坏，然而为了进行临床上的沟通，对信度系数值高低的解释如下：Portney 等人认为 ICC ≥ 0.75 为良，ICC = 0.5 ~ 0.75 为中度，ICC <0.5 为相关性差（Portney & Watkins，2000）；卡帕系数的解释则为：极低一致性（0.00 ~ 0.20），一致性尚可（0.21 ~ 0.40），中度一致性（0.41 ~ 0.60），高度一致性（0.61 ~ 0.80），近完美一致性（ 0.81 ~ 1.0）（Domholdt，2005）。

二、效度

效度可以使用两种策略去验证，一为测量效度，二为决策效度（Murphy & Davidshofer，2005：155）。

（一）测量效度

测量效度又称 3C 效度，即内容效度、建构效度与效标效度；效标效度又包括同时效度与预测效度（Anastasi & Urbina，1997； Miller，1988）。

内容效度：指评估工具中，是否包括了所有欲测量的相关内容。例如，动作评估工具中，是否包括了精细动作与粗大动作等相关项目。

建构效度：建构为抽象概念的组合，无法被直接测量，但可经由具体事物间接测量（Murphy & Davidshofer，2005：163）。建构效度指测量工具能测得一个抽象概念或特质的程度，如测试内容是否符合某建构理论。以粗大动作发展测验为例，某理论认为粗大动作包括反射、平衡、移位功能、非移位功能、丢接球五个构面，首先要做构面操作型定义，选取一些测验项目来测量各构面，项目设计好后，对一群样本进行测试，之后用因素分析的方法，来检测此测验是否具该 5 个构面。若分析后所得的因素与原来的理论架构相符合，就可以证实此测验有较高的建构效度（Murphy & Davidshfer，2005）。此外，年龄的区辨度或有无迟缓者的区辨度等决策效度指标也可视为建构效度的一种。

同时效度：通常是以相关系数来表示。以一个目前所知的黄金标准当效标，对一群人同时施测某工具与效标工具，两个测量结果的相关性越高，表示该测量工具的同时效度越好。对于新量表，其同时效度信息非常重要（Anastasi & Urbina，1997）。

预测效度：预测效度表示早期使用某一测试工具所测量的结果，是否可用来预估未来受试者的能力。两者相关性越高，表示此测试的预测效度越高。

（二）决策效度

决策效度的指标常见下述几项：敏感度、特异度、阳性预测率（PPR）、阴性预测率（NPR）、高估转介率、低估转介。如表 3-3 所示，a 为测试结果异常，确诊后也为异常的人数，也就是真阳性人数；d 为测试结果与确诊后都是正常的人数，也就是真阴性人数；c 与 b 则是测试情形与真实情形不一致的人数。由于不同分界点通常会使敏感度与特异度互为增减，因此在综合考量分界点时，还会检视"概率"（Straus et al.，2005）。阳性概率比（positive likelihood ratio，LR +）为真正有发展迟缓儿童中测试结果为阳性的比例，与正常儿童中测试结果为阳性的比例的比值，也就是真阳性与假阳性的比值，因此是敏感度／（1 - 特异度）。阴性概率比（negative likelihood ratio，LR -）为真正有发展迟缓儿童中测试结果为阴性的比例与正常儿童中测试结果为阴性的比例的比值，也就是假阴性与真阴性的比值，因此是（1 - 敏感度）／特异度。目前筛查与测验的施行皆建议使用多层次概率比（Straus et al.，2005），即提供不同分数范围的概率比，作为临床者诊断的参考。

表3-3　测验效度的常用指标

人数		真实情形		
		异常	正常	总数
测试结果	异常	a	b	a+b
	正常	c	d	c+d
总数		a+c	b+d	a+b+c+d

敏感度：真正为发展迟缓的人数中，筛选结果也是迟缓的人数的比率，即a/（a+c）；

特异度：真正为正常发展的儿童中，筛选出来也是正常发展的比率，即d/（b+d）；

阳性预测率：筛选结果是发展迟缓的人数中，真正结果也是发展迟缓的人数的比率，即a/（a+b）；

阴性预测率：筛选结果为正常发展的人数中，最后诊断结果也是正常发展的人数的比率，即d/（c+d）；

高估转介率：转介的儿童中，有多少比率是因筛选错误而转介的，即b／（a+b）；

低估转介率：筛选结果是正常发展的人数中，最后诊断是发展迟缓的人数的比率，即c/（c+d）；

阳性概率比（LR+）：敏感度／（1−特异度）；

阴性概率比（LR−）：（1−敏感度）／特异度一致性：测试总数中分类一致的比率，即（a+d)/(a+b+c+d）。

当一位儿童经某发展测试结果为阳性，若已知该童的测试前概率（通常假设为流行率）及发展测试的阳性概率比值，则经由列线图解即可推估此儿童为发展迟缓的测试后概率。假设测试前概率是5%，而一个发展测量工具其LR+是50，则由列线图解便可得测试后迟缓概率是73%，借此提供临床者采取更合适的康复计划（图3-1）。

评量一个测验工具决策效度好坏的指标，尚有"接受者操作特征"（Receiver-Operating-Characteristic，ROC）曲线下面积（Hanley & McNeil，1982）、"约登指数"（Youden index）（Straus et al.，2005）与"诊断胜算比"（Diagnostic Odds Ratio，DOR）（Glas et al.，2003）。ROC曲线是由无数分界点值求出的无数对特异度（1−特异度）和敏感度作图构成，ROC曲线下面积（Area Under ROC，AUC）通常代表其诊断准确率，AUC值范围0～1，值越高代表准确率越高。约登指数为敏感度（%）加特异度（%）减100；诊断胜算比为LR+/LR−。

（三）效度指标值的解释

在效度指标值的解释方面，阳性概率比值范围是1至无限大，值越高代表测量效度越好；阴性概率比值范围为0～1，值越低代表测量效度越好。于多个分界点下，某个测试值或测试值范围的概率比，为真正发展迟缓儿童中得该测试值的概率除以普通儿童中得该测试值的概率。因由概率比值乘以测试前胜算［测试前概率除以（1−测试前概率）］即得测试后胜算，因此概率比值大小，表示该

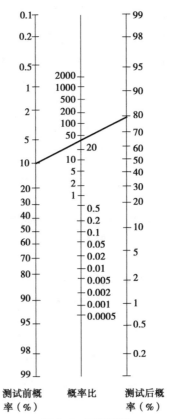

图 3-1　列线图解

测试结果可以改变测试前后概率的大小，相当于该测试结果的诊断影响力。概率比值若大于 1，表示测试可以增加测试后概率，值越大其诊断影响力程度越高；概率比值若小于 1，表示测试结果可以减少测试后概率，值越小其诊断影响力程度越高。因此概率比值大于 10 或小于 0.1 表示改变测量前后概率的程度高，诊断影响力属高度，可帮助确定阳性诊断（SpPin）或确定阴性诊断（SnNout）；5 ~ 10 或 0.1 ~ 0.2 为中度，2 ~ 5 或 0.2 ~ 0.5 为轻度有时重要，概率比值 1 ~ 2 或 0.5 ~ 1 的分数则为影响力轻度重要性少（Jaeschke et al., 1994）。约登指数值越高越好，至少应大于 0 才可用；诊断胜算比值的范围是 0 至无限大，值越大表示越能区分测试阳性与阴性结果，50 为最低可接受范围，大于 500 是较好的测验（Glas et al., 2003）。

发展筛查工具，一般是建议敏感度最好大于 80%，特异度大于 90%，低估转介率小于 5%，也就是负预测率大于 95%（Palisano, 1993）。在临床上，儿童发展筛查工具常难以达到上述高标准，学者修正敏感度与特异度高于或等于 70% 即可接受（Glascoe, 1997），为避免家长的焦虑，阳性预测率最好大于 70%（Glascoe, 1993）。

第五节　成果评估测试的反应性

近年来，强调早疗计划的成果评估，效度指标已不局限上述诊断效度。近代认为建构效度包括：聚敛效度、区辨效度、已知群体效度、改变的敏感度及反应性（Finch et al.，2002）。聚敛效度指测量相同特质的测试工具或量表，其测试结果应为高相关；相反，测量不同特质的测试工具或量表，其测试结果应为低相关，此即为区辨效度。已知群体效度则为对已知不同的群体进行测试，此工具对此不同群体的区别程度（Finch et al.，2002）。评估工具的信效度固然重要，但评估工具不能与早期干预方案脱节，特别是过度依赖传统的常模参照测验工具，可能对早期干预的执行造成反效果（Meisels & Atkins-Burnett，2000）。

自第三次医疗革命以来，临床开始着重成效评估，因此所使用的测量工具要能评鉴出病人治疗前后的改变，以显现出治疗成效，即必须具有反应性。所谓反应性是指此测量工具能侦测到一个经一段时间后临床发生重要改变的能力（Finch et al.，2002）。而具有反应性的测量工具，其先决条件是具改变的敏感度，即当测量的行为真正改变时，此工具可侦测到分数的改变（Finch et al.，2002）。

测量工具侦测分数改变能力的名称与定义至今尚未完全定论，根据 Beaton 等人分类，可依据"层次""估计改变机转"及"改变值的种类"三个聚焦维度，共分为 30 种（Beaton et al.，2001）。临床运用上强调"个人层次"与"个体内的改变"。如检验一个个案在治疗前后的进步，假设关节角度进步大于 5 度才为真正有进步，然后一一去看每一位肩周炎病患其经过一段时间的治疗后的个别进步情形。

"改变值的种类"可分 5 种，包括（王湘慧与廖华芳，2004；Beaton et al.，2001）：

（1）最小可能改变值，如 2 分量表或 6 分量表其最小可能改变值不同。

（2）超过测量误差的最小改变值，如可信赖的改变指数。

（3）群体的改变值。

（4）有改变者的改变值。

（5）临床重要改变者的改变值。

表 3-4 为常见的成果评估研究的"改变值种类"其统计方法、公式及意义。文献上最常见的指标为效应值（ES）与标准化的反应平均值（SRM），ES 即表 3-4 的 ES I，SRM 即表 3-4 的 ES Ⅱ。ROC 曲线的分析法，横轴为伪阳率（1- 特异度），纵轴为真阳率（敏感度），曲线下的面积代表正确诊断概率，若曲线面积越高，正确诊断概率越高（王湘慧与廖华芳，2004）。以不同统计值比较不同工具的改变的敏感度，似乎无法得到一致的结果，所以目前不应只以单一的统计值来代表

一测量工具的改变的敏感度或反应性（王湘慧与廖华芳，2004）。最小临床重要差异值（MCID）是有用或重要的最小分数差异，为临床干预必须重视的数值。

表 3-4   不同成果评估研究的"改变值种类"其统计方法、公式及意义

改变种类	统计方法	公式	意义
超过测量误差的最小改变值	RCI	$\dfrac{个案前后分数的改变}{\sqrt{2}\times\text{SEM}^*}$	绝对值 ≥ 1.96 代表测验前后发生改变
群体的改变值	配对 t 检验	$t=\dfrac{\overline{D_x}}{\text{SD}(D_x)/\sqrt{n}}$†	≥ 1.96 代表前后测具显著差异
	效应值 I	$\text{ES}_\text{I}=\dfrac{\overline{D_x}}{\text{SD}(D_x)/\sqrt{n}}$†, ‡	ES < 0.2 效应值不足 ES ≥ 0.2<0.5 效应值小 ES ≥ 0.5<0.8 效应值中度 ES ≥ 0.8 效应值高度
	效应值 II	$\text{ES}_\text{II}=\dfrac{\overline{D_x}}{\text{SD}(D_x)/\sqrt{n}}$†	
有改变者的改变值	ROC 曲线		ROC 曲线上与左上角直线距离最短的点为最佳分界点 ROC 曲线以下面积为正确分类的概率
临床重要改变者的改变值	效应值 III	$\text{ES}_\text{III}=\dfrac{\Delta_x}{\sqrt{2\times\text{MSE}_x}}$§	r 代表两测验改变分数相关程度
其他	相关系数	$r_{xy}=\dfrac{\sum\limits_{i=1}^{n}(D_{xi}-\overline{D_x})(D_{yi}-\overline{D_y})}{n}$‖	
	回归方程式	$D_{yi}=a+bD_{xi}+e_i$‖	a：回归方程式的截距 b：回归方程式的斜率

修正自王湘慧与廖华芳，2004

*SEM：测量标准误，为 $\text{SD}(X_1)\times\sqrt{1-(\overline{再测信度})}$

†D：测量工具前后两次测试原始分数的改变

$\text{SD}^x(D_x)$：前后两次测试原始分数改变的标准差

n：人数

‡X：第一次测试的原始分数

§Δ^x：前后两次测试最小临床有意义的变化

MSE^x_{x2}：一群稳定受试者重复测试的变异数分析法的均方误

‖D_y：外部指标前后两次测试原始分数的改变，D_x：测量工具前后两次测试原始分数的改变

i：第 i 个受试者

第六节　判断测量工具的研究方法学标准

近年来由于实证医学的潮流，对于判断测量工具研究的结果是否可信可依七个方法学标准（Reid et al., 1995）。

（1）样本构成内容标准：研究内容是否提供样本年龄和性别分布，包括收取样本的条件及临床特征。

（2）恰当的小组分析标准：如针对不同年龄层与不同特性样本进行个别分析。

（3）诊断偏差的避免标准：所有儿童必须均接受诊断测验和黄金标准检查以符合诊断偏差的避免的标准。

（4）复检偏差的避免标准：施测者均不知另一种检查的结果以避免复检偏差。

（5）测试准确性的结果的精准度标准：信效度值均提供 95% 信赖区间值。

（6）不确定的测试结果的呈现标准：结果最好呈现于发展临界的个案以符合不确定的测试结果的呈现的标准。

（7）测试重现度标准：即所用发展测验具再测信度。

在一篇评论性文章中，Flanagan 与 Alfonso 提出一个学龄前儿童智力测验信效度的分级系统，评估测量的标准有五项，包括：标准化、信度、测验底限、项目分数的渐增程度以及效度准则（Flanagan & Alfonso，1995）。各项标准分及准则整理于表 3-5。

表 3-5　学龄前儿童智力测验信效度分级系统

标准	分级准则		
	优良	充足	不足
标准化			
1. 模样本的群体大小	总人数 ≥ 1000，每一年间隔人数 ≥ 100	总人数 ≥ 750，每一年间隔人数 ≥ 75	总人数 < 750，每一年间隔人数 < 75
2. 常模年代	最近 10 年以内	最近 10 ~ 20 年	20 年之前
3. 常模的人口学特性	有考虑 5 个以上的人口统计上的变量	有考虑 3 ~ 4 个人口统计上的变量	考虑少于 3 个人口统计上的变量
信度			
1. 信度系数（整个测验内部的一致性及测试—再测试信度）	≥ 0.90	0.80 ~ 0.89	< 0.80

续表

标准	分级准则		
	优良	充足	不足
2. 信度研究的样本数及代表性	$n \geq 100$，样本分布有考虑大于五个人口统计上的变量	$n = 75 \sim 99$，样本分布有考虑 3 ~ 5 个人口统计上的变量	$n < 75$
3. 样本年龄范围	≤ 1 年	1.1 ~ 2 年	> 2 年
4. 再测量间隔时间	≤ 6 月	6 ~ 12 月	> 12 月
测验底限		原始分数 1 分时，其分测验或总测验的标准分数要低于 70 或与平均值之差大于 2 个标准差	原始分数 1 分时，其分测验或总测验的标准分数高于 70 或与平均值之差小于 2 个标准差
项目分数的渐增程度	原始分数每增加 1 分，其标准分数增加应小于 1/3 标准差，且于原始分数 0 分时，亦有标准分数。违反前述标准的分数范围皆在标准分数 70 以下范围（即发展迟缓范围）	违反左栏标准叙述标准的分数范围在标准分数 55 ~ 85	违反左栏标准叙述标准的分数范围在标准分数 85 ~ 100
效度		提供建构效度、同时效度或预测效度	无提供建构效度、同时效度与预测效度

（资料来源：Flanagan & Alfonso，1995）

第七节　发展诊断测试

具常模的诊断或筛查测试提供的衍生分数常见有：年龄分数、Z 分数、百分等级和发展商数等。年龄分数表示此儿童所得的分数相当于常模样本哪个年龄层；I 分数是以常模的平均数当 0，一个标准差为 1 的衍生分数；百分等级是根据常模分数的累积百分比。

一、婴幼儿综合发展测验—诊断量表

"婴幼儿综合发展测验"（CDIIT）于 1995 年由跨专业领域研究小组合力编制而成（王天苗等，1998）。其有诊断量表（CDIIT Diagnosis Test，CDIIT-DT）与筛查量表。版权属台湾教育部门，委托师范大学特殊教育中心统筹管理，

诊断量表须经正规研习会训练后方可施测。诊断测验用以评估儿童认知、语言、动作、社会、自理状况及行为表现，适用 3 ～ 71 个月大的一般儿童或实足年龄超过此但其发展较一般儿童迟缓的儿童。该测验以 1995 年台湾地区北、中、南、东四区 3703 名儿童为标准化样本，建立 30 个年龄组总测验及各分测验的年龄分数，百分等级和发展商数等标准分数的发展常模。CDIIT-DT 是唯一具台湾常模的 0 ～ 6 岁综合性发展诊断工具，为台湾相关学会推荐使用。CDIIT-DT 的题数共 343 题，内容与施测方法见表 3-6（王天苗等，1998）。

表 3-6　儿童综合发展测验—诊断量表（DT）与筛选量表（ST）内容、题数与施测方法

分测验	内容	题数（DT/ST）	施测方法
认知	注意力、知觉辨别、记忆、思考推理和概念	81 / 18	直接施测
语言	理解与表达	62/16	施测、问卷
动作	粗大动作（肌肉控制、移位、和身体协调）精细动作（手操作和视动协调）	97 / 18	施测
社会	人际互动、情感与情绪、自我与责任、和环境适应	56 / 17	问卷
自理	饮食、穿脱衣和盥洗卫生	47 / 18	问卷
行为记录表		11 / 0	观察

其信效度资料如下：

1. 信度

（1）再测信度：于认知、语言、动作分测验的施测部分，3 ～ 71 个月一般儿童的重测结果良好，相关系数 r = 0.90 ～ 0.99（P < 0.001）（王天苗等，1998）。于早产儿、足月儿及发展障碍儿童有良好再测信度（ICC = 0.76 ～ 1.00）（Liao & Pan，2005）。

（2）测试者间信度：3 个年龄组在社会与自理向度的家长与幼教老师问卷结果的相关性，除情感与情绪以外，皆达显著水平（王天苗等，1998）。而于早产儿、足月儿及发展障碍儿童具良好测试者间信度（Liao & Pan，2005）。

（3）内部一致性：内部一致性系数为 0.75 ～ 0.99，具内部一致性。

2. 内容效度

题库收集过程与多专业合作，应具内容效度。

3. 建构效度

（1）检测各项发展分数随年龄增长而增加的趋势上，经分析均达 P < 0.001 显著水平。

（2）内部相关：分测验与总测验 $r = 0.96 \sim 0.98$，分测验与次领域之间的相关 $r = 0.23 \sim 0.98$（王天苗等，1998）。

（3）因素分析结果，年龄较小幼儿可用 2 ~ 3 个因素解释（Hwang et al.，2010），因此临床尚不宜过度解释分测验次领域。

（4）诊断准确度：CDIIT 的动作分量表以 ROC 曲线分析可准确诊断动作发展障碍儿童的概率为 97%（吴雪玉与廖华芳，2005）。以医学诊断或教育系统鉴定老师研判为效标，病例对照研究结果显示，CDIIT 诊断总测验的诊断准确率为 AUC 为 0.96，总测验 DQ 的最佳分界点为 77.5，敏感度为 0.83，特异为 0.96，LR+ 21，属高度诊断影响力，LR- 为 0.18，为中度诊断影响力（王天苗与廖华芳，2007）。

4. 同时效度

CDIIT 的动作与认知分量表与 BSID Ⅱ 显著相关（Liao et al.，2005；Liao et al.，2008），CDIIT 的动作分量表与 PDMS Ⅱ 也显著相关（$r = 0.47 \sim 0.84$）（吴雪玉与廖华芳，2005）。

5. 预测效度

以特教安置为效标，对 4 ~ 6 岁幼儿长期追踪 8 年，结果显示，以 CDIIT-DT 总测验 DQ77.5 为分界点，敏感度为 0.75，特异度为 0.81（王天苗，2005），预测效度为可接受范围。

6. 改变的敏感度

廖华芳等人研究亦显示其原始分数与年龄分数对动作障碍儿童接受物理治疗 3 个月具改变的敏感度（廖华芳等，2003）。

7. 分数解释模板

表 3-7 为一位发展迟缓儿童，以 CDIIT 诊断量表测试的结果范例。根据原始分数对照其年龄层常模，即可得各分测验的年龄分数（DA）、百分等级与发展商数（DQ）。作者建议临床上衍生分数的运用，除粗大动作与精细动作次领域外，仅至分测验层次即可。由于在常模表中，DQ 最低仅至 54，为了解中度迟缓以下的严重度，就须根据 CDIIT 编制报告各年龄层的原始分数的平均值与标准差去换算 DQ。于常模样本中，24 ~ 29 个月年龄层原始分数的平均值为 38.63，标准差是 3.84；个案粗大动作的原始分数为 22，因此其 DQ 为 100 + 15×（22 - 38.63）/ 3.84=35，即 DQ 为 35；其他分测验的 DQ 也类似推估。由于该儿童动作 DQ 为 12 ~ 35，低于平均值 4 ~ 6 个标准差，属于重度至极重度动作发展迟缓；在认知、语言、社会、自理分测验发展商数查表为 54，由于 54 为中度至重度的临界线，考量认知、语言、社会、自理分测验测量标准误分别为 3.15、5.83、

2.35、5.47（Liao & Pan，2005），因此这 4 个分测验 DQ 的 95% 信赖区间皆有跨 40 ～ 70，低于平均值 2 ～ 4 个标准差，属于轻中度发展迟缓；所以根据CDIIT-DT 测试结果判断该儿童为轻度至重度的全面性发展迟缓，动作发展迟缓显著低于其他发展领域。

表 3-7　一位 26 个月全面性轻至重度发展迟缓儿童于 CDIIT-DT 的测试结果

	认知	语言	粗大动作	精细动作	动作	社会	自理	总测验
原始分数	15	12	22	9	31	16	10	84
年龄分数（月）	8.3	10.7	9.4	7.6	8.7	7.7	10.3	9.4
百分等级	1	1	＜ 1	＜ 1	＜ 1	1	1	＜ 1
发展商数	54	54	35	15	12	54	54	33

CDIIT-DT：儿童综合发展测验诊断量表

二、皮巴迪动作量表第二版

"皮巴迪动作量表第二版"（Peabody Developmental Motor Scales 2nd Edition，PDMS-Ⅱ）为根据其旧版 PDMS 修改题库并重建常模而得。

（一）PDMS

PDMS 为 Folio 与 Fewell 于 1983 年编制（Folio & Fewell，1983），是最常使用的动作发展量表之一（Kolobe et al.，1998）。PDMS 的常模为美国 617个 0 ～ 7 岁普通儿童，主要测试粗大与精细动作。测试者间信度：粗大动作量表 0.97；精细动作量表 0.94。再测信度：粗大动作量表 0.95；精细动作量表 0.8（Folio & Fewell，1983）。PDMS 与 BSID 的同时效度，粗大动作分量表不错，精细动作分量表则差（Palisano，1986）。除 48 ～ 59 个月的年龄层外，PDMS 可有效判断不同年龄层儿童动作发展，建构效度可；也可有效区别普通与迟缓儿童，具已知群体效度（Palisano 1986； Provost et al.，1988）。

（二）PDMS-Ⅱ

2000 年 Folio 等人修正 PDMS，以美国 46 个州与加拿大一个省份 2003 名儿童为常模样本（Folio & Fewell，2000）。样本除根据地理区、性别、人种、城乡分布、种族与家庭收入等特性来分层取样外，还包含 10% 的各类身心障碍儿童。PDMS-Ⅱ共有 6 个分测验，其中反射、静态控制、移位、球类操控 4 个分测验共合成粗大动作组合测验；另 2 个抓握与视动整合分测验合成精细动作组合测验；粗大动作组合测验与精细动作组合测验再合成总动作组合测验。PDMS- Ⅱ 得分结果除原始分数外，分测验以年龄分数、百分等级与标准分数来呈现，组合测验以标准商数与百分等级来呈现。测验标准商（分）数的解释见表 3-8。

表 3-8　PDMS-Ⅱ 分项测验标准分数与组合测验标准商数的解释

类别	分测验标准分数（10±3）	组合测验标准商数（100±15）	常态分布曲线的百分比
特优	17 ~ 20	131 ~ 165	2.34
优	15 ~ 16	121 ~ 130	6.87
中上	13 ~ 14	111 ~ 120	16.12
中等	8 ~ 12	90 ~ 110	49.51
中下	6 ~ 7	80 ~ 89	16.12
差	4 ~ 5	70 ~ 79	6.87
特差	1 ~ 3	35 ~ 69	2.34

PDMS- Ⅱ：皮巴迪动作量表第二版（Folio & Fewell，2000）

PDMS- Ⅱ 的心理计量特性资料如下：

1. 信度

（1）再测信度。一般儿童 $r = 0.73 ~ 0.96$（Folio & Fewell，2000），痉挛型脑性瘫痪儿童 $r=0.88 ~ 1.00$（Wang et al.，2006）。

（2）测试者间信度：一般儿童 $r = 0.96 ~ 0.99$（Folio & Fewell，2000）。

（3）内部一致性：Cronbach 系数大都 ≥ 0.9，信度良好（Folio & Fewell，2000）。

2. 效度

（1）内容效度：以项目分析法与项目反应理论筛查题目，差别项目功能分析来检视项目的偏差（Folio & Fewell，2000）。

（2）同时效度：一般儿童 PDMS Ⅱ 与 PDMS（$r = 0.84 ~ 0.91$）或与穆兰氏早期学习量表（Mullen Scales of Early Learning：AGS Edition）（$r = 0.80 ~ 0.86$）皆显著相关（Folio & Fewell，2000）。发展迟缓儿童，PDMS Ⅱ 与贝莱婴儿发展量表第二版也有显著相关，然而分类一致性并不高（Provost et al.，2004）。

（3）建构效度，主要从三个方面来探讨（Folio & Fewell，2000）：

①确认性因素分析显示达到极佳适宜度。

②原始分数随年龄的增加而增加：分测验的原始分数与年龄显著相关。

③已知群体效度：障碍群体标准分数皆显著低于一般儿童。

（4）改变敏感性及反应性。

比较发展障碍儿童（脑性瘫痪、发展迟缓、唐氏综合征、脑积水）PDMS的粗大动作（PDMS-GM）三次测试的平均量表分数及年龄分数，可发现分数均有明显进步（Palisano et al.，1995）；但是由可信赖的改变指数（RCI）（Christensen & Mendoza，1986；Jacobson，1984；Ottenbacher，1988）看来，只有62%的受试者显示出真正有进步（而非测量误差）。

在评估脑性瘫痪与动作发展迟缓儿童随时间所产生的重要变化上，PDMS与GMFM两个量表的反应度是相当的（Kolobe & Palisano，1998）。

以脑性瘫痪儿童的家长主观评量表评估PDMS-Ⅱ的反应性，结果显示其全量表、粗大动作与精细动作分量表的改变的敏感度系数为0.2 ~ 2.1，反应性系数为1.7 ~ 2.3，其反应性在可接受范围（Wang et al.，2006）。

一位20个月一般儿童于PDMS-Ⅱ的测试结果模板如表3-9所示，由于标准商数在各种衍生分数中最可靠，因此虽然移位分测验标准分数属中下，其三个动作组合测验标准商数皆属于中等，再观察儿童的动作形态与身体各系统功能的粗略检查，我们判断此儿童的动作发展于该阶段为正常。

表 3-9　一位 20 个月一般儿童于 PDMS Ⅱ 的测试结果

	原始分数	年龄分数	百分等级	标准分数		
反射	—	—	—	—		—
静态	38	18	37	9		9
移位	90	18	16	7		7
球类操控	16	22	50	10		10
抓握	43	28	63		11	11
视动整合	90	22	63		11	11
			标准分数总分	26	22	48
				GMQ	FMQ	TMQ
			标准商数	91	106	97
			百分等级	27	65	42

PDMS-Ⅱ：皮巴迪动作量表第二版；GMQ：粗大动作组合测验标准商数；FMQ：精细动作组合测验标准商数；TMQ：总动作组合测验标准商数

三、贝莱氏婴儿发展量表第二版及第三版

（一）贝莱氏婴儿发展量表第二版

贝莱氏婴儿发展量表第二版（Bayley Scales of Infant Development 2nd, BSID Ⅱ）由贝莱氏婴儿发展量表（BSID）修订而来。常模资料建于 1993 年，适用年龄 1 ~ 42 个月（Bayley，1993）。BSID 常模修订的最主要原因是新时代儿童比照旧时代儿童常模标准商数增加约 10 分（Campbell et al.，1986；Dewitt et al.，1998；Gagnon & Nagle，2000），这个现象称为 Flynn 效应（Flynn，1999），可能因营养、环境与家庭的改善造成。

BSID Ⅱ 的常模为美国 1700 个普通儿童的资料。BSID Ⅱ 的 Cronbach 系数为 0.84 ~ 0.88，再测信度 MDI $r=0.87$，PDI $r=0.78$。测试者间信度 MDI $r=0.96$，PDI $r=0.75$（Bayley，1993）。台湾的研究显示 BSID Ⅱ 于发展迟缓儿童的信度良好（Huang et al.，2000）。内容效度方面，所有的项目根基于 BSID，并根据专家意见，增加适用年龄范围与新近发展研究相关的题目，因此可接受。建构效度方面，MDI 与 PDI 的相关为低至中度，因此此二分量表为测量不同发展特质；此外，过去研究已显示 BSID 具有良好建构效度，BSID Ⅱ 因此亦假设其建构效度良好。同时效度方面，BSID Ⅱ 与 BSID 显著相关（$r = 0.62$ ~ 0.63）；MDI 与 McCarthy Scales of Children's Ability（MSCA）认知商数（$r = 0.79$）及韦氏智力量表修正版（0.63 ~ 0.73）显著相关；PDI 也与 MSCA 动作商数（$r = 0.59$）显著相关（McCarthy，1978）。台湾早产儿与足月儿的 BSID Ⅱ 与 CDIIT 发展商数显著相关（Liao et al.，2005）。然而由于 BSID Ⅱ 不具台湾儿童常模，且 BSID Ⅱ 发展商数与 CDIIT 发展商数相比显著较低（Liao et al.，2005；Liao et al.，2008），所以使用必须特别注意。

过去研究文献对于 BSID Ⅱ 的评价大多是正向的，尤其是在方法学的研究中。在 BSID Ⅱ 方法学研究包含应用在早产、隐性缺铁、视觉缺损、HIV 感染与发展迟缓儿童的施测程序的改变（孙晓勉与任永惠，1996；Coles et al.，1992；Leguire et al.，1990；Mellins et al.，1994；Messinger et al.，1996；Nellis & Gridley，1994）。

（二）贝莱氏婴儿发展量表第三版

在 BSID Ⅱ 发行 13 年之后，其修改版贝莱氏婴儿发展量表第三版（Bayley Scales of Infant Development 3rd，BSID Ⅲ）于 2006 年出版，适用年龄 16 天大至 43 个月 15 天大。这次改版是为了更新常模及增加工具的效用。其中有 45 个 BSID Ⅱ 的施测题目在 BSID Ⅲ 中已被删除。对 16 天大到 5 个月 15 天大的儿

童，也提供每 10 天为一单位的常模。除常模的更新之外，BSID Ⅲ 分为三大领域，包括认知量表、语言量表及动作量表。其中语言量表又分为接收性语言分量表及表达性语言分量表；动作量表又分为粗大动作分量表及精细动作分量表（Bayley，2006）。施测时间 50 ~ 90 分钟。此外，BSID Ⅲ 还包括两个照顾者或家长填写问卷，分别为社会情绪量表及适应性行为量表。社会情绪量表包涵 Greenspan 社会情绪成长表—儿童筛检问卷（Greenspan Social-Emotional Growth Chart：A screening Questionnaire for Infant and Young Children）及感觉处理（Sensory Processing）问卷。适应性行为量表则是以适应行为测量系统第二版（Adaptive Behavior Assessment System，2nd edition，ABAS-2）为基础，分为沟通、社区利用、健康及安全、休闲、自理、自我引导、功能性学前技巧、居家生活、社会及动作等领域。

BSID Ⅲ 的常模样本为 2004 年美国的 1700 个普通儿童。各分量表皆可计算其原始总分及量表分数，量表分数的平均值为 10 标准差为 3。此外，各量表可计算其组成分数，平均值为 100，标准差为 15。此外，各分量表原始总分也可转换成年龄分数。BSID Ⅲ 也以项目反应理论及分数转换来估计成长分数，以提供等距指标来估计其能力，适用于成效评量。

BSID Ⅲ 的信度资料方面，三个施测量表内部一致性系数介于 0.86 ~ 0.93。再测信度系数：认知量表 0.90 ~ 0.99，语言量表 0.74 ~ 0.99，动作量表 0.90 ~ 0.93。Cronbach 系数：社会情绪量表的社会情绪成长表 – 儿童筛检问卷为 0.83 ~ 0.94，感觉处理问卷为 0.76 ~ 0.87，适应性行为 0.75 ~ 0.99。测试者间信度适应性行为量表为 0.59 ~ 0.82（Bayley，2006）。

效度资料由三方面来检视。在内容效度方面，BSID Ⅲ 的新增题目及所有测验及问卷内容，经由完整文献回顾及专家审核，确定其内容涵盖儿童的发展领域、其题目的用字及形态、施测的流程均适用。以建构效度而言，认知、语言、动作三量表的相关为中度（$r = 0.49 ~ 0.52$）；验证性因素分析显示认知、语言、动作三因素模型具良好的模型适配度。同时效度方面，BSID Ⅲ 认知量表组成分数与 BSID Ⅱ MDI 相关系数为 $r = 0.60$，与韦氏智力量表第三版的语言及作业分量表的相关分别为 $r = 0.79$ 及 $r = 0.72$；BSID Ⅲ 语言量表组成分数与 BSID Ⅱ MDI 相关系数为 $r = 0.71$，与韦氏智力量表第三版的语言及作业分量表的相关分别为 $r = 0.83$ 及 $r = 0.71$，与学前语言量表第四版（PLS-4）的相关系数为 $r = 0.51 ~ 0.71$；BSID Ⅲ 动作量表组成分数与 BSID Ⅱ PDI 相关系数为 $r = 0.60$，与皮巴迪动作量表粗大动作及精细动作分量表的相关系数皆为 $r = 0.49$。在已知群体效度方面，BSID Ⅲ 三个测验分量表的分数皆显示一般发展儿童与唐氏综合征、广泛性发展障碍、脑性瘫痪、特定语言障碍、发展迟缓高危险群等类儿童皆有显著差异（Bayley，2006）。

目前，BSID Ⅲ 已被应用在感染艾滋病毒的儿童（Hilburn et al.，2011）、罕见疾病儿童（Gentile et al.，2010）、早产儿（Esteban et al.，2010）、巨型脐膨出新生儿（Danzer & Gerdes，2010）及酒精综合征儿童（Yazdani & Motz，2009）等群体。然而，由于 BSID Ⅲ 也不具本地儿童常模，使用时也必须特别注意其各项分数的解释。

四、儿童动作 ABC 评量表与第二版

（一）"儿童动作 ABC 评量表"

"儿童动作 ABC 评量表"（Movement Assessment Battery for Children，M-ABC）为 1992 年由 Henderson 综合 Test of Motor Impairment（TOMI）及 Keogh 动作检查表，进行部分修订而成，并建立美国 1234 位 4 ~ 12 岁儿童的常模样本。常模样本依儿童居住地区、性别与种族分布的比例取样（Henderson & Sugden，1992）。此测验为标准化动作测验，并有一个筛检量表可配合使用。M-ABC 依年龄层分为使用四个不同版本，即 4 ~ 6 岁、7 ~ 8 岁、9 ~ 10 岁及 11 ~ 12 岁；依年龄增加而逐渐加深测验难度，或有不同施测项目。每个年龄层的测验均包含手操作灵敏度、球类技巧、静态与动态平衡三个分量表。

以 M-ABC 9 ~ 10 岁版为例，手操作灵敏度分量表的项目有移珠子、转螺丝、描花边；球类技巧分量表的项目有双手接球和丢沙包入盒；静态与动态平衡分量表的项目有单平衡板平衡、单脚跳方格与持球走路。共 8 项。

M-ABC 的记分方式是将每一个测验项目的原始分数转换为 0 ~ 5 分的障碍分数，总测验障碍总分为 0 ~ 40 分，再根据常模转换为百分等级，百分等级落于 5% 百分位以下者有明显动作协调障碍，百分等级在 5% ~ 15% 百分位者疑似有动作协调障碍，15% 百分位以上者为正常（Henderson & Sugden，1992）。目前在评估或诊断发展性协调不良（developmental coordination disorder，DCD）儿童的动作技巧时，常常采用本量表测验结果作为参考资料（Dunford et al.，2004；Holsti et al.，2002；Polatajko et al.，2001；Wright & Sugden，1998）。

M-ABC 信效度资料如下：

1. 信度

（1）再测信度：相关显著（r = 0.77 ~ 0.98）（Chow & Henderson，2003；Croce et al.，2001；Henderson & Sugden，1992）。

（2）测试者间信度：测试者间测试结果相关显著（r = 0.96）（Chow &

Henderson，2003；Croce et al.，2001； Henderson & Sugden，1992）。

2. 效度

同时效度：与布鲁茵克斯—欧西瑞斯基动作精练度评量工具（Bruininks-Oseretsky Test of Motor Proficiency，BOTMP）测验的同时效度为 0.60 ~ 0.90；也可敏感测出对治疗效果的分数改变（Croce et al.，2001；Henderson & Sugden，1992）。

3. 改变的敏感度

本测验总分具有足够的敏感度来作为侦测 6 ~ 8 岁儿童动作表现改变的指标（Leemrijse et al.，1999）。

（二）儿童动作 ABC 评量表第二版

"儿童动作 ABC 评量表第二版"（Movement Assessment Battery for Children，M-ABC-2）于 2007 修订完成，并建立了英国 1172 位 3 ~ 16 岁 11 个月儿童的常模样本（Henderson & Sugden，2007）。

M-ABC-2 将某些 M-ABC 的题项修改使测验更加客观及量化。原先所使用的木质测验道具，也改以颜色鲜艳的塑胶材质以增加其耐用性。M-ABC-2 的适用年龄也向下及向上延伸至 3 ~ 16 岁，并重新调整版本为三个年龄层，即 3 ~ 6 岁、7 ~ 10 岁、11 ~ 16 岁。每个年龄层的测验均包含手操作灵敏度、丢接物技巧、静态与动态平衡三个分量表。每个年龄层仍然维持各 8 个项目（Henderson & Sugden，2007）。

以 M-ABC-2 的 7 ~ 10 岁版为例，手操作灵敏度分量表的项目有：插洞洞板、用线穿洞、描曲线；丢接物分量表的项目有：双手接球和丢沙包到目标；静态与动态平衡分量表的项目有：单脚站、脚跟对脚尖向前走及往前连续跳（Henderson & Sugden，2007）。

M-ABC-2 的计分方式，不再如 M–ABC 将每一个测验项目的原始分数转换为障碍分数，而是提供各年龄层每一题的标准分数，同时也提供各分量表组成分数的标准分数及百分等级，百分等级落于 5% 百分位以下为有明显动作协调障碍，百分等级在 5% ~ 15% 百分位为疑似动作协调障碍，15% 百分位以上为正常（Henderson & Sugden，2007）。

M-ABC-2 信效度资料如下：

1. 信度

（1）再测信度：以 11 ~ 16 岁版为例，除"向后走"的项目几乎所有孩子都通过外，其余项目的 ICC = 0.73 ~ 0.88（Henderson et al.，2007）。

（2）测试者间信度：以 11 ~ 16 岁版为例，测试者间信度 ICC = 0.96

（Henderson et al.，2007）。

2. 效度

（1）建构效度：三个分量表间的相关系数为 $r = 0.25 \sim 0.36$，表示三个分量表各代表不同的概念（Henderson & Sugden，2007）。

（2）同时效度：于 3 ～ 6 岁儿童，M-ABC-2 投币及画线项目与画人测验的相关皆为 $r = 0.66$（Henderson & Sugden，2007）。

五、布鲁茵克斯—欧西瑞斯基动作精练度测验

"布鲁茵克斯—欧西瑞斯基动作精练度测验"由 Bruininks 于 1978 年发展完成，适用年龄层为 4.5 ～ 14.5 岁。其常模为 1973 年美国和加拿大的 765 个儿童及青少年。该测验 46 项题目共分八个分测验，即跑的速度与敏捷度、平衡、双边协调、肌力、上肢协调、反应速度、视动控制、上肢速度与灵敏度。其中由前面四个分测验合为粗大动作组合量表，后面三大项目为精细动作组合量表。将所有八项分测验结果综合，即得动作组合量表。由测量结果可得各分测验的计点分数与标准分数（Bruininks，1978）。不同年龄层的动作组合量表再测信度为 $r=0.87 \sim 0.89$，测试者间信度则为 $r=0.63 \sim 0.97$（Bruininks，1978）。在八个分测验中以跑、平衡、视动控制以及上肢的速度与灵巧度分测验较能区分出普通儿童与动作障碍儿童，同时以计点分数比对标准分数更能显示出儿童随年龄或训练的进展变化（Wilson et al.，1995）。分测验的再测信度 $r=0.68 \sim 0.88$，其中平衡与反应速度分测验的系数均小于 0.8，因此这两个分测验的结果解释必须小心。测试者间信度方面，仅有视动控制分测验被研究过，信度系数较低，因此建议使用该测验时，最好是由同一测试者施测（Wilson et al.，1995）。

布鲁茵克斯—欧西瑞斯基动作精练度测验第二版（Bruininks-Oseretsky Test of Motor Proficiency，BOT-2）2005 年出版，分为短版（12 个测试项目）与完整版（53 个测试项目）。BOT-2 完整版保留了 70% 第一版原有的题目，删除了与功能性动作较无关的题目，并新增了 21 个题目（Bruininks & Bruininks，2005）。常模延伸至 4 ～ 21 岁。BOT-2 共有八个分测验，包括跑的速度与敏捷度、肌力、平衡、双边协调、上肢协调、手部灵巧度、精细动作精准度、精细动作整合。测量结果可得八个分测验年龄分数及量表分数，量表分数平均值为 15，标准差为 5。这八个分测验又两两组成四个模块：肌力与敏捷性、身体协调、手操作协调、精细动作控制。可得四个模块的量表分数与标准分数（平均值为 50，标准差为 10），也可由总分得出其百分位等级（Bruininks & Bruininks，2005）。BOT-2 各年龄层八个分测验的内部一致性系数均大于 0.70；各年龄层

的再测信度系数为 $r=0.32 \sim 0.94$，测试者间信度系数为 $r=0.84 \sim 0.99$。建构效度方面，因素分析支持七因素模型，其中精细动作精确度及精细动作整合属于同一个因素。BOT-2 八个分测验原始分数随年龄增加而增加。已知群体效度方面，一般发展儿童与动作协调不良儿童、智能不足儿童及自闭症儿童的 BOT-2 得分皆有显著差异（Bruininks & Bruininks，2005）。

第八节　新生儿发展评估工具

一、新生儿神经行为检查

"新生儿神经行为检查"（Neonatal Neurobehavioral Examination，NNE）由 Morgan 于 1988 年发展完成，1995 年由郑素芳等人翻译成中文版，并建立评估手册，适用于怀孕周数为 32 ～ 42 周的高危险群新生儿，主要用于高危险新生儿早期评估与早期治疗的用途。本评估工具的使用建议经训练后使用，若使用中文版，中文版翻译者建议经专业的治疗师训练后使用。

常模样本为 1988 年美国伊利诺州 298 位极低体重儿及 54 位健康足月儿；中文版常模由 1997 年于台湾大学医院取 60 位极低体重儿及 58 位健康足月儿资料建立。

该检查包括三个分测验：张力与动作形态、原始反射及行为反应，共有 27 个项目，每一分测验 9 个项目，采用 3 分制（最高 3 分，最低 1 分），满分为 81 分。内在一致信度为 α 系数 0.84；再测信度 ICC > 0.8；测试者间信度 ICC > 0.8（Jeng et al.，1996；Morgan et al.，1988；Tsao et al.，1995）。

二、阿尔伯塔儿童动作量表

"阿尔伯塔儿童动作量表"（Alberta Infants Motor Scale，AIMS）由 Piper 于 1994 年发展完成。适用于 0 ～ 1 岁 6 个月动作表现迟缓或不成熟婴儿的动作发展检查，如，高危险群婴儿，唐氏综合征、癫痫、胎儿酒精综合征、发展迟缓等诊断。动作形态异常的儿童（如脑性瘫痪）不适用。此工具的使用者主要为物理治疗师及职能治疗师，详读评估手册后即可施测，不需特别训练。

常模样本为 1994 年加拿大阿尔伯塔地区的 2400 位健康儿童。共分趴姿、躺姿、坐姿及站姿四个分测验，分别评估动作控制情形。趴姿有 21 项，躺姿 9 项，坐姿 12 项，站姿 16 项。再测信度方面，加拿大研究为 $r = 0.85 \sim 0.99$；中国台湾地区研究为 ICC $= 0.85 \sim 0.99$；测试者间信度于加拿大研究为 $r =$

0.85 ~ 0.99，中国台湾地区为 ICC = 0.73 ~ 0.99（Jeng et al., 2000； Piper & Darrah, 1994）。

效度方面，于预测效度，以医师诊断当效标，于 4 个月大时以 10% 百分位当分界点，其敏感度为 77%，特异度为 82%，阳性预测率 40%，阴性预测率 96%；若 8 个月大时以 10% 百分位当分界点，其敏感度为 86%，特异度为 93%，阳性预测率 66%，阴性预测率 98%（Darrah et al., 1998；Bartlett & Fanning, 2003）。对于妊娠 <32 周的健康早产儿而言，即使使用矫正年龄，其得分仍比足月儿低，因此建议早产儿应使用早产儿常模的 AIMS（van Haastert et al., 2006）。

第九节　发展筛查测试

一、儿童综合发展测验—筛查量表

儿童综合发展测验的筛查量表分为五大领域，共 87 题（见表 3-6）（王天苗，2003）。

测验结果可对照筛检测验常模得 7 个年龄组标准分数（Z 分数）与年龄分数。测验手册建议 Z 分数 −1.5 为判定"疑似迟缓"的分界点。

（1）信度：一般婴儿、早产儿或身心障碍幼儿总分的 Z 分数的再测信度或测试者间信度皆高（ICCs 0.93 ~ 1.00）（Liao & Pan, 2005）。

（2）效度：总测验的 Z 分数与诊断测量 DQ 有高相关（$r = 0.99$）（王天苗等，1998）。根据医学诊断或教育系统鉴定老师研判的效标，CDIIT–ST 总测验 Z 分数的筛查准确率为 AUC 0.92；当分界点为 −1 时，敏感度为 0.78，特异度为 0.89，LR+ 为 7.1，LR− 为 0.25，为中度诊断影响力；当分界点为 −1.5 时，敏感度为 0.69，特异度为 0.95，LR+ 为 13.8，属高度诊断影响力，LR− 为 0.33，为中度诊断影响力（王天苗与廖华芳，2007）。预测效度方面，以 8 年后特教安置为效标，CDIIT–ST 总分的分界点若在 $Z < -1$，于 4 ~ 6 岁幼儿敏感度为 0.75，特异度为 0.75（王天苗，2005），属可接受范围。

二、丹佛发展筛查测验第 II 版

"丹佛发展筛查测验第二版"（Revised Denver Developmental Screening Test, Denver II）由"丹佛发展筛查测验"（DDST）修订而成。Frankenburg 与 Dodds 于 1967 年首度编制 DDST，其后由原作者与其他工作者经多年数

次修订完成（Frankenburg et al.，1990）。适用于 0 ～ 6 岁儿童，测验内容包括完整的筛检测验及"修正版筛检前发展问卷"（Revised Prescreening Developmental Questionnaire，R-PDQ）。主要目的是在早期发现发展迟缓的儿童，测验后将结果与测验记录表相对照，便可以客观地初步评估儿童的发展年龄。施测者需要参与 7 ～ 8 小时的课程及录像带讲解、6 ～ 12 小时的实习测试，并通过两阶段的精熟度测验。对已有 DDST 使用经验的测试者，须通过精熟度测验，并且每年参加一次温习课程。

Denver Ⅱ 分为粗大动作、精细动作与适应能力、语言、身边处理与社会性 等四个领域，共 125 个题目。常模样本取自 1988 年于美国科罗拉多州丹佛地区 2096 位 0 ～ 6 岁 6 个月足月生产、无明显缺陷儿童的资料（Frankenburg et al.，1990）。

DDST 测试者间信度为 96%，重测信度为 66% ～ 93%，一致性为 96%（Frankenburg et al.，1985）。Denver Ⅱ 再测信度一致性为 50% ～ 100%，测验者间信度一致性为 83% ～ 100%。另外，以 BSID 和史丹佛—比西氏智力测验为效标，探讨 DDST 的决策效度，结果显示 DDST 敏感度为 68%、特异度为 92%、正预测率为 47%（Borowitz & Glascoe，1986；Meisels & Provence，1989）。

过去有关筛查测量的研究相当多，其中尤以"丹佛发展筛查测验"及 Denver Ⅱ 被 研 究 最 多（Brachlow et al.，2001；Durmazlar et al.，1998；Frankenburg，1994；Greer et al.，1989；Schendel et al.，1997），然而 Denver Ⅱ虽有中文版，但价格昂贵，并不符合便宜的原则，且 Denver Ⅱ未建立中文版常模，因此无法解决跨文化差别（Suske & Swanson，1997）。Meisels 因此指出丹佛发展筛查测验虽是常被使用，但是敏感度与测验内容（尤其语言方面）需要进一步探讨（Meisels & Provence，1989）。徐澄清教授曾将 DDST 翻译成中文（徐澄清等，1989）。

三、学龄前儿童行为发展量表

"学龄前儿童行为发展量表"（Chinese Child Developmental Inventory，CCDI）为徐澄清等人在 1977 年改编 Minnesota Child Developmental Inventory 后发展而成，适用于 6 个月 ～ 6 岁 3 个月。此量表通常交由父母、老师或与儿童较亲近的人来填写，使用者不需特殊训练，但需详读测量题目的意义，专业人员需了解如何去检查有无填答错误。1977 年于台北市城中区，取 6 个月 ～ 6 岁半的 887 位儿童的资料建立常模。本测验共 320 题，分为八个领域：粗大动作、精细动作、沟通表达、概念理解、环境理解、身边处理、人际社会行为以及综合发展。综合发展领域的题组是自前七领域题组中选出最能区分孩子年龄的 124 道题目，另外加上 7 道题目，共 131 道题目（徐澄清等，1978；徐澄清与徐梅屏，1996）。CCDI 与比西量表的相关系数于普通儿童为 $r = 0.64$，于智障儿童为 $r = 0.75$（徐澄清等，1978），于发展迟缓儿童 CCDI 与 BSID 显著相关（$r = 0.75$）（廖华芳等，1994）。

四、简易儿童发展量表

"简易儿童发展量表"（Simplified Child Developmental Screening Test, SiCDeST）为黄美涓等人于 1997 年发表，适用于 4 ~ 24 个月儿童，但不包括早产儿及体重不足等高危险群儿童。量表的使用者不需专业训练，测量时亦不需特殊测验工具与特别的空间，故适用于一般儿童全面筛检用。本量表分为六个年龄层，配合预防接种时间，分别在 4、6、9、12、18 及 24 个月时进行筛检。常模样本来自 1994 年在林口长庚医学中心、基隆区域医院、林口卫生所的健儿门诊的 272 位正常儿童的资料建立。此量表不需购买，可至物理治疗数码博物馆网站直接下载使用。

本量表每一年龄层皆分为：粗大动作、精细动作、语言沟通、身边处理及社会性等四大领域。其中粗大动作及精细动作各有 3 题，语言沟通、身边处理及社会性各有 2 题，每一个年龄层各 10 题。通过一题得 10 分，未通过得 0 分，完全通过该年龄层内的所有项目，得满分 100 分。编著者建议低于或等于 80 分，且 / 或在同一领域有 2 个不通过项目为疑似迟缓。

测试者间信度为 Kappa 系数为 0.71 ± 0.30；同时效度方面，曾与"学龄前儿童发展行为量表"（CCDI）相比较，发现有 13 项达到高效度（黄美涓，1996；黄美涓等，1997）。

五、台北市学前儿童发展检核表第二版

"台北市学前儿童发展检核表第二版"于 2005 年由 Taipei I 修正而来。Taipei I 是由郑玲宜心理咨询师及专业团队于 1998 年建构完成（郑玲宜等，2004）。Taipei- II 总计有 13 个分量表，即：四个月、六个月、九个月、一岁、一岁三个月、一岁半、两岁、两岁半、三岁、三岁半、四岁、五岁与六岁分量表。

每个分量表各有 8 ~ 13 个行为观察或直接施测题项，包含粗大动作、精细动作、认知、语言 / 沟通、情绪 / 社会性行为领域（郑玲宜等，2004）。儿童行为符合该项目描述的现象圈选"是"，若不符合或没有该项目描述的现象圈选"否"；题项有些采正向叙述，有些采负向叙述方式。根据发展理论与研究结果，

每一题项"是"或"否"其中的一栏位会标记颜色网底，代表异常题项，"落网题数"即异常题项的数目，又称为异常题数，异常题数越高，发展迟缓的可能概率越高。筛检异常判断标准包含"异常题数"和"星号标记题"（不通过率偏低且阳性预测值高的题项，单题即能有效筛出疑似发展迟缓）。其各项目及详细资料可由台北市卫生部门网页获取。目前建议切截策略有 2 个，异常题数 ≥ 1 为切截策略 A，异常题数 < 2 或不通过任一星号标记题为切截策略 B，即判断儿童疑似发展迟缓，建议转介后续处理（郑玲宜等，2005）。Taipei Ⅱ 的信度研究显示 13 个年龄分量表的内部一致性系数（Cronbach α 系数）范围为 0.72 ~ 0.87（廖华芳等，2007）。以临床诊断为效标的同时效度研究显示，Taipei Ⅱ 于切截策略 A 的敏感度范围为 0.85 ~ 1.00，特异度为 0.82 ~ 1.00；切截策略 B 的敏感度为 0.75 ~ 1.00，特异度为 0.72 ~ 1.00；13 个年龄的分量表的敏感度与特异度均符合可接受范围（郑玲宜，2005）。小于 3 岁切截策略 A 的选择率是 20%，策略 B 为 2.5%；大于或等于 3 岁筛查率于策略 A/B 分别是 30% / 15.5%（廖华芳等，2009）。Taipei Ⅱ 两种切截策略的施用成本与整体预期效益可进一步参考廖华芳等人文献（廖华芳等，2009；Liao et al.，2010）。

六、儿童动作 ABC 检核表

"儿童动作 ABC 检核表"（Movement Assessement Battery for Children Checklist）含 48 个动作相关问题，分为 4 个部分，常被用来提供给学校教师或父母作为发展性协调不良（DCD）筛检。其信效度相关资料如下：

（1）信度：所有题目的 Alpha 相关系数 = 0.96，显示检核表题目具有良好的内容一致性（Schoemaker et al.，2003）。

（2）建构效度：研究显示在四个状况下的分数由高而低依次为：儿童动环境动、儿童固定环境动、儿童动环境稳定、儿童固定环境稳定，符合动作协调困难度的理论（Schoemaker et al.，2003）。

（3）同时效度：将检核表结果与 M-ABC 诊断测验结果相比，应用于 DCD 儿童的结果显示筛检结果与诊断结果有中度相关（r = 0.44）（Schoemaker et al.，2003）。

（4）筛查效度：分别以检核表 15% 百分位，M-ABC 诊断表 5% 百分位当分界点，在 6 ~ 9 岁年龄层具有可接受的敏感度（71% ~ 100%）；而除了 6 岁年龄层具有较佳的特异度（70%），其他年龄层特异度不良（43% ~ 50%）（Schoemaker et al.，2003）。在 7 岁年龄层，DCD 儿童的正预测率约为 40%，在 6 岁、9 岁年龄层则具有较佳的阳性预测率（63% ~ 73%）（Schoemaker et al.，2003）。但是当应用于 4 ~ 12 岁有心智相关诊断儿童群体，诊断测验与检核表间仅有中度相关，建议对于有心智相关诊断的群体，检核表并非诊断测验的良好替代（Simons & Schwarz，2001）。

七、学校日常生活功能评量

"学校日常生活功能评量"（School Function Assessment，SFA）于 1998 年发行，是以标准准则为参考的量表。此量表的目的是测量幼儿园至小学六年级学生在学业及社交方面的功能表现（Coster & Deeney，1998）。此量表由熟悉受测学生的学校专业人员观察学生进行相关的学校活动或任务之后填写。SFA 的内容包括三部分：①参与度表现：主要测量学生在学校六个主要情境的参与程度，包括普通班或一般班、游戏或下课时间、上学或放学途中、如厕、到达或离开教室、用餐或点心时间等。每一题以 1 分（参与极度受限）到 6 分（完全参与）的李克特量表量表计分。②支持与辅助包括身体活动、认知 / 行为活动方面的大人协助程度及环境调整的程度。环境调整如特殊的装备。每一题以 1 分（大量的协助或调整）到 4 分（没有协助或调整）计分。③活动表现：包括身体活动、认知 / 行为活动方面的活动表现。每一题以 1 分（未表现）到 4 分（持续表现）计分。填表时间约为 60 分钟。此外，SFA 还包括环境调整检核表，包含日常活动、建筑、课堂等的环境调整（Coster & Deeney，1998）。

SFA 三部分均可计算原始总分，总分经由项目反应理论转换成 0 ~ 100 的标准分数。其标准分数计算区分为两个年龄层，幼儿园至小学三年级和小学三至四年级。SFA 各部分量表的原始总分以普通班学生的百分等级 5% 百分位所对照的标准分数为分界点，幼儿园至小学三年级和小学三至四年级两个年龄层各有其分界点。标准分数低于分界点表示该儿童表现低于该年龄层所应有的程度。SFA 的信度资料方面：内部 Cronbach α 系数为 0.92 ~ 0.98；再测信度系数（r）为 0.80 ~ 0.99；ICC 为 0.80 ~ 0.99。在内容效度方面，SFA 题目内容经由专家审核及使用者，包括老师及临床人员的反馈，确立其内容具适当性。建构效度方面，探索性因素分析显示，第三部分活动表现证实分为身体活动及认知 / 行为两大因素。此外，儿童在 SFA 不同活动表现间的困难度具显著差异；活动表现及大人协助程度的相关性随着活动不同而有差异（Coster & Deeney，1998）。

目前 SFA 已有中文版发行。此工具可用来评估儿童在校日常生活功能及生活自理能力进步情形，并用来评决相关服务的执行效果。中文版 SFA 已由八位特教专家及治疗师针对中国台湾地区文化与教育环境的特性修改内容（黄政良，2008）。

第十节　成果评估工具

一、粗大动作功能量表 -88 及 -66

"粗大动作功能量表"（Gross Motor Function Measure，GMFM）是 Russell 等人于 1989 年发表的，原含 85 项测验（GMFM-85）。原作者于 1990 年将 GMFM-85 扩充为 88 题（GMFM-88），使能分别测量双侧动作技巧。再于 2000 年应用 Rasch 分析，将所有题目的难度排序，排除难度相似的题目，仅保留 66 项题目，成为 GMFM-66。本测验强调儿童动作的能力，并不着重动作的品质。原设计为生理年龄小于 20 岁且动作年龄小于 5 岁的脑性瘫痪患者的粗大动作功能改变的评量工具，属于标准参考的施测工具。使用者为小儿物理治疗师，正式训练课程尚未完全建立，但经正式训练后，施测一致性确实会提升；手册建议施测者最好测试过至少 2 位儿童，才能正式于临床使用。GMFM-85 的常模为 1988 年于加拿大收集的 111 位 5 个月 ~ 15.4 岁的脑性瘫痪儿童，25 位 2.8 ~ 22.8 岁脑伤儿童，以及 34 位 1 个月 ~ 4.3 岁普通儿童的资料。而 GMFM-66 的常模为 1996 年于加拿大收集的 537 位 1 ~ 13 岁脑性瘫痪儿童的资料。

GMFM-66 具有测验题目依困难度排序、总分可解释度提高，同时因题数较少可缩短施测时间等优点。此外，作者还设计粗大动作能力估计软件（Gross Motor Ability Estimator），可计算量表分数了解儿童现在的能力范围，并找出对儿童目前能力较适当的训练动作项目。近来研究显示，GMFM-88 经适度修改施测和计分方式，也适用于评估 72 个月以下的唐氏综合征儿童粗大动作功能的变化。

本测验包括五个向度，即躺／翻身、坐、爬／跪、站、走／跑／跳。GMFM-88 在各向度题数分别为：17 项、20 项、14 项、13 项、24 项。GMFM-66 在各向度题数分别为：4 项、15 项、10 项、13 项、24 项。每一题目以 0 ~ 3 分来评分；0 分代表儿童在此项动作无任何起始的动作；1 分代表儿童有此动作表现但只完成动作的 0 ~ 10%；2 分代表儿童完成动作的 10% ~ 100%；3 分代表儿童能完全完成动作。

GMFM-88 每个向度可以 0 ~ 100% 来代表其动作表现，将原始分数除以满分即得百分比分数；再将五个向度百分比分数平均，即为 GMFM-88 总测验分数。此外，也可以选择五个向度中的几个向度作为目标向度，并将目标向度的百分比平均，得到目标向度总分。例如一个脑性瘫痪儿童，刚要开始学习爬、坐及拉东西站起，因此，其主要目标向度为坐、爬／跪、站三方面。这三方面百分比分数的平均即为此位儿童的目标向度总分（Russell & Rosenbaum，2002）。GMFM-66 以量表分数表示，与百分比分数不同，量表分数必须经过粗大动作能力估计软件估计，为等距分数。信度资料方面，GMFM-88 于脑性瘫痪儿童的再测信度为 ICC = 0.75 ~ 0.97，Kendall 系数为 0.68；测试者间信度为 ICC = 0.87 ~ 0.99，Kendall 系数为 0.77 ~ 0.88。GMFM-88 于唐氏综合征儿童的再测信度为 ICC = 0.95；测试者间信度为 ICC = 0.96。GMFM-66 于脑性瘫痪儿童的再测信度为 ICC = 0.99。GMFM-88 的建构效度方面，对普通儿童，其测试结果会随年龄的增加而增加，因此具基本建构效度。

反应性方面，Russell 等人于 1989 年提出 GMFM-85 的反应性（Kirshner & Guyatt，1985；Russell et al.，1989），常模样本包括脑性瘫痪、脑伤及普通儿童，6 个月前后各施测一次，共施测 2 次，由受试者熟悉的治疗师施测并拍制录像带，交由另一位不熟悉受试者的治疗师评分，另外还需记录家长、熟悉受试者的治疗师及看录像带的治疗师给予受试者的评分分数，其为一份 "−7 ~ 7" 的量表，让家长及治疗师选定一个分数来代表儿童的现状。由 GMFM-85 的结果显示急性脑伤的受试者进步状况优普通及脑性瘫痪儿童，进步最小的是脑性瘫痪儿童；而且 "小于 3 岁且轻微脑性瘫痪的受试者" 似乎有比 "较严重且年纪较长的脑性瘫痪儿童" 具明显进步的趋势，但并不具统计意义。

Russell 等人又于 2000 年提出了 GMFM-66 的反应性（Russell et al.，2002），此次参与的受试者均为脑性瘫痪儿童，第一次与第二次施测间隔为 12 个月，其结果显示越严重且年龄越长的脑性瘫痪儿童其进步状况越不显著。由以上研究结果可推知年龄、严重程度及诊断类型都有可能影响反应性的结果。

二、儿童功能障碍评量表

"儿童功能障碍评量表"（Pediatric Evaluation of Disability Inventory，PEDI）是以儿童生活功能的发展所设计的评量工具，可由熟悉儿童状况的医疗或教育专业人员依据一般日常生活表现而填答，或用访谈主要照顾者的方式进行，由此可了解障碍儿童各项生活功能与需协助处，也可了解儿童在功能层面上的进展程度。PEDI 为由哈力博士等人于 1992 年出版，适用范围为 6 ~ 90 个月大的一般儿童或较大年龄的中重度残障儿童，为根据 ICF 模式所编制的功能发展量表，PEDI 测试结果被归类属于 ICF 的活动（Boyd et al.，2001）或参与层次（Ostensjo et al.，2006），包括三个分量表，即：

（1）生活自理。

（2）移动功能。

（3）社会功能。

该量表同时以三种测量角度来看各功能障碍情形，即（Haley et al., 1992）：

（1）功能性技能—生活自理（15 题），移动功能（13 题），社会功能（13 题）。

（2）照顾者协助程度—生活自理（8 题），移动功能（7 题），社会功能（5 题）。

（3）环境修改程度—生活自理（8 题），移动功能（7 题），社会功能（5 题）。

儿童具题目叙述的行为功能得 1 分，否则为 0 分，分数加总得原始分数，将评估结果输入 PEDI 计算机软件，会依常模将功能性技能及照顾者协助程度的原始分数转换成标准分数及量表分数，并提供项目图。常模为 1991 年在美国东北部的 412 位普通儿童的资料。其功能性技能的再测信度为 ICC = 0.95；照顾者协助程度的再测信度为 ICC = 0.96。在建构效度方面，三个功能领域在功能性技能方面或照顾者协助程度方面都具有年龄区辨力。PEDI 与 Battelle Developmental Inventory Screening Test（BDIST）有良好同时效度，也可区辨普通与障碍儿童（Feldman et al., 1990）。PEDI 已被证实对脑伤儿童与中重度障碍儿童具反应性（Dumas et al., 2001），于 1 ~ 19 岁住院复健的个案研究显示，其最小临床重要改变值（MCID）为量表分数增加 11 分（Iyer et al., 2003）。PEDI 也可作为复健保险给付功能相关群的功能分类工具（Haley et al., 2001）。然由于其主要以访谈方式进行，且测试内容与环境文化皆有密切关系，量表使用不同环境文化常模常会有误差（Crowe et al., 1999），幸而 PEDI 已中文化，有台湾常模，并完成信效度检验（Chen et al., 2009），可方便在汉语区域使用。

表 3-10 为一个 2 岁 1 个月发展迟缓儿童的 PEDI 评估结果范例。因 PEDI 标准分数平均值为 50，标准差为 10，正常范围为 30 ~ 70，分数越高表示能力越好或所需协助越少；其迟缓程度的解释似差数商数，表示功能性技能的表现是否与同年龄儿童相同或在照顾者协助中个案所接受的协助是否与同年龄儿童相同。因此，此儿童生活自理与社会功能属临界迟缓，移动功能属中重度发展迟缓。此外，其照顾者协助程度的标准分数皆高于功能性技能，因此推估照顾者无过度保护。环境修改程度方面，仅有生活自理与移动功能领域使用一般儿童用具，并未使用复健辅具。

表 3-10　一个 2 岁 1 个月移动功能发展迟缓儿童的 PEDI 评估结果范例

领域	原始分数	标准分数	标准误	量表分数	标准误
功能性技能					
生活自理	21	31.2	2.5	42	1.8

续表

领域	原始分数	标准分数	标准误	量表分数	标准误
移动功能	23	10.3	3.1	45.2	2.2
社会功能	29	36.8	3.3	47.9	1.2
照顾者协助程度					
生活自理	8	41.8	4.8	39.3	4.6
移动功能	8	15.8	5.4	39	4.7
社会功能	6	39.7	4.3	39.6	6

环境修改程度											
生活自理（8题）				移动功能（7题）				社会功能（5题）			
N	C	R	E	N	C	R	E	N	C	R	E
3	5	0	0	2	5	0	0	5	0	0	0

注：PEDI，儿童功能障碍评量表；N，无环境修改；C，一般儿童使用；R，复健需求用；E，大幅度的环境修改表

量表分数为 0 ~ 100 的等距分数，其分数解释与阶段见表 3-11 （Haley et al.，1992）。上述个案生活自理属初步更衣功能阶段，移动功能属家中移动阶段，社会功能属基本语言理解与表达阶段。

表 3-11　PEDI 功能性技能各分量表量表分数的解释

阶段	量表分数范围	
移动功能分量表		
I	0.0 ~ 10.0	动作能力受限
II	10.1 ~ 20.2	初步动作
III	20.1 ~ 40.0	初步移动
IV	41.1 ~ 50.0	家中移动
V	50.1 ~ 60.0	社区移动受限
VI	60.1 ~ 70.0	进阶的转位
VII	70.1 ~ 100	进阶的社区移动
生活自理分量表		
I	0.0 ~ 20.0	进食功能受限
II	20.1 ~ 40.0	初步参与生活自理
III	41.1 ~ 50.0	初步更衣功能
IV	50.1 ~ 70.0	基本盥洗与更衣
V	70.1 ~ 80.0	进阶的梳洗与更衣
VI	80.1 ~ 100	进阶的生活自理

续表

阶段	量表分数范围	
社会自理分量表		
I	0.0 ~ 25.0	初步定位与察觉
II	25.1 ~ 40.0	初步沟通与互动
III	40.1 ~ 50.0	基本语言理解与表达
IV	50.1 ~ 60.0	问题解决
V	60.1 ~ 70.0	进阶游戏与安全意识萌芽
VI	70.1 ~ 100	自我责任

PEDI：儿童功能障碍评量表

　　治疗师使用 PEDI 可了解个案功能性能力及照顾者协助程度，以提供适当治疗方向并与父母讨论居家治疗计划的执行。如何运用 PEDI 选择临床康复目标可参考图 3-2，PEDI 项目图可协助专业人员选取符合个案能力范围的康复项目。项目图显示个案量表分数 ±2 标准误为儿童目前能力范围，加粗圆标志为个案已会的项目编号，浅灰框则为不会的项目编号。治疗师整合个案预后及家庭与儿童需求，选取位于该 95% 信赖区间范围内或之前仍是 0 分的项目，当作短期康复目标，则康复目标比较容易达成。以图 3-2 顾妹妹为例，移动功能分量表第 6 项"有辅助设备或是照顾者的支撑下可以坐在椅子上。"与第 31 项"可以在不同房间之间移动"是短期内可达成的康复目标。

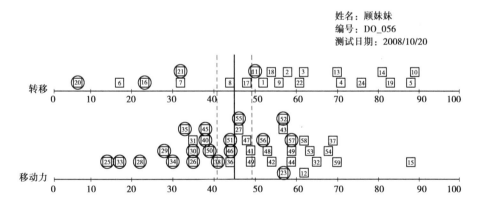

图 3-2　"儿童功能障碍评量表"功能性技能领域移动功能分量表的项目图范例

第十一节　发展干预量表

一、早期干预发展量表

"早期干预发展量表"（Early Intervention Developmental Profile，EIDP）是由密歇根大学专业团队于 1976 年发展出来的综合性测验，属于标准参考的施测工具，适用于发展能力低于 36 个月的各类障碍儿童，可让评估人员了解幼儿发展全貌。此外，测验项目多按发展的顺序排列，适用于临床上治疗计划拟订的参考。发展相关专业人员详阅指导手册，不需特殊训练即可施测。

此量表包含六个领域：认知、语言、粗大动作、精细动作、社交情绪、生活自理。其再测信度为 0.93 ~ 0.98；测试者间信度为 0.80 ~ 0.97（D'Eugenio & Rogers，1976）。智能障碍儿童的 EIDP 精细动作 DQ 与 BSID MDI 有显著相关（廖华芳等，1996）。

二、波蒂奇早期教育指导手册

"波蒂奇早期教育指导手册"（Portage Guide to Early Education）由 Portage 在 1975 年正式出版，为了心智障碍者的早期干预而设计，适用于 0 ~ 6 岁儿童课程计划的拟订。台湾财团法人双溪启智文教基金会于 1984 年翻译，修订成为巡回教师指导父母亲在家中训练特殊儿童的指导教材。使用本指导手册并不需经过特殊训练，但需详阅指导手册。

另有一套针对波蒂奇动作技巧的训练指导的详细说明，简称 GEMS。分五个发展领域：生活自理、动作、社会行为、语言、认知（0 ~ 6 岁），以及一个单项的婴儿刺激活动（0 ~ 1 岁），每一年龄层（各发展领域）约有 10 项（余鸿荣等，1994；姜忠信，1994；White et al.，1994；姜忠信，1997）。

三、学前特殊教育课程

"学前特殊教育课程"由王天苗主编，2000 年出版，适用于 0 ~ 6 岁发展迟缓的儿童，本课程分为"教师用"以及"家长用"两部分，又分"一般发展课程"（见表 3-12）与"特殊训练课程"。"教师用"课程可协助特殊教育教师、一般教师或其他相关专业人员评估儿童各项能力的发展状况，进而依据结果拟订合适的个别化教育计划；"家长用"课程可协助发展迟缓幼儿家长掌握儿童的发展情形，并参考课程指引手册所提供的建议教导子女。本课程不仅可协助教师、相关专业人员和家长对幼儿进行能力评估，依据评估结果进行教学或教导，也可帮助教师和家长运用"检核手册"与"课程指引手册"交换幼儿发展能力状况、教导方法及追踪幼儿进展，有助于双向沟通。多家机构也有编有多种教材，如"中重度智障者功能性教学纲要"（赖美智，1996）。

表 3-12 学前特殊教育课程内容

领域	能力	项目
感官知觉能力	视觉、听觉、嗅觉、痛觉与温度觉、本体感觉、前庭本体整合、动作计划	8 项副领域 35 个课程目标
粗大动作能力	非移位、移位、平衡、丢接物、体能活动	5 项副领域 53 个课程目标
精细动作能力	手部基本动作、手部操作、运笔、居家手操作、美劳活动	5 项副领域 49 个课程目标
认知能力	专注力、记忆、推理思考、概念、基本学科能力	5 项副领域 33 个课程目标
一般发展课程		
沟通能力	理解、表达	2 项副领域 33 个课程目标
社会情绪能力	人际互动、家庭与责任、环境适应、情绪	4 项副领域 29 个课程目标
自理及居家生活能力	饮食、衣着、如厕、清洁卫生、安全、居家活动	6 项副领域 61 个课程目标
特殊训练课程		
定向行动训练	感官知觉、空间方向、路标线索、行动能力	4 项副领域 15 个课程目标
听读与说话训练	听读、说话	2 项副领域 45 个课程目标

整理自：王天苗，学前特殊教育课程，2000.

四、卡罗来纳儿童课程

"卡罗来纳儿童课程"（Carolina Curriculum for Infants and Toddlers with Special Needs，CCITSN）是为出生至 36 个月大，有特殊需求的儿童所设计的系统化课程，它直接结合评估与训练活动来促进幼儿尚未达到的技能。家长与专业人员可以参考 CCITSN 的评估项目，找出幼儿的强项与弱点，制订训练目标，并将训练活动融合至日常生活作息（Johnson-Martin et al.，2004），已有中译版（张嘉芸与黄湘茹，2008）。台湾研究显示其是家长课程或到宅康复的有用课程（谢仔鑫等，2009；廖华芳等，2010）。

第十二节　家庭环境评估

儿童早期干预计划，依照生态模式，须了解环境对幼儿发展的影响，所以评估时，除了儿童能力外，也包括其生活场域。家庭功能评估则包含：家庭的需求、社会支持、压力、服务的满意度、父母的角色、家庭成员互动（包括亲子互动）形态等（Mitchell，1991）。

一、家庭社经地位

"家庭社经地位"有许多测量的方式，最常使用的方式为通过综合家庭收入、家长教育程度及职业地位来评估（Bradley & Corwyn，2002）。1975 年 Hollingshead 利用教育程度及职业地位二因素指标（Hollingshead，1975）来测量 SES。1973 年 Rin 等人（1973）依据 Hollingshead 的职业及教育程度二因素，并采用美国职业标准分类，将职业人员分为高级专业大企业主、次级专业管理职位、中小企业行政人员、职员小店主、熟练员工、准熟练员工及不熟练员工；教育程度则分为研究生、大专院校毕业、大专院校肄业、高中职毕业、高中职肄、中学及小学、无学历等七个等级。将职业评定与教育程度两者交错比对后可得出社经地位 I 到 V 五个阶层。Hollingshead 认为家庭社经地位为多向度的综合指标，因此在 1975 年，发展四因素指标（Hollingshead，1975）包括职业、教育程度、婚姻状态及性别，利用这四因素的得分及权重将家庭社经地位分为 I 到 V 级（Hollingshead，1975）。研究显示家庭社经地位与儿童健康及发展呈现中低度相关，影响这些相关的因素主要包括父母婚姻状态、社会资源及父母压力处理等（Bradley & Corwyn，2002）。

二、家庭环境评量表

"家庭环境评量表"（Home Observation for Measurement of the Environment Inventory，HOME）是目前最广泛被使用来评估幼儿生活环境品质的量表。由 Caldwell、Heider 及 Kaplan 等人设计而成，是一套可信度高、容易学习，并且临床容易使用的儿童环境评量工具，结合了观察及会谈的技巧（Bettye et al.，2003）。其所涵盖的 ICF-CY 的编码范围为 e1、e3 及 e4。根据年龄与障碍分为九个版本，适用 0 ~ 15 岁一般儿童及身心障碍儿童。其中六个版本适用于六岁以下儿童，分别为：0 ~ 3 岁儿童版、3 ~ 6 岁早期儿童版、儿童照护儿童版、儿童照护早期儿童版、失能儿童版、失能早期儿童版（Caldwel & Bradley，2003）。

执行方式是儿童清醒时，访视员在儿童的家中观察儿童表现及亲子互动状况，并配合半结构式的会谈，约需 1 小时。其目的在于了解儿童在家中的日常生活事件，并观察儿童或亲子间自然的行为反应，因此访视员必须营造自然的气氛，避免让家庭感到受侵犯或威胁。

"0～3 岁儿童版"（45 题）及"失能儿童版"（53 题）的 6 个分量表包括："反应度""接纳度""生活安排""学习材料""参与程度""变化性"。"反应度"指母亲对儿童的情绪、行为及语言反应度；"接纳度"指母亲对儿童行为的接纳度并避免限制或处罚孩子；"生活安排"指母亲对儿童日常生活与环境的安排；"学习材料"指母亲提供的适当的游戏与学习材料；"参与程度"指母亲关心儿童发展的程度；"变化性"指儿童日常生活刺激的变化性。"3～6 岁早期儿童版"（55 题）及"失能早期儿童版"（65 题）的 8 个分量表包括："学习材料"（指玩具、材料及读物），"语言刺激"，"物理性环境"，"反应度"（引以为傲、情感及温暖），"学业刺激"（指提供学业行为的刺激），"示范"（指示范及鼓励成熟的社会性行为），"变化性"，"接纳度"（指无身体处罚或对儿童大吼）（Caldwel & Bradley，2003）。

测试者间信度一致性为 75%～90%；具 6 个月至 24 个月之间的稳定性 $r = 0.62$（Bettye et al.，2003）。HOME 分数与儿童发展有关（Bradley et al.，1989；Baydar & Gunn-Brooks，1991）。Caldwell 等人的原始设计是希望 HOME 成为诊断性工具，但作为诊断性工具的效果仍未建立。但其具有对智商的预测效度，包含敏感度及特异度。6 个月时的 HOME 分数预测 3 岁智商低于 80 的敏感度为 70%。HOME 预测儿童可能发展成为高于平均智商的特异度为 70%（Bradley & Caldwel，1977）。

三、动作发展—家庭环境的行动机会信息量表

"动作发展—家庭环境的行动机会信息量表"（Affordances in the Home Environment for Motor Development，AHEMD）由 Rodrigues 等人于 2005 年发展，分为 18～42 个月版本（Rodrigues，2005）及 3～18 个月版本（Caçola et al.，2011）。其设计的目的是评估与儿童动作发展相关的家庭环境。18～42 个月版本共 67 题；3～18 个月版本共 56 题。谢等人取得原作者同意，将 18～42 个月版翻译成中文，可于网络下载（Hsieh et al.，2011）。题目包括五个分量表："室外空间""室内空间""精细动作玩具""粗大动作玩具""刺激的变化性"。其中前四个分量表题目皆与家中物理环境内容相关，"刺激的变化性"则有部分题目不属于物理环境。量表测量方式为家长自填，家长所需时间为 30～40 分钟。"室外空间"及"室内空间"每题的计分方式为两分制：0 分（没

有）及 1 分（有）；"精细动作玩具"及"粗大动作玩具"的计分方式为李克特量表：0 分（0 个玩具）至 5 分（大于等于 5 个玩具）；"刺激的变化性"则包含两分制、李克特量表及时间记录。将每个分量表的原始分数各自加总，再经常模对照，可得五个分量表的标准分数，再将其加总得总量表的标准分数。总量表的标准分数范围介于 5 ～ 20 分；小于 9 分为较差的家庭环境；9 ～ 16 分为一般；大于 16 分为良好（Rodrigues & Saraiva，2005）。

"AHEMD 18 ～ 42 个月版"对一般儿童的内部一致性系数为 0.87，与直接观察的聚敛效度 r=0.93，属于良好。"AHEMD 18 ～ 42 个月版"经过验证性因素分析得到上述五个因素良好的适配度。"室内空间"及"刺激的变化性"分量表与"皮巴迪动作评量表第二版"（PDMS-2）的粗大动作发展商数及整体动作发展商数有显著相关，且"AHEMD18 ～ 42 个月版"分量表分数较低者，其 PDMS-2 的粗大动作发展商数及整体动作发展商数也较低（Rodrigues & Saraiva，2005）。"中文版 AHEMD 18 ～ 42 个月版"的研究结果显示内在一致性 X 系数除了"刺激的变化性"分测验为 0.46 外，其余为 0.74 ～ 0.93，再测信度除了"刺激的变化性"较差外，其余 ICC 信度系数为 0.81 ～ 0.98。此外，该量表部分分测验与 HOME 的"0 ～ 3 岁儿童版"及"失能儿童版"的部分分测验显示具统计上显著意义的聚敛效度，且两者的总量表分数达中等的相关（Hsieh et al.，2011）。"AHEMD 3 ～ 18 个月版"的再测信度为 ICC=0.74 ～ 0.94。与 AIMS 总分间相关为 r=0.23（Caçola et al.，2011）。

四、亲职压力指数

"亲职压力指数"（Parent Stress Index，PSI）及"亲职压力指数简短版"（Parent Stress Index Short Form，PSI/SF）为 Abidin 于 1983 年发行，最近的第三版为 1995 年发行（Abidin，1995）。PSI 可用来了解亲职的压力，作为评估影响亲子关系的压力源的工具。PSI 共有三个分量表：①儿童分量表包括：适应性、接纳性、强求性、情绪 / 心情、过动 / 无法专注、子女增强父母；②父母分量表包括：忧郁、亲职角色投入、亲职角色限制、亲职能力、社会孤立、夫妻关系、父母健康状况；③生活压力。三个分量表共有 120 题。

在 PSI 心理计量部分，儿童因素、父母因素及生活压力三分量表的 Cronbach's α 内部一致性系数分别为 0.70 ～ 0.90、0.70 ～ 0.93 及 0.95。建构效度方面，经由因素分析得儿童分量表六个因素及父母分量表七个因素（Abidin，1995）。同时效度方面 PSI 也与"贝克忧郁量表"（Beck Depression Inventory）有显著相关（Abidin，1995）。PSI/SF 则由 PSI 挑选 36 题，经由因素分析可归纳为三个因素，也形成了 PSI/SF 的三个分量表：亲职愁苦、亲子互动失调、困难儿童。"亲职愁苦"为评估身为父母在履行亲职角色时所感受到的压力及其人格特质或某些情境因素等影响父母对亲职压力的感受。"亲子互动失调"评估在父母与子女互动过程中，子女的表现是否符合父母的期待，与孩子的互动在父母的生活中是否为一个负向的因素。"困难儿童"为评估孩子拥有某些行为特征让父母觉得处理起来较容易或较困难。PSI 及 PSI/SF 均可将分量表的分数加总得到总量表的原始总分，分数越高代表其亲职的压力越大，代表在亲子互动上呈现越高的亲职压力。亦可将原始分数对照测验题本上的常模转换为百分比分数，15%～80% 属于正常范围，若大于 85% 表示有较高的亲职压力（Abidin，1995）。

在台湾，PSI 及 PSI/SF 皆已被中文化。PSI 由翁毓秀教授翻译并建立台湾常模，各分量表 Cronbach's α 内部一致性系数为 0.49～0.78（翁毓秀，2003）。PSI/SF 则由郑素芳教授翻译为中文。在心理计量学部分显示有良好的内部一致性（Cronbach's α =0.88～0.95），中等至良好的再测信度（ICCs= 0.68～0.85）。建构效度方面，进行因素分析得到如三个分量表的三个因素。与原版亲职压力指标的聚敛效度显示中等至良好的相关（总量表相关系数 r 值为 0.94；分测验之间的相关系数 r 值为 0.49～0.92）（Wu & Hsieh，2008）。

五、婴儿发展知识量表

"婴儿发展知识量表"（Knowledge of Infant Development Inventory，KIDI）用来评估父母对于一般儿童亲职教养、发展过程和婴儿发展里程碑的知识，适用于两岁以下儿童的父母或主要照顾者。可作为诊断高危险父母的评估工具或作为亲职教育干预的评量。KIDI 共包含 75 题，为家长自填的问卷，初中教育程度应可填答，约 20 分钟可完成此量表。此量表的题目内容文化中立，在不同社经群体的结果无太大的差异（MacPhee，1981）。

此量表包含四个方面：①发展常模与里程碑；②发展原则；③亲职；④儿童健康与安全。不同题目使用不同的量表：部分题目的选项为同意、不同意、不确定；部分题目的选项为同意、较大年龄才会、较小年龄就会、不确定；部分题目为五个选项内容的选择题。根据每个题目的回答结果，正确为 1 分，错误为 –1 分，不确定为 0 分。可用尝试百分比［（总题数 – 回答不确定的题数）/ 总题数］、正确百分比［正确的题数 /（总题数 – 回答不确定的题数）］、全部正确百分比（正确的题数 / 总题数）三种方式计算总分。心理计量学的研究显示内部一致性为 0.50～0.82，有适当的再测信度（ICC= 0.80～0.92）。在效度方面，与"爱普斯顿知识量表"（Epstein's Knowledge Scale）的聚敛效度显示中度的相关（r= 0.41），与"与儿童经验目录量表"（Catalog of Previous Experience with Infants）显示有低度的相关（r =0.20 ～ 0.30）（MacPhee，1981）。

过去的研究已使用"婴儿发展知识量表"探讨父母的知识对于亲职能力、亲子互动及儿童发展的影响。研究发现母亲有良好的婴儿发展知识相较于母亲的婴儿发展知识不足在家庭生活环境质量上有显著的差异，"婴儿发展知识量表"较佳者提供的生活环境质量亦较好。此外，母亲的发展知识显著地预测儿童在发展的表现，可解释约 34% 的变异性（MacPhee，1981）。另一篇研究也使用"婴儿发展知识量表"探讨母亲的知识及心理状态对于执行居家安全措施的影响，有心理忧郁的母亲接受关于儿童发展知识的教育后，可以有效地减少家中的危险因素并在家中装置适当的安全设备来预防儿童在家中受意外伤害（Zolotor & Burchinal，2008）。

六、儿童教导量表

"儿童教导量表"（Nursing Child Assessment Teaching Scale，NCATS）于 1994 年出版。NCATS 是一套适用在临床或居家环境来系统性地观察儿童及其家庭亲子互动的评估方法（Sumner & Spietz，1994）。NCATS 的发展理论基于 Barnard 所提出的亲子互动模型，此模型说明正向且持续的亲子互动来自于儿童及家长／照顾者双方面的贡献。此理论也构筑了 NCATS 主要测量架构。NCATS 包含了①家长／照顾者层面（四个分量表）：敏感度、减低不适、帮助社会情绪成长及帮助认知成长；②儿童才能免（二个分量表）：清晰的线索、反应度。其施测方式是借由 NCATS 手册内所提供的教导活动，家长／照顾者选择一项婴幼儿目前还不会的活动来教导，借由受过 NCATS 认证训练的专业人员观察并记录，观察过程 1 ～ 5 分钟。NCATS 的观察题项包含儿童及家长／照顾者两层面的六个分量表，共 73 题（Sumner & Spietz，1994）。

在心理计量特性方面，各分量表内部一致性信度系数为 0.52 ～ 0.80，再测信度方面，家长／照顾者层面的概化系数为 0.85，而儿童层面为 0.55。NCATS 家长／照顾者层面总分与 HOME 的同时效度为 0.46 ～ 0.61，与 BSID 的 MDI 为 0.46，PDI 为 0.28。儿童层面总分与 HOME 的同时效度为 0.08 ～ 0.28，与 BSID 的 MDI 为 0.28，PDI 为 0.34。在区辨效度方面，高风险的亲子问题，如药物滥用、问题家庭等，其 NCATS 的部分分数也显著较低（Sumner & Spietz，1994）。

第十三节　儿童动机与玩兴评估

一、精熟动机问卷量表

精熟动机为先天就有，让人有欲望且持续去对环境产生行动以探索或精熟所进行的任务（Morgan et al.，1995）。幼儿的精熟动机为影响日后动机或其他功能领域发展的重要因素之一。

精熟动机问卷量表（Dimensions of Mastery Questionnaire，DMQ）为摩根（Morgan）等人于 1980 年开始发展，经多次修正，目前 DMQ-17 版为在 1997年发展出的家长 / 教师 / 儿童自填式问卷，由主要照顾者根据平日对自己幼儿行为的观察与了解，填答 DMQ 问卷（Morgan et al.，2006）。其题目内容主要根据幼儿精熟动机的构想，包含三个领域及两种行为指标。三个领域依据想要精熟的目标任务的特性不同而分为：物体导向、粗大动作及社会精熟动机；两个行为指标则分为工具性指标和表达性指标，其中以幼儿持续作出目标性导向的行为时间长短为工具性指标；表达性行为指标则是幼儿在执行任务中，流露出正向情绪次数的多少或负向情绪次数的多少。精熟动机问卷依照上述概念分为七个分量表，其中物体导向持续度、粗大动作持续度、与大人社交持续度、与幼儿社交持续度四个分量表为评估三个领域的工具性指标，精熟愉悦与失败的负向反应分量表为表达性指标的评估；另有一般能力分量表，不属于精熟动机的特质，但与精熟动机有关。DMQ-17 版依儿童年龄与填答者共分 5 个版本，每个版本皆 45 题，即婴儿版（6 ~ 18 个月）、学前版（1.5 ~ 5 岁）、成人填答小学版（6 ~ 12 岁）、自填小学版（6 ~ 12 岁）与自填中学版（13 ~ 19 岁）。其信度除自填小学版两个分量表外，Cronbach's α 与再测信度皆 ≥ 0.7（Morgan et al.，2006）。DMQ 于各年龄层已具备可接受的信效度证据（Morgan et al.，2012）。廖等人已经过 Morgan 教授同意，将婴儿版与学前版翻译成中文，台湾地区研究显示中文学前版 DMQ 于 2 ~ 3 岁儿童具稳定性，早期某些家庭环境变量会与学前版 DMQ 分量表分数有显著相关（Wang et al.，2011）。然而由父母主观填写的DMQ 可能低估发展迟缓幼儿的精熟动机（Morgan et al.，2012）。

二、玩兴测验

儿童游戏涵盖了游戏活动、游戏技巧及玩兴三大部分。玩兴为儿童游戏其中一个方面，是儿童玩游戏的方式，也是儿童游戏最重要的一部分（Barnett，1991）。玩兴包含四个方面：内在动机、制握信念、现实悬置的自由度、结构。这四个方面分别代表由内而生促使参与活动的意愿、儿童主导本身的行动、儿童不受现实的限制、儿童能够了解社交性提示（Skard & Bundy，2008）。

"玩兴测验"（Test of Playfulness，ToP）为 Bundy 等人依据上述的玩兴所设计的系统性的观察记录量表，用来观察记录孩童与大人玩或与同伴玩 10～15 分钟的过程中的玩兴，共包含 31 个观察题项（Skard & Bundy，2008）。依据各题项的目的分别测量游戏行为的频繁度、强度及技巧。频繁度，计分方式为 0 分（很少或不曾发生）～3 分（几乎总是）；强度代表行为发生的程度，计分方式为 0 分（不强烈）～3 分（非常强烈）；技巧代表游戏技巧纯熟度，计分方式为 0 分（没有技巧）～3 分（技巧纯熟）。

其心理计量分析，主要以项目反应理论中的罗序分析来确立其项目及个人的信度及其玩兴的单向度建构（Bundy & Nelson，2001）。其他研究也显示，玩兴与儿童未来的适应能力及因应方式有关（Hess & Bundy，2003）。

第十四节　其他儿童相关评估工具

理想状况下，应该在儿童自然环境里进行发展评估，然而大部分发展诊断评估都是在少干扰的实验室里进行。为补足发展诊断评估的不足，以下提供几个临床参考使用的评估工具。此外，由于儿童的功能表现，除个人发展能力，也受个人及环境等因素影响，其他于早期康复中，个人认为有助于临床决策的评估工具也一并介绍。

一、粗大动作功能分类系统

在脑性瘫痪儿童的分类上，"粗大动作功能分类系统"（GMFCS）为全球通用的客观分类，具信效度（Palisano et al.，2000；Palisano et al.，1997）。此量表依脑性瘫痪儿童行走及坐姿下的功能独立能力分类，共分 5 个阶级。

二、感觉动作观察表

"感觉动作观察表"为 Hall 等人所建议的，可以由儿童在自然环境之下观察，以了解其感觉动作能力。包括 8 大部分：总体的动作表现、肌肉张力／肌力／耐力、对感觉的反应、游玩时使用的静态姿势、在游玩时的可动性、其他发展的里程碑、抓握及物体操作、动作计划（表 3-13 为部分内容），因此可适合跨专业团队评估使用（Hall，1993）。

表 3-13　感觉动作观察表

（一）总体的动作表现

例：身体表征

1. 儿童的身体异常特征：

2. 身高及体重与年龄是否相符？（是或否）

（二）肌肉张力／肌力／耐力

例：正常肌肉张力的特征

1. 身体左右边不论看起来或动作表现是否均一样？（是或否）

2. 儿童采取的姿势是否多样化？（是或否）

3. 当姿势改变时动作看来是否协调？（是或否）

（三）对感觉的反应

例：触觉

1. 对触觉刺激是否有反应？（是或否）

2. 对触觉刺激是否有愉悦的反应？（是或否）

（四）游玩时使用的静态姿势

例：站立

1. 是否需要抱着才可以站立？（是或否）

2. 是否需要支持才可以站立？（是或否）

3. 在站姿下可否维持头部直立？（是或否）

4. 可否独自稳固地靠着矮桌站立？（是或否）

5. 可否独自站立不需任何支持？（是或否）可站多久？

6. 站立时两脚距离：

7. 站立时手臂是否高举？（是或否）

8. 身体两侧功能是否一样好？（是或否）

（五）在游玩时的可动性

例：坐姿

1. 在坐姿下是否会原地转圈？（是或否）

2. 是否会以坐姿往前挪动？（是或否）

3. 可否独立由其他姿势变为坐姿或由坐姿变为其他姿势？（是或否）

①可否由俯趴变为坐姿及由坐姿变为俯趴？（是或否）

②可否由坐姿变为四足跪及四足跪变为坐姿？（是或否）

③左右两侧是否均可？（是或否）

（六）其他发展的里程碑

例：玩球技巧：丢球

1. 儿童能丢的球大小：

2. 丢球时两脚可否站得稳？（是或否）

3. 当丢球时手往前，同侧脚会一起向前吗？（是或否）

4. 当丢球时手往前，异侧脚会一起往前吗？（是或否）

（七）抓握及物体操作

例：在抓握及操作物体时头及躯干的控制

1. 当把玩玩具时是否可保持头部及躯干直立？（是或否）

2. 当伸手拿东西时是否会用手臂帮助支持以使自己不跌倒？（是或否）

（八）动作计划

例：借行为表现显示身体于空间中的知觉

1. 可否在示范或教授后可将动作表现出来？（是或否）

2. 在游乐场中可否上、下、穿越其游乐设施？（是或否）

3. 在动作中是否可以改变动作方向？（是或否）

4. 在动作中视觉是否过度追踪？（是或否）

摘自 Hall S：Observation of sensory motor development. In Linder TW（ed）. Transdisciplinary Play Based Assessment，P153-160，1993.

三、感觉量表

现有"幼儿感觉发展检核表""儿童感觉发展检核表"与"婴儿／儿童感觉量表"，其简介如下。

（一）"幼儿感觉发展检核表"

该表源自 1989 年台北市立师院特殊教育中心出版的"儿童感觉发展检核表"。"幼儿感觉发展检核表"有 1996 年台湾地区 3 ~ 6 岁就读幼托园所的 717 位幼儿样本常模，然而 3 岁儿童仅 24 位。由熟悉该幼儿情形的照顾者填写检核表。内容有 50 题，每题 1 ~ 5 分。其设计根据感觉统合理论，因此可以了解儿童感觉统合失常的 5 个方面的表现，并筛查出 5 个综合征。其分布如下（李月卿与郑信雄，1996）：

1. 前庭和双侧大脑分化失常（前庭反应不足）（10 题）

包括前庭平衡系统所掌管有关方向、距离、速度等感觉，肌肉张力，眼球追踪注视能力和手侧化等失常，以及行为和学习上的困难。

2. 触觉防御（感觉敏感抑制困难）（19 题）

有关防御性轻触和其他感觉反应过度，有抑制和统整上的困难，引起表面触觉过度敏感和好恶矛盾的心绪行为，以及脾气敏感固执等情形。

3. 发育性运用障碍（8 题）

因触觉区辨和身体形象发展欠佳，所引起运用身躯手脚或动作上的笨拙，无法建立整洁和迅速的习惯等相关情形。

4. 空间和形状视觉失常（4 题）

视觉低层次处理欠佳所引起视知觉和学习困难的情形。

5. 重力不安全症（9 题）

前庭平衡系统对地心引力或加速度过度敏感的情形。

由家长填写的检核表原始分数，可得 5 个感觉统合失常向度与总表的 t 分数与百分等级，t 分数平均值为 50，标准差为 10。因此 t 分数 >40 为正常范围，30 ~ 40 为轻度感觉统合失常，≤ 30 为疑似重度感觉统合失常。

幼儿感觉发展检核表信效度资料如下：

1. 信度

□内部一致性：Cronbach's α 系数为 0.92。

□重测信度：四周前后原始分数相关系数 r = 0.62 ~ 0.74。

□测量标准误：各年龄层与各向度的原始分数以折半系数推估为 1.6 ~ 7.1。

2. 效度

□已知群体效度：以老师对幼儿的适应能力分类，其适应能力有显著障碍者感觉统合失常分数显著较高。启智班儿童的分数亦高于一般班幼儿。

□建构效度：编制者在使用手册中提及使用因素分析，证实 5 个方面的建构效度，但未提供详细统计值。其原始总分有随年龄增加而下降的趋势。

（二）"婴儿／儿童感觉量表"

"婴儿／儿童感觉量表"（Infant/Toddler Sensory Profile）由唐氏所发展（Dunn，2002），是由父母填写的量表，用以评估 0 ~ 6 个月与 7 ~ 36 个月两年龄层儿童于日常生活的感觉处理能力。两年龄层的量表分别有 36/48 题，分别属于一般知觉（6/3 题）、听觉处理（9/10 题）、视觉处理（7/7 题）、触觉处理（6/15 题）、前庭觉处理（8/6 题）、口腔感觉处理（0/7 题）等感觉区。每题计分为 5 分制：分为 1 分（总是）、2 分（经常）、3 分（偶尔）、4 分（很少）、5 分（从不）。除一般知觉区的信度不良外，分别加总可得各感觉区的分数；此量表经由因素分析，有依"唐氏感觉信息处理模式"的四个象限型，包括低登录量、感觉寻求、感觉敏感、感觉逃避（Dunn，2002）（见表 3-14），因此又可得四个象限型的分数，加总感觉敏感与逃避感觉刺激两象限分数又可得低阈值分数。由各感觉区与象限型原始分数对照常模，高或低于平均值 2 个标准差都表示感觉处理有问题（Dunn，2002）。

表 3-14　"婴儿／儿童感觉量表"的四个象限

神经阈值	行为反应及自我调节	
	相一致	相抗衡
高（习惯化）	低登录量	感觉寻求
低（敏感）	感觉敏感	感觉逃避

唐氏提出"唐氏感觉信息处理模式"，以解释个体对感觉刺激的反应形态。在此模式中，儿童的行为或表现与感觉处理有关，行为反应或自我调节持续与神经阈值及感觉刺激互动。儿童对感觉经验的反应，可依两个维度划分为四个象限。第一个维度为神经阈值的高低，阈值较低的儿童，些微的刺激就能引起反应（过度敏感）；相反地，阈值较高的儿童，则需要较大量的刺激，才会引起反应（过度迟钝）；另一个维度为儿童与本身神经统阈值特性相一致或相抗衡的行为反应及自我调节（曾美惠，2004）。属低登录量象限型幼儿特征是对外界事务没有兴趣，显得没有活力；寻求感觉刺激型特征是持续精力充沛地跟周围互动，常会干

扰别人；感觉敏感型是容易分心，且有些会有多动的行为；感觉逃避型则是主动地去避免感觉刺激超过阈值，所以，有时表现出破坏性行为，或是在日常生活中有些仪式性行为。

整个量表内在一致性（Cronbach's α =0.47 ～ 0.91），部分感觉区与象限型良好。具再测信度，再测相关系数 r= 0.74；四个象限 SEM 范围为 1.91 ～ 4.11。内容效度可，也具聚敛效度、区辨效度以及由探索性因素分析所得的建构效度（Dunn，2002）。

四、脸部表情图疼痛量表

儿童自我报告的疼痛测量适合 3 岁以上儿童使用。脸部表情图疼痛量表（Faces Pain Scale，FPS）提供 4 ～ 16 岁儿童自评的疼痛程度。其量表为由左到右七个脸部表情的图案，越近左边的脸显示越少痛苦，代表疼痛越少；越近右边的脸孔代表痛苦越多，代表疼痛越严重（Bieri et al.，1990）。

脸部表情图疼痛量表—修订版（Faces Pain Scale-Revised，FPS-R）由FPS修改而来。其目的在于使脸部表情图疼痛量表的计分方式可转换成 0 ～ 10 分，并将原来七个脸孔换成六个脸孔，对应分数为 0、2、4、6、8、10 分。

心理计量特性方面，FPS 显示良好的再测信度(Bieri et al.，1990)。效度方面，此量表发展时，经由 6 岁及 8 岁儿童将这一系列脸部表情依照疼痛痛苦程度排序，64% ～ 86% 的儿童能正确排序，显示量表的脸部表情能依序代表儿童所知觉的疼痛程度（Bieri et al.，1990）。同时效度方面，FPS-R 也显示与颜色类比量表（Coloured Analogue Scale）呈现高度向相关（ r=0.83 ～ 0.90）；与脸部表情情感量表（Faces Affective Scale，FAS）的相关为 r= 32 （Miró & Huguet，2004）。

五、日常生活作息表

"儿童家中日常生活作息表"可协助专业人员全面了解儿童一天生活作息的安排（表 3-15），并据此找出优先处理的功能性活动，进一步配合家庭日常生活作息进行活动与居家环境安排，使照顾者可以将康复计划融合在日常生活当中，附录 3-1 为一个范例。表 3-16 为"学生参与一般课堂评估表"，专业人员可以根据评估表与老师访谈或实际访视，了解学生在这些课堂活动中的表现及问题，并设计相关的活动与建议（Hall，1993）。

表 3-15　儿童家中日常生活作息表

时间	活动名称与内容	场所	照顾者	建议事项
	起床			
	早餐			
	游戏（例）			
	午餐			
	外出散步（例）			
	晚餐			
	看电视（例）			
	睡觉			
	其他说明			

表 3-16　学生参与一般课堂评估表

学生：_____　　年级、课程和上课时间：_____

老师：_____　　暖身时间：_____　　教室号码：_____

学生数：_____　　评估者：_____　　日期：_____

计分记号	解释说明
+	学生持续表现该题所陈述的行为
+ ／ -	学生有时候会表现该题所陈述的行为
-	学生很少或从不表现该题所陈述的行为
NA	该题目并不适合这个学生或班级

教室例行课程和活动

题目	计分与说明	题目	计分与说明
1. 准时进入教室		11. 可适当地和同学共享教具	
2. 准时坐在教室		12. 适当地应用教具	
3. 可依课程需要更动座位、作活动		13. 把用完的教具放回原位	
4. 开始做功课		14. 安全地使用教室的器具和设备	
5. 可持续在功课上		15. 可以和同伴合作	
6. 不适应例行的课程活动		16. 可以和小组合作	
7. 完成功课		17. 在学习功课上表现竞争力	
8. 可接受异于平常的课程活动		18. 可随时接受帮忙	
9. 遵守教室规则		19. 检查自己的作业	
10. 放好＼携带课堂所需的东西		20. 可接受批评／修正错误行为	

摘自：Rainforth B. & York-Barr J., 1997：136.

六、气质量表

在康复过程中，儿童的个性与行为问题常是治疗师的挑战，也是家长最需咨询之处，有典型行为问题当然需照会小儿精神科或临床心理师，然而一般儿童的行为处理，则有一些量表可以协助。"气质量表"（Temperament Scale）主要测量儿童的先天气质，气质为每个人先天决定，一个儿童对内在或外在刺激反应的方式，会受环境影响。台湾大学儿童心智科多年来进行台湾常模建立事宜，目前有 4 ~ 8 个月"婴儿气质量表"、1 ~ 2 岁"幼儿气质量表"、3 ~ 7 岁"儿童气质量表"，以及"青少年气质量表"，可适合多样年龄层使用（徐澄清，2003）。婴儿与生俱来对刺激的反应分为下列 9 个独立、具体且可量化的行为因素：

（1）活动量。

（2）规律性。

（3）注意力分散。

（4）趋避性。

（5）适应度。

（6）坚持度。

（7）反应阈。

（8）反应强度。

（9）情绪本质。

"中文版幼儿气质量表"（Chinese Toddler Temperament Scale，CTTS）为邹国苏等人根据 Carey 和 McDevitt 在 1982 年发展出的适用于 1 ~ 3 岁幼儿的气质量表（Toddler Temperament Scale，TTS）进行了中文化，进而评估台北市 308 位 1 ~ 3 岁幼儿的气质而成（邹国苏等，1987）。CTTS 共 97 题，每个题目按表现的频率和程度分为从不、很少、偶尔、有时、常常、总是等 6 个选项。TTS 内在一致性在 1 岁组（12 ~ 23 月）为 0.70，在 2 岁组（24 ~ 36 月）为 0.72；相隔一个月的再测信度为 0.69 ~ 0.89。Carey 指出在儿童期，9 个因素中规律性、趋避性、适应度、反应强度及情绪本质合为 A 因素。A 因素会影响到亲子关系、照顾者主观上带养的难易程度、社会化过程的顺利、日后学习及行为问题的产生（Carey，1970）。Carey 按照 A 因素将所有儿童分为难相处型、慢吞吞型、中间偏难型、中间偏易型及乐天型 5 个类型。难相处型特征为：规律性差、逃避性、适应度低、反应强度高、情绪本质负向。乐天型则很有规律性、趋性、适应度高、反应强度适中、情绪本质正向。慢吞吞型特征为：规律性可、避性、适应度低、反应强度低、情绪本质负向。台湾地区的研究显示乐天型气质对幼儿社会适应展较有利，但对学龄前儿童的发展无显著影响（Hwang et al.，2009）。早期干预者或父母借由了解儿童的反应特性因材施教，不仅可增加儿童在康复中的配合度，也可促进其发展潜能。

七、社会性发展与观察

治疗师必须了解并观察儿童的社会性发展，尤其依附关系与依附质量，依附是儿童寻求并企图保持与另一个人亲密关系的现象。

最常用来测量 1~2 岁幼儿与其照顾者依附品质的是陌生情境测验。其安排了 8 个情节，观察照顾者安全堡垒、陌生人焦虑、分离焦虑、重聚行为与被陌生人安抚的能力（Shaffer，2002）。

对于 2 岁以上儿童依附质量的评量方法为"依附 Q 量表"（Attachment Q-set），依附 Q 量表适用 1~5 岁儿童，可在自然情境下观察。受过训练的观察者使用依附 Q 量表所得结果与陌生情境的依附分类一致性相当高（Shaffer，2002）。

八、亚培格计分系统

亚培格计分系统（Apgar Scoring System）在 1953 年由亚培格氏（Virginia Apgar）制订出来（表 3-17），用以评估新生儿的生理状态，包括了五个项目，即：心跳、呼吸、肌肉张力、呕吐反射、皮肤颜色。分别在出生后第一分钟与第五分钟施测，若有问题于第十分钟时再施测一次。计分方式为：完全没有为 0 分，可看出为 1 分，标准情况为 2 分；因此总分范围为 0~10 分（Apgar，1953）。若总分过低（0~4 分），显示这婴儿需紧急处理；5~7 分，则需某些医疗处理并密切监督，未来也可能需要追踪检查。但这个分数并不能表示这孩子有发展障碍（Blascoe，2001）。研究发现，亚培格分数与胎儿心跳、智商、新生儿死亡率、母体在分娩时使用的药物方面等因素有不同程度的相关性（Self & Horowitz，1979）。

表 3-17　亚培格计分系统

	计分		
	0	1	2
心跳	无	< 100 下 / 分	> 100 下 / 分
呼吸	无	不规律	正常哭声
肌肉张力	松软	有点屈曲	主动动作
呕吐反射	无	做鬼脸	打喷嚏、咳嗽
皮肤颜色	全身蓝色	躯干粉红，但四肢发青	全身都是粉红

九、ICF-CY 问卷

相继 ICF 于 2001 年发表以来，世界卫生组织随即在 2003 年开始组成国际工作小组来进行国际健康功能与身心障碍分类系统 – 儿童及青少年版（ICF-CY）的编写。同时，为了促进临床运用及相关的田野测试流程，也同时发展了不同年龄层的 ICF-CY 问卷，由专家共同决定各年龄层在评估或干预时最重要的项目（黄霭雯等，2009）。包括：

☐ 0 ~ 3 岁

☐ 3 ~ 6 岁

☐ 7 ~ 12 岁

☐ 13 ~ 18 岁

此短版的 ICF-CY 编码组合，可避免 ICF-CY 庞大的编码所造成的应用困难问题，并可协助描述不同年龄层儿童个人特质及环境影响的侧面图。

第十五节　健康相关生活质量评估工具

一、子女健康问卷

"子女健康问卷"（Child Health Questionnaire，CHQ）为适用于 5 ~ 18 岁儿童的一系列生活质量问卷，答题方式以 4 ~ 6 分制的李克特量表回答。这一系列生活品质问卷分为家长填写版及儿童自填版。其内容包括 14 个不同的生理及社会心理概念，如身体／生理功能、角色／社会限制、情绪／行为、角色／社会限制、身体／生理、身体疼痛／不适感、行为等。家长填写版包括 50 题版（CHQ-PF50）及 28 题版（CHQ-PF28）；儿童自填版为 87 题（CHQ-PF87），仅适用于 10 ~ 18 岁儿童。一般填写 CHQ-PF50 需 10 ~ 15 分钟；CHQ-PF28 需 5 ~ 10 分钟；CHQ-CF87 需 16 ~ 25 分钟。

心理计量特性方面，Cronbach's α 内部一致性信度系数，在一般儿童 CHQ-CF87 中除生理功能之外，均大于 0.70（Raat & Landgraf，2002），于幼年型类风湿性关节炎儿童为 0.86 ~ 0.94（Norrby & Nordholm，2003）；CHQ-PF 在幼年型类风湿性关节炎儿童则为 0.69 ~ 0.94（Norrby & Nordholm，2003）。目前已有香港的中文版 CHQ 发行，其 CHQ-CF87 的 Cronbach's α 内部一致性信度系数为 0.80 ~ 0.94，CHQ-PF50 为 0.44 ~ 0.88 （Ng &

Landgraf，2005）。已知群体效度方面，患有慢性疾病的儿童在 CHQ-CF87 得分显著低于一般儿童（2002）。CHQ 的部分方面与儿童健康评估量表（Child Health Assessment Questionnaire）相关，特别是生理方面。CHQ-CF87 与 CHQ-PF 之间相关度为 0.37 ~ 0.79（Norrby & Nordholm，2003）。

二、PedsQL™ 通用核心量表

PedsQL™ 通用核心量表（PedsQL™ Generic Core Scales）为适用于 2 ~ 18 岁的儿童生活质量量表，也可分为儿童自填版及代理人填答版两种。涵盖 5 ~ 7、8 ~ 12、13 ~ 18 岁等年龄层，代理人题填答版另有 2 ~ 4 岁版及婴儿版。此外，针对不同的疾病也发展出特定的版本，包括患有脑性瘫痪、肾脏病、癌症等儿童的特定版本。各版本的题数不一，而一般则使用非特定群体的 23 题短版，约 4 分钟可完成填写。PedsQL™ 通用核心量表的题目涵盖生理、情绪、社会及学校功能等四个方面。生理方面的分数加总为生理健康总分；情绪、社会及学校三方面加总为社会心理健康总分。

心理计量特性方面，各年龄层版本总分的内部一致性信度系数均大于 0.70，再测信度系数为 0.88，代理人填答版为 0.90。已知群体效度方面，患有慢性或急性病的儿童得分显著低于一般儿童，不同疾病严重度的儿童其分数具显著差异（Varni et al.，2007a；Varni et al.，2007b）。建构效度方面，验证性因素分析显示五因素模型为适配模型（Limbers & Newman，2009）。

三、儿童生活质量量表 4.0 版

"儿童生活品质量表 4.0 版"（Pediatric Quality of Life Inventory Version 4.0，Peds QL 4.0）测量 2 ~ 18 岁儿童的健康相关生活质量，其通用版（PedsQL Generic Core Scales），适用于一般儿童、急性或慢性疾患儿童，有 2 ~ 4 岁、5 ~ 7 岁、8 ~ 12 岁、13 ~ 18 岁四个年龄层的常模。由于在健康相关生活质量评估中，儿童自我报告以及家长的近似报告结果会有差距，因此 Peds QL 4.0 提供儿童自我报告版以及父母近似报告版，也整合通用量表以及特殊疾病模块（Varni et al.，2001）。

Peds QL 4.0 共有 23 个项目：身体功能（8 项），情绪功能（5 项），社会功能（5 项），学校功能（5 项）。每个项目计分采 5 分制的李克特量表：0 分表示从未造成困扰；1 分表示有时造成困扰；2 分表示常造成困扰；3 分表示很常造成困扰；4 分表示一直造成困扰。

量表的分数的计算方式为回答项目的总分除以回答的项数，分数越高代表其与健康相关的生活质量越好。强调儿童的主观感受，测量容易，受试者根据过去一个月的经验来回答问题，不到四分钟即可测完，适合社区、学校或临床的儿童使用。信度：内部一致性系数为 0.8 ~ 0.9（Varni et al.，2001）。效度：具已知群体效度，可用来区别不同疾病严重度与急性或慢性疾病（Varni et al.，2001；Pirpiris et al.，2006）；具同时效度，与其他疾病指标及动作功能评量表有显著相关（Varni et al.，2001），与其他儿童健康相关生活质量量表即"儿童成效资料收集量表"（Pediatric Outcomes Data Collection Instrument Scale Scores，PODCI）有显著相关（Pirpiris et al.，2006）；使用因素分析，也证实了其理论架构（Varni et al.，2001）。

中文版 PedsQL 有 2 ~ 4 岁、5 ~ 7 岁两个年龄层，其信效度检验结果显现不论在内容效度、重测效度、内部一致性以及建构效度都在可接受范围，因此可以用在汉语区域（Chan et al.，2005）。

四、儿童生活质量表家庭冲击模块

在儿童疾患对家庭冲击部分，可用"儿童生活品质表家庭冲击模块"（PedsQL™ Family Impact Module Scales）评估，总共 36 题包括 6 个部分，测量父母自我报告功能，包括身体功能、情绪功能、社会功能、认知功能、沟通、担心，以及两个分量表测量家长报告的家庭功能，包括日常生活以及家庭关系。研究显示"儿童生活品质表家庭冲击模块"可以用来评估父母的生活质量及家庭功能。如需医疗照护的儿童，若其居住在儿童康复医院，其"儿童生活品质表家庭冲击模块"分数高于居住在家里者（Varni et al.，2004）。

第十六节　评估案例

一、案例一

王小毛为一个 1 岁 7 个月痉挛型四肢麻痹的脑性瘫痪儿童，合并有视觉障碍及慢性气管炎，用"早期干预发展量表"测得其各方面的发展年龄在 3 ~ 8 个月，属中重度发展迟缓，然而认知功能优于其他发展领域（表 3-18）。

表 3-18　案例王小毛报告

个案基本资料

姓名：王小毛

年龄：1 岁 7 个月

诊断：痉挛型四肢麻痹的脑性瘫痪、视觉障碍，慢性气管炎

家长觉得最需要帮助的项目

1. 教育或治疗场所

2. 精神支持

3. 专业人员指导

4. 经费补助

5. 资料提供

6. 家庭问题辅导

物理治疗评估结果

1. 一般日常生活作习表：见附录 3-1，妈妈于日常生活与身体照顾负担大

2. "早期干预发展量表"评估结果（发展月龄）：

粗大动作：3～5 月　　　　　　　头部控制差，仅维持直立姿势 3～5 秒，手脚少自发性动作

精细动作：3～5 月　　　　　　　眼球追视（＋）、伸手触摸物体（－）两手在胸前互握（－）

认知：6～8 月　　　　　　　　　用眼神指认 5 个物体（＋）

生活自理：3～5 月　　　　　　　汤匙进流质物体仍常呛到

语言：3～5 月　　　　　　　　　可听懂 1～2 个常用指令，除哭外，无法表达

3. 身体虚弱

4. 胸部活动度低，痰多

5. 仅吃半固体食物

6. 对外界刺激适应度差，整天哭泣

　　使用一般生活功能作息表评估显示，由于儿童有气管炎，因此呼吸照护需要相当多的时间；由于进食功能异常，其所花的时间也非常多。经由家访了解其生活作息及活动的内容、场所照顾者之后，了解个案的母亲在整个过程当中，扮演相当重要的角色。

　　个案母亲从来没想过外籍劳工代为分劳，经由居家访视建议，明确教导外籍劳工执行拍痰引流活动，在他排痰时配合上半身的伸直训练，及看电视等认知活动刺

激；此外，并建议给予适当的辅具坐椅摆位，逐渐增加个案的独处时间，减少其整天都需要让别人携抱的时间，以减轻照顾者的负担。由此例子可知，要能提供有效的物理治疗，除儿童发展量表外，还需综合多维度的观察与资料收集；除了小儿物理治疗的直接治疗外，家长的教导、咨询与支持的工作更需要有宽广的评估能力。

二、案例二

余小皮为 2 岁 6 个月大男孩，诊断为双边痉挛型脑性瘫痪（表 3-19），GMFCS Ⅱ，轻度全面性发展迟缓。能独立在平地行走 5 分钟，也能说 5 个有意义的单词。父母分居，主要由祖母照顾。祖母为本地居民，可看得懂汉字。此个案的身体功能与结构方面：上下肢均有高张力的现象，整体肌力尚可，动态站立平衡差，在高低不平的地面（如草地）会跌倒。此个案有固定式 AFO，晚上睡觉时穿，白天走路时只穿一般儿童凉鞋。

表 3-19　案例余小皮评估报告

个案基本资料

姓名：余小皮

年龄：2 岁 6 个月

诊断：双边痉挛型脑性瘫痪

家长觉得最需要帮助的项目：

（1）教育或治疗场所　　　　（2）精神支持　　　　　　（3）专业人员指导

（4）经费补助　　　　　　　（5）资料提供　　　　　　（6）小皮自己走路

物理治疗评估结果

1. 儿童综合发展测验

	认知	语言	粗大动作	精细动作	动作	社会	生活自理	总测验
发展月龄	21.9	15.7	18.1	22.0	19.9	14.4	15.4	17
发展商数（100±15）	71	65	59	65	54	66	53	15

2. 儿童功能障碍评量表

	儿童的功能技巧表现			照顾者协助		
	生活自理	动作	社会功能	生活自理	动作	社会功能
标准分数（50±10）	20.2	19.0	19.7	16.8	34.3	15.9
量表分数	41.2	55.6	41.8	20.1	57.4	11.3

续表

3. 家庭环境评估量表（HOME）

	情感及语言的反应	接纳	环境的组织	学习材料	家长参与程度	环境的变化性	总测验
常模中位数	10	8	5	6	8	4	39
原始分数	12	7	5	3	6	2	35

4. 动作发展 - 家庭环境的行动机会信息量表（AHEMD）：

　　比中位数高：室内空间，日常生活刺激的变化性

　　比中位数低：

　　室外空间，粗大动作玩具，精细动作玩具

5. 儿童知识量表：

　　正确率：45%；与亲职相关的分测验：8/14；发展里程碑相关的知识特别缺乏 16/30 （答对率）

6. 亲职压力量表：

　　高亲职压力（≥85%ile）：（祖）父母的亲职角色（原始分数：38）

　　一般或低亲职压力（＜85%ile）：亲子互动（原始分数：10）、儿童的偏差行为（原始分数：15）

　　祖母对儿童的发展状况和知识不足，但对儿童表现有适当的正向反应，但较少参与孩子的游戏。住宅的室外空间很大，祖母会让孩子在室外活动。祖母在康复期间很认真地在旁边学习如何拉筋和与案主互动。当个案成功完成任何一件事时，祖母能随时给予口头称赞。

问题与讨论

1. 发展评估工具可概分为哪几类？简述各类别的目的（功用），并各举 2 种评估工具的名称及其提供的信效度指标。

2. 选用评估工具时应注意哪些事项？请就发展筛查工具与发展诊断工具分别说明。

3. 如何由发展量表提供的 SEM 来解释个案的分数或分数的改变。

4. 如何由发展量表提供的效度指标来解释个案的评估结果。

5. 经由使用儿童物理治疗评估表与选用合适的发展评估工具，了解临床个案的评估过程与应用。

6. 如何判断测量工具的研究结果是否可信？

7. 由案例余小皮评估报告的结果，以 ICF 架构图画出功能剖面图。

附录 3-1　家庭访视表—儿童一般日常生活作习表

时间	活动名称与内容	场所	照顾者	建议事项
上午				
5：30	起床	客厅		
	生理盐水喷雾 10 分钟	客厅	S	加盥洗（手—脸），口腔动作训练
	姿势引流、排痰（喜欢）30 分钟	客厅	M	俯卧上半身伸直
	抽痰 5 分钟	客厅	M	
6：30	早餐：抱奶瓶吸奶 30 分钟	餐厅		
7：00	M 抱着玩 30 分钟	客厅	M	利用辅助座椅
7：30	S 抱着玩 30 分钟	客厅	S	利用辅助座椅
8：00	被动运动，每次都会哭	客厅或房间	M	在客厅配合看电视训练，儿童较不哭
9：00	小睡	房间	M	睡前果汁
10：00	喷雾、排痰、抽痰 40 分钟	房间	S	
10：30	点心：蛋黄泥 + 奶 40 分钟	餐厅	M	食物种类增加
11：30	家人吃午餐时，被抱着玩 1 小时		S	
12：30	训练坐、站，会哭 30 分钟	房间	M	在客厅配合看电视训练，儿童较不哭
下午				
1：30	午睡	房间	M	
2：30	扩张剂 + 排痰（喜欢）30 分钟	客厅	M	俯卧上半身伸直
3：30	吃肉泥 + 奶 40 分钟	餐厅	S	
4：30	洗澡	浴室	S	加水中活动
5：00	按摩 + 被动运动	房间	M	
5：30	家人晚餐，个案被外佣抱着玩	客厅	M	
6：30	吃奶 40 分钟	餐厅	M	
	喷雾、抽痰 40 分钟	客厅	M	
8：30	睡觉			睡前果汁
其他说明				S 的角色增加

说明：S 表示保姆，M 表示母亲。

第四章

儿童动作控制的发展与评估

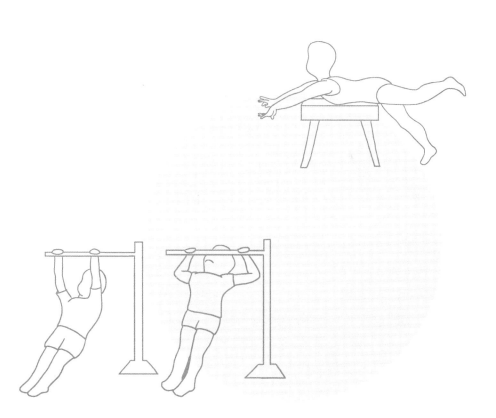

第一节   动作控制简介

目前很多学科都进行动作控制的研究，因此不容易对其有统一的定义（Bradley & Westcott, 2006）。动作控制的一般定义是：协调或维持功能性动作、行动或反射等，其研究的单位时间常以毫秒计。Shumway-Cook 与 Woollacott 定义动作控制为处理或引导必要机制以产生动作的能力（Shumway- Cook & Woollacott, 2012：3）。动作控制为动作科学中的一个次领域，其他两个次领域为动作发展与动作学习。于临床分析动作，詹蒂莱氏（Gentile）建议可以三个层次来考量，即行动、动作与神经动作处理（Gentile, 1992）。行动指个人与环境、任务互动而成的动作行为，如，儿童在治疗室中从地板上坐起。动作层次指动作形态或策略，如，儿童从地板坐起的动作策略或过程方式，采用先趴再往后跪坐的方式，或由平躺直接旋转身体坐起。神经动作处理层次则是指个人各系统于此动作中的整合，如知觉、神经、骨骼等。

一、动作控制的理论

动作控制的理论可以依其理论基准分为三类，分别是：以成熟为基准的理论、以学习为基准的理论和以动态为基准的理论（Bradley & Westcott, 2006）。

二、动作控制相关名词的定义

姿势：指身体在空间中的位置、肢节之间的相关角度，或骨头之间的相关排列（胡名霞，2009）。

姿势控制：指控制或维持身体在空间的姿势，以达到稳定及定向的双重目的（Shumway-Cook & Woollacott, 2012）。以系统理论架构而言，姿势控制是一个任务（胡名霞，2009）。

姿势定向：指维持身体各肢节以及身体跟环境之间适当关系的能力（Horak & Mcpherson, 1996）。如：在站立姿势时，整合前庭系统、体感觉系统与视知觉系统，将身体维持在与水平地面垂直的姿势上（Shumway-Cook & Woollacott, 2012）。

姿势的稳定性：又称为平衡，指控制身体质量中心以维持其相对于支持底面积的关系的能力（Horak & Mcpherson, 1996；Shumway-Cook & Woollacott, 2012）。COM 的垂直投射点称为重心。在静态平衡任务里，如坐姿或站立，重心必须落在支持底面积内以维持平衡。然而在动态任务如走路时，重心会落在支持底面积之外，必须向前跨步以维持重心在支持底面积之内，以避免跌倒（Shumway-Cook & Woollacott，2012）。

　　姿势稳定限度：指身体在不变更支撑底面积的状况之下，所能移动身体质量中心的最大区域的边界。在倒钟摆模式中，成人站立的理论姿势稳定限度为往前8.25°，往后4.25°，往左8°，往右8°（McCollum & Leen，1989）。图4-1为理论的稳定限度范围，实际上姿势稳定限度大小会受执行任务，个人的生物力学特性及环境因素影响（Shumway-Cook & Woollacott，2001）。

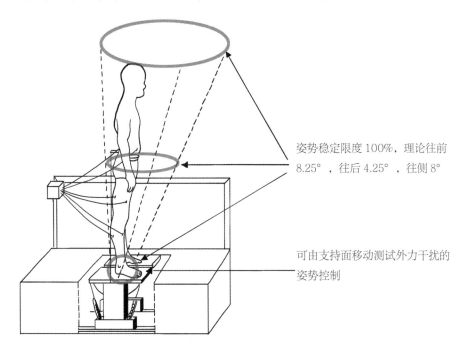

姿势稳定限度100%，理论往前8.25°，往后4.25°，往侧8°

可由支持面移动测试外力干扰的姿势控制

图4-1　平衡测试仪与理论的姿势稳定限度

　　平衡反应：指整合前庭系统、本体觉、触觉系统、视觉系统的各项感觉输入，而自动调整肌肉收缩，以使身体可维持对抗地心引力的直立姿势，进而行使各项活动的能力（Barnes，1978）。

　　中枢形态发生器：位于脊髓或脑干，为一群可以自动产生有节奏、固定行为表现（如：呼吸、咀嚼、行走）等的神经单位或神经网络，不需要周围的感觉反馈来启动，但感觉信息可以帮助中枢形态产生器调整动作来适应环境的变化（Bradley & Westcott，2006）。

　　动作程序：为动作产生之前于中枢神经系统的抽象程序指令，不需要周围的感觉反馈即可产生动作，动作程序记载某一动作的收缩肌肉、次序、相对时间、肌电量等，因此每个人不论用手或脚写字，其字型皆很类似。这些动作程序被认为在主要运动皮质区、感觉运动皮质区、小脑或前额叶联合皮质区（胡名霞，

2009；Bradley & Westcott，2006； Shumway-Cook & Woollacott，2001）。

反射：指特定感觉刺激所引起的特定反应，包含接收信息、传导与反应产生的神经性过程，在动作协调方面提供了非自主性的基础（Easton，1972）。在发展过程当中，我们常将生命早期出现，在长大之后被整合者称为反射，因此也被称为原始反射。生命早期出现之后，终其一生都会存在的也被称为"反应"，然而一般人都将反射与反应二词混为一谈。

反射整合：指在生命早期出现原始反射，成长后即不存在的现象。过去称消失或抑制，目前则称整合，因某些原始反射会整合到其他终生存在的反应中（Barnes，1978）。

强制性反应：为婴儿受刺激后，所表现的反射行为无法在 60 秒内改变动作形态或姿势，通常这样的现象也被认为是一种固定型反应或是病理反射（Capute et al.，1978）。

协同作用：指肌肉群的功能联结，也就是一群肌肉基于达成功能性动作的需要而联结，以至于分别收缩的能力受限，并成为一个功能性的单位（Shumway-Cook & Woollacott，2012）。

动作策略：指重心受干扰后为维持姿势的稳定所采的动作反应，站姿常见的自动化的动作反应，包括足踝策略、髋策略、悬垂策略、跨步策略等（Hasson，1994）（见图 4-2）。

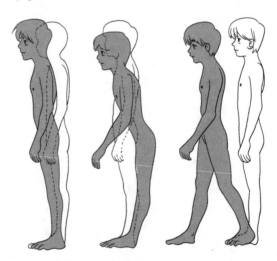

A.足踝策略　　B.髋策略　　C.跨步策略

图 4-2　姿势控制的三种动作策略

足踝策略：指配合足踝策略的姿势肌的协同作用。站姿时重心受干扰常见有胫前肌—股四头肌或腓长肌—腘旁肌等两组协同作用（Horak & Nashner，1986）。直立时，若脚底地面突然向前滑动，或向下旋转造成胫前肌被拉扯，则出现胫前肌—股四头肌的协同反应。反之，若脚底地面突然向后滑动或向上旋转造成腓肠肌被拉扯，则出现腓肠肌—腘旁肌的协同反应。足踝策略的另一特色是肌肉活化的顺序为远端至近端，也就是说小腿部位的肌肉约在干扰后 80 ～ 100毫秒先出现反应，过了约 20 毫秒之后才会见到大腿部位的肌肉被活化（Nashner 1977； Horak & Nashner，1986）。在一般的重心干扰，且底面积足够稳定时，多以足踝策略维持平衡。

髋策略：指配合髋策略的姿势肌的协同作用，有两组，分别为：腹直肌—股四头肌与背直肌—腘旁肌。髋策略的特色除了具有方向性外，与足踝策略相反的就是其姿势肌的活化顺序为从近端至远端。遭到较大或快速的重心干扰时，或底面积不稳定时，多以髋策略维持平衡（Horak & Nashner，1986）。

悬垂策略：当所站立的地面突然向上垂直移动时，人体为使重心（头及躯干）位置移动较少，会以双膝微弯的动作策略来反应。动作分析发现在垂直向上干扰出现后 150 毫秒内，踝关节背屈曲约 5°、膝关节弯曲约 12°、髋关节弯曲约 5°。此动作反应可将大部分的外来作用力吸收。

跨步策略：当身体重心位移幅度过大，使得足踝策略、髋策略这两种策略都不足以维持平衡时，就必须运用跨步方式来维持平衡。如将腰带由后方拉住受试者，请受试者尽量往前倾倒，此时若突然将腰带松掉，则许多人会发生跨步动作。然而研究显示有些人习惯使用跨步策略，不见得要有大的外力干扰才使用跨步策略（Shumway-Cook & Wollactott，2012）。

感觉系统与姿势控制：视觉、体感觉与前庭觉是良好姿势控制必备的感觉系统。视觉可提供头部在环境中的位置与动作信息，视觉垂直感可协助人体保持直立。体感觉可提供关于身体位置、肢节相对角度、支撑面与身体间的相对关系等信息。前庭觉告知头部的位置与动作。三半规管可感知角加速度，例如在滑跤、绊跤时对头部造成的角加速度。耳石感知线性位置与线性加速度，例如坐在移动的车子中，头部呈线性加速。

感觉策略：指个体在感觉情境改变时，用以快速地辨别感觉回馈的正确性，而选择最有效的感觉信息以维持平衡的决策过程。即当视觉、体感觉与前庭觉三种感觉信息来源改变或似乎互相矛盾冲突时，个体选择、比较、调整这三种感觉信息对平衡反应的影响力以维持最佳平衡状态。

感觉整合测验：要分析个体的感觉策略，常见的测验方法有感觉整合测验，头罩海绵测试，又称感觉整合平衡临床测验（Shumway-Cook & Horak，1986），以及倾斜测试（Horak et al.，2009）。

预期性姿势调控：在动作产生之前，预期平衡将受到干扰，所做的姿势调整（Cech & Martin，2002）。如在即将把手举起来、即将接住一个球、走路等时刻，姿势控制会先活化姿势肌肉，以预防可能伴随的不平衡，也就是以姿势伴随或姿势准备的方式来控制姿势。

适应性姿势控制：因应任务及环境的需求，改变感觉与动作次系统以达到姿势的控制。

三、动作控制的影响变量

Bradley 与 Westcott 将动作控制的影响变量分为四大类，叙述如下（Bradley & Westcott，2006）。

（1）感觉动作变量：包括于神经系统的中枢形态发生器、肌肉群协同作用、知觉动作处理、知觉、与肌肉系统的肌力等。中枢形态发生器决定于行走载重期或摆动期时，下肢哪块肌肉要作用；于站立姿势的身体重心被干扰时，肌肉群协同作用会视情境与经验，使儿童以足踝策略或跨步策略反应来维持平衡。

（2）机械变量：包括身体质量、身体各肢节相对质量与质心位置、肌肉骨骼系统的黏弹特性等。如身体质量改变会导致动作的惯性力改变，而影响动作控制。

（3）认知变量：包括警觉性、动机、记忆、判断推理、预期策略、自我侦测等能力。如动机较强的儿童，其动作控制会较优。

（4）任务需求变量：包括任务的生物机械需求（如力臂）、有意义性、认知需求与可预测性等。对儿童有意义的任务，儿童动作控制会较好；认知需求较低或可预测性的任务，儿童较易完成。

四、影响姿势控制因素

根据系统理论，影响姿势控制的因素包括任务、环境以及个人因素（Shumway-Cook & Woollacott，2001）。

在任务因素方面，可以举"坐在椅子上看书"与"站着看书"两种任务的姿势控制为例来相互比较。坐在椅子上看书，因椅子提供身体稳定的支援面，所以姿势控制的主要需求仅是维持没有受支持的头部姿势，头部姿势要能保持在看书所需的稳定注视，手及上臂的姿势则是让看书者可以扶着书本，让书本与头部维持在一个适当的相对关系。站着看书者，其肩部以上姿势控制方面与坐着看书者大同小异，然而在站立姿势稳定的维持上就比坐着看书者要求更多，因其支持面相对减少很多，而且所需要控制的身体肢节活动自由度也更多。

在环境因素部分，可以举"坐在教室椅子上看书"和"坐在在行驶的公交车上看书"两种不同环境的例子说明。在教室看书的支持面稳定，不会不断改变其位置或角度，而公交车上的支持面（公交车地板）一直改变，且可能因突然刹车，产生身体质量中心的突然干扰，神经肌肉系统必须要迅速产生适当的反应，因此要维持姿势稳定度难度较高。

在个人因素方面，影响姿势控制的主要因素包括：肌肉骨骼、神经肌肉、个别感觉、感觉策略、预期机制、适应机制、内在呈现等七个次系统（胡名霞，2009；Shumway-Cook & Woollacott，2012）：

（1）肌肉骨骼次系统包含关节活动度、肌肉特性及关节的生物力学特性。

（2）神经肌肉次系统包括足踝策略、髋策略、悬垂策略与跨步策略等神经肌肉的反应协同动作。

（3）个别感觉次系统包括中央视觉、周围视觉、体感觉、前庭觉、听觉、嗅觉等。

（4）感觉策略为选择、比较、整合、加强或减轻各种感觉于姿势控制的重要性。

（5）预期机制为在动作产生之前所作的姿势准备。

（6）适应机制为因应任务及环境的需求，改变感觉与动作次系统以达到姿势的控制。

（7）内在呈现则为感觉与动作的相对关系与联结。

此外，注意力、动机等也会影响预期性及适应性姿势控制。

姿势控制发展的相关次系统如前所述，各次系统的发展速度皆不一样，其主要限速因素在各发展阶段也不相同（Cech & Martin，2002；Shumway-Cook & Wollacott，2001）。

第二节　姿势控制与平衡的分类

一、根据反射阶层理论的分类

根据反射阶层理论，姿势反应可分为原始反射、翻正反应、平衡与保护性反应。平衡与保护性反应又分为倾斜板反应、姿势固定反应、保护性反应（Shumway-Cook & Woollacott，2001）。这些反射或反应的说明与相关测试方法，发展与整合的年龄将于本章第三、四节分别说明。

二、根据系统理论的分类

根据反射阶层理论所做的姿势控制分类都仅限于一种反应性反应；以系统理

论来看，姿势控制包括各种主动动作或稳定身体所需的姿势控制。

Nichols 提出平衡能力可分为稳定性、对称性与动态稳定性（Nichols，1997）。

Maki 与 McIlroy 则根据其身体质量中心的干扰是预期性或自主性或无预期地被外界所干扰，分为预期性平衡控制和反应性或补偿性平衡控制两种；另外，以支持面是否改变，分为固定支持面策略或改变支持面策略（Maki & McIlroy，1997）。

近年来，Cech 与 Martin 则将姿势控制与平衡分成四大类：静态、反应性、预期性和适应性（Cech & Martin，2002）。

静态姿势控制为将身体的重心维持在不变的支持底面积内的稳定性能力。在其姿势稳定限度内，所有作用在身体质量中心的力量会得到平衡，因此儿童可以静止且稳定地维持在支持底面积内的姿势（Cech & Martin，2002）。虽然在静态站立时的平衡被称为静态平衡，然而事实上在我们安静站立的时候，身体重心还是有些晃动，大部分是由踝关节做类似倒钟摆的晃动（Shumway-Cook & Woollacott，2012）。最近研究则指出，静态站立时人体像是多个钟摆系统的联结，有两个控制模式并行以维持身体的平衡（Creathet al.，2005）。

反应性姿势控制为在身体质量中心不预期地被干扰状况之下，控制身体重心在支持面或在支持面外的一种姿势反应（Cech & Martin，2002）：

（1）身体质量中心的移动速度与距离会影响反应性姿势控制的挑战度。

（2）当身体重心仍在支持底面积内时，大部分人会产生翻正反应与平衡反应。

（3）当身体重心在支持底面积外时，则产生改变支持面策略，使身体重心回落在支持底面积之内并达成新的平衡的自动姿势反应，如，跨步反应或保护性反应。

预期性姿势控制为在动作产生之前，所做的姿势调整（Cech & Martin，2002）属于前馈机制，即中枢神经系统先有前馈讯号传到姿势控制肌肉，以准备接续而来的动作执行。预期性姿势控制表现会受到过去经验与学习的影响。

适应性姿势控制能力是指因应任务及环境的需求而改变感觉与动作次系统，以实现姿势的控制，即当环境或任务要求改变时，我们会根据需要而改变姿势控制方式。如我们在不稳的地面行走时，会改变我们的走路速度及步伐的长度（Cech & Martin，2002）。当身体在受支持或不受支持状况下，去推拉物体的姿势肌肉活化程度会不同（Horak et al.，1989）。当视觉无法提供可靠的信息时，姿势控制系统会比较少依赖视觉信息而较多依赖体感觉信息（Oie et al.，2002）。姿势控制的适应力会受到个人经验以及练习的影响（Shumway- Cook

& Woollacott，2012）。

三、两种分类方式的比较

根据反射阶层理论所做的姿势控制分类方式仅限于反应性姿势控制，而根据系统理论所做的姿势控制类别就较多样化，不仅包括反应性，也包括主动动作的预期性姿势控制与根据环境或任务的变化而改变的适应力，因此可以由较多方面分析姿势控制及其可能的限制因素，使我们更了解儿童的动作能力。然而由反射阶层理论所做的分类，尤其在幼儿早期的原始反射、翻正反射以及平衡反应方面，已设计一套系统化的评估方法，因此可应用在临床上；然而建议对反射或反应测试的结果，尽量以系统理论的角度去解释，而不要局限于中枢神经成熟的角度。

目前认为平衡功能不该当作单一能力，而是多样化的能力，随环境与行为目标的要求，不同平衡功能都有其特异性。动态平衡与静态平衡能力不一定有直接关联，且对不同动作维度的影响也不一样（Drowatzky & Zuccato，1967；Liao，2002；Liao et al.，1997）。

第三节　原始反射的发展与评估

原始反射为在怀孕时或出生时就已出现的反射，约在婴儿 6 个月大时被整合而不再出现。对婴幼儿进行反射评估时要注意婴幼儿警醒程度，可分为：

（1）深睡。

（2）浅睡。

（3）清醒，张眼，些微肢体动作。

（4）清醒，张眼，有大动作，但无哭泣。

（5）清醒且哭泣。

婴幼儿反射评估最恰当的清醒程度为上述第 3 与第 4 级。

原始反射可依据反射存在或消失，以及反射存在形态为正常或不正常等条件进行评估或检测。Caputе 与 Accardo 等人设计一套原始反射的评分方法，分五级（Capute et al.，1978）：

□ 0 分—反射消失。

□ 1 分—反射短暂存在，婴儿由被动动作引起反射，或是只有张力上的改变。

□ 2 分—婴儿由主动动作引起反射。

□ 3 分—反射动作明显或持续一段时间；出现比实足年龄的正常表现过度的动作。

□ 4 分—强制性反射，婴儿不能改变反射动作长达 60 秒以上（病理性）。

过去在脑性瘫痪儿童中，常被认定为不正常的原始反射动作形态如下：

（1）合并不正常的姿势张力，例如高张、低张以及变化不定的张力。

（2）其他属于同时期发展的原始形态并未出现或未消失。

（3）强制性反射。

而经常被描述的病理反射动作形态如下（Bobath，1983）：

（1）颈部侧弯加上不对称的躯干。

（2）手掌向后转的症状。

（3）手臂呈现伸直与内转的状态。

（4）髋关节呈现内转、内收与伸直的状态。

（5）踝关节跖屈，足部内翻。

（6）当扶持站立时，婴儿的脚趾朝下（踮脚尖）。

（7）当婴儿只被抓住一只脚，呈头部朝下的姿势时，另一只脚呈现伸直状态。

（8）当婴儿俯卧且抬头时，双下肢伸直且髋关节内收。

（9）在俯卧时，婴儿被从骨盆处抱起，双下肢维持僵直伸直状态。

（10）当儿童伸手往前取物时，拳头握紧，手臂呈现内转且伸直的状态。

在反射阶层理论思想之下，过去一直认为反射可以反映中枢神经的成熟度，由反射测试可以了解儿童神经发展是否异常；然而，研究却指出原始反射的消失与肌肉系统等生物力学因素有关，而非完全受制于中枢神经的成熟。例如：根据反射阶层理论，新生儿的跨步反射会被逐渐成熟的高阶中枢神经系统整合，因此在两个月后逐渐消失。然而，Thelen 等人的研究却证实婴儿的跨步动作会因为下肢的质量增加而变少，若下肢重量减轻，跨步动作则会增加（Thelen & Fisher，1982）。婴儿的跨步反射消失可能是因为其体重快速增加但肌力不堪负荷，而非被成熟的中枢神经功能整合掉。

原始反射于动作发展及姿势控制的角色尚有争议（Shumway-Cook & Woollacott，2012），虽然目前在新生儿检查当中，反射评估还是测试项目之一，但这些反射是否能作为诊断出中枢神经异常或发展异常的测试工具，目前颇受质疑。Zafeiriou 则认为在儿童的神经学检查中，多个原始反射或异常姿势反应对于脑性瘫痪的预测率高（Zafeiriou，2004），如常用的原始反射评估之一，罗索里摩征状为轻叩 2 ~ 4 脚趾下方，第一脚趾会出现 M/P 跖屈动作，正常足月儿约于 4 周整合消失（Zafeiriou，2004）。

各原始反射的名称、可能的控制中心、测试刺激、测试反应、影响测试结果的因素与此反射对发展的可能意义整理于表 4-1（Barnes，1978）。

表 4-1　原始反射及其可能控制中心、测试方式、影响因素以及可能的发展意义

	觅食反射	吸吮—吞咽反射	拥抱反射
			A. B.
可能的控制中心	桥脑	桥脑和延脑，包含了三叉神经、颜面神经与舌下神经的神经核	脑干，可能是延脑
测试姿势	仰躺，头部位于中线	仰躺，头部位于中线	半坐姿势，头部位于中线，手无抓握物品
测试刺激	使用食指在嘴巴周围轻轻施予触觉刺激	将乳头或手指放进婴儿嘴巴的触觉刺激	头部突然往后掉落 30°
测试反应	婴儿的舌头、嘴巴以及头部会转向刺激	婴儿的嘴巴自动闭起，而且会持续地产生规律的吸吮动作，然后吞咽	第一期—上肢伸直且外展，手掌打开，下肢可能伸直。第二期—上肢屈曲且内收，手掌握紧，婴儿可能哭泣
影响因素	饱食的婴儿、被不愉快刺激、受药物抑制的警醒状况	饱食或处于饥饿状态	手部抓握物品
发生时间	妊娠周数 28 周	妊娠周数 28 周	妊娠周数 28 周
整合时间	3 个月大	2～5 个月大	5～6 个月大
可能的发展意义	（1）喂食 （2）头部晃动、点头及颈张力反射的前兆	（1）营养的获得 （2）正常口腔感觉刺激的获得	颇受争议。无功能性的目的，也许可以改变新生儿显著的屈曲姿势
注意事项			与惊吓反射不一样

续表

	牵引反射	手掌抓握反射	交互伸直反射	屈肌退缩反射
可能的控制中心	脑干，可能是桥脑	皮质下，确切区域未明	脊髓	脊髓
测试姿势	仰躺	仰躺，头部位于中线	仰躺，头部位于中线	仰躺，头部位于中线，下肢呈现放松姿势
测试刺激	（1）抓住婴儿的前臂，将婴儿拉成坐姿 （2）接触手掌处	测试者的食指从手掌的尺侧插入，并且轻压手掌面	在被固定下肢的脚掌前半处给予轻压或刺激	给予针刺的刺激
测试反应	上肢呈现屈曲姿势，接着延展至肩内收肌与屈曲肌	（1）取物时期 （2）维持时期	对侧脚屈曲，接着内收且伸直	被刺激的下肢自动地退缩成屈曲姿势，脚趾头呈现伸直状
影响因素	视觉定向			
发生时间	妊娠周数 28 周	出生时	妊娠周数 28 周	妊娠周数 28 周
整合时间	2～5 个月大	4～6 个月大	1～2 个月大	1～2 个月大
可能的发展意义	允许婴儿短暂地抓握物品	允许婴儿用整个手掌抓握玩具	单脚站时，可以协助维持平衡	遇到有害刺激时可当成保护机制

续表

	足跖抓握反射	加兰特反射	新生儿颈翻正反射（NOB）与身体翻正反射（BOB）
可能的控制中心	脊髓	脊髓	中脑
测试姿势	仰躺，头部位于中线	俯卧在受测者的手上或床面上	仰躺，头部位于中线 （1）NOB—将婴儿的头转向一侧 3 厘米 （2）BOB—将一脚弯曲并且翻身至一侧
测试刺激	用大拇指压住婴儿的脚掌前半处	从第 12 根肋骨到肠股脊，轻划过沿着脊椎旁处的直线	
测试反应	被刺激的脚趾头会卷曲	躯干会朝向被刺激侧侧曲	滚筒式翻身到同一侧
发生时间	妊娠周数 28 周	妊娠周数 32 周	妊娠周数 34 周
整合时间	9 个月大	2 个月大	4～5 个月大
可能的发展意义	当成抓握反射	未明	可以让婴儿从仰躺翻至侧躺，或许协助胎儿由产道产出

	下肢本体置放反射	上肢本体置放反射	新生儿正支持反射
可能控制中心	脊髓	脊髓或脑干	脊髓
测试姿势	将婴儿抱成直立状	与下肢放置反应相同	将婴儿抱成直立悬吊状
测试刺激	将婴儿往上抬，如此一来婴儿的脚背抵住桌缘以牵张踝背屈肌，并且沿着桌缘划过	将婴儿往上抬，让手背沿着桌缘划过	让脚稳定地接触平面
测试反应	下肢屈曲，离开桌缘接着脚伸直并放置在桌面	肩膀与手肘弯曲，接着肘伸直并将手放在桌上	身体部分承重，而且髋关节与膝关节部分屈曲
发生时间	妊娠周数 35 周	出生时	妊娠周数 35 周
整合时间	2 个月大	1～2 个月大	2 个月大
可能的发展意义	（1）自主性的跨步或自动步行 （2）跨过障碍物将脚放在地面上	让前臂与伸直的手臂承重	允许婴儿承重，是自发性跨步的先决条件

续表

	自发性跨步反射	迷路张力反射	不对称颈张力反射
		A. B.	A. C.	B. D.
可能的控制中心	脑干	延脑	延脑
测试姿势	将婴儿抱成直立悬吊状	仰躺或俯卧	仰躺或四足跪
测试刺激	让婴儿的脚轻触平面，然后将婴儿往前倾，并慢慢地带他往前移动	头部位置的改变	将头被动或主动地转向一侧
测试反应	自动步行	（1）仰卧—诱发出全身伸直张力，抑制全身屈曲张力 （2）俯卧—与上述相反	击剑姿势，或可于四足跪姿时，上肢加阻力下观察有无受非对称颈张力反射影响
发生时间	妊娠周数 37 周	出生时	出生时
整合时间	2 个月大	6 个月大	4～6 个月大
可能的发展意义	为步行做准备	未明	伸手取物与抓握能力动作的支撑架构

续表

	对称颈张力反射	逃避反射	本能抓握反应

A.

B.

可能的控制中心	延脑		
测试姿势	抱住婴儿腹部，悬在半空中或坐姿		
测试刺激	头屈曲或伸直	利用刺激轻触手背	当物体接触手部
测试反应	（1）头伸直—上肢伸直张力增加，下肢屈曲张力增加 （2）头屈曲—与上述相反	受测手逃离刺激	有转向物体并借由触觉刺激探索或抓握物品的动作反应
发生时间	4～6个月大	出生时	4～11个月
整合时间	8～12个月大	6～7岁大	持续存在
可能的发展意义	结束全身伸直形态，以促进四点着地跪姿的形成		较成熟的抓握反应

第四节　姿势控制与平衡的评估

一、翻正反应的测试

翻正反应是指用来回复或翻正头或身体的动作，以调整头与身体在空间中保持直立，或上下各肢节维持在同一直线的姿势。各翻正反应的名称、控制中心、测试刺激、测试反应、影响测试结果的因素与此反应对发展的意义整理于表 4-2。

表 4-2　翻正反应及其可能的控制中心、测试方式、影响因素以及可能的发展意义

翻正反应	迷路翻正反应	视觉翻正反应	作用于头部的身体翻正反应	作用于身体的颈部翻正反应
控制中心	中脑、红核	大脑皮质，尤其红核是视觉皮质区	中脑、红核	
测试姿势	抱成直立悬吊式，用毛巾蒙住眼睛	与迷路翻正反应相似，除了眼睛张开	俯卧	仰躺
测试刺激	倾斜身体	倾斜身体	身体些许部位接触床面	转头
测试反应	头部维持在直立姿势	头部维持在直立姿势	翻正头部	以身体分节翻转的方式翻身
发生时间 整合时间	0～2个月大 持续存在	0～2个月大 持续存在	0～2个月大 持续存在	4～6个月大 持续存在
可能的发展意义	将头部和躯干带至垂直地面的姿势	将头部和躯干带至垂直地面的姿势	新生儿在俯卧时有翻正头部反应，加强头部控制	翻身所需的躯干翻转形态，坐起来等

二、平衡与保护性反应的测试

在反射阶层理论下的平衡反应是指身体质量中心受移动时（上下、两侧或前后移动），身体为了保持平衡而做出适当的反应性动作。常用以下几种测试。

（一）倾斜板反应

控制中心：皮层

测试姿势：于倾斜板上，姿势平躺两手置中、俯卧、坐、四足跪、站

测试刺激：倾斜板倾向一侧

测试反应：躯干朝上弯，把头朝上转

发展意义：维持平衡

以倾斜板转动来测量平衡反应，具有良好的测试者间信度（Spearman $r =$ 0.98），然而不论是正常儿童或是发展障碍儿童，其再测信度皆不良好。因此倾斜板反应的测试，目前比较少使用，只建议作为训练的工具（Atwater et al., 1990；Broadstone et al., 1993）。

（二）姿势固定反应

姿势固定反应可以在不同姿势，包括前臂支撑姿势、四足跪姿、坐姿、站姿与蹲姿，进行轻推测试；给予身体一个外力，通常在骨盆或是胸骨处，给予推或拉力，受试者通常会出现与推拉相反的方向移动，或抵抗推的力量，使身体在支持面不动状况下维持平衡。若于站姿给予由前往后方向推力，受试者通常会出现踝背屈的动作，因此又称踝背屈反应，在蹲的姿势呈现姿势固定反应则称为猿猴反应。

（三）保护性反应

（1）视觉置放反应（上肢及下肢）

控制中心：皮质

测试姿势：垂直悬挂

测试刺激：似本体置放反应，但无本体刺激，主要为视觉刺激

测试反应：同本体置放反应

发展意义：同本体置放反应

（2）上肢保护性伸直反应（前、侧、后）

控制中心：脑干、基底核或中脑

测试姿势：坐或支持于俯卧姿势悬空

测试刺激：身体质心前移、侧移或后移

试反应：手臂伸直以支撑体重（见图4-3）

发展意义：当于坐姿倾倒时，伸直手臂支持身体，达成新的平衡，往前约6个月，往侧约8个月，往后约10个月发展出来

（3）下肢保护性伸直反应

①向下，②跨步

控制中心：皮质

测试姿势：①垂直悬挂，②站立

测试刺激：①垂直快速地将身体往下沉，②水平地移动重心

测试反应：①下肢伸直以预备承重，②采取跨步重获站立平衡（见图4-4）

发展意义：站立平衡

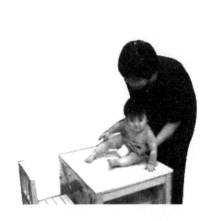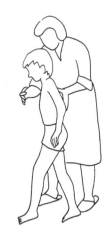

图 4-3　坐姿下，侧面上肢保护性伸直反应　　　　图 4-4　跨步反应

三、功能性姿势控制评估工具

根据功能性活动的需求，自主性动作（自我移动身体质量中心）比外力干扰的姿势控制评估工具更理想，因此需要功能性姿势评估工具（Barlett et al.，2003）。成人的姿势控制相关的评估工具包括：站起及走测试（Timed Up and Go Test，TUG）（Mathias et al.，1986；Podsiadlo et al.，2003），功能性伸手测试（Functional Reach Test，FRT）（Duncan et al.，1990），侧伸手测试（Lateral Reach Test）（Brauer et al.，1999），表现取向的移动测试（Performance Oriented Mobility Test）（Tinetti，1986；Tinetti & Gintere，1988），以及伯格平衡量表（Berg Balance Scale）（Berg et al.，1992；Shumway-Cook et al.，1997）。对 5 ~ 12 岁 CP 儿童，功能性伸手测试、伯格平衡量表、站起及走测试（TUG）有良好的再测与测试者间信度，这些平衡测试也与粗大动作评估量表及行走速度有显著相关（Gan et al.，2008）。近年来，修订上述成人测试用于儿童的评估逐渐增多，简介如下。

（一）儿童伸手测试

儿童伸手测试（Pediatric Reach Test，PRT）由功能性伸手测试修订而来，除了站立时往前伸手外，还为了儿童增加侧边伸手与在坐姿下测试（Bartlett & Birmingham，2003）。虽然，在站姿下的 FRT 在正常发展儿童（Donahoe et al.，1994）与患有神经性疾病儿童群体（Niznik et al.，1995）中具信度；然而，只适合具赤足站立至少 2 分钟能力的儿童，因此仅部分障碍儿童可使用。Bartlett 与 Birmingham 将 FRT 修正成 PRT，施测对象为可独立坐超过 15 秒的儿童（Bartlett & Birmingham，2003）。

1. 测试内容

（1）坐姿下，手往前伸出。

（2）坐姿下，手往右伸出。

（3）坐姿下，手往左伸出。

（4）站姿下，手往前伸出，见图 4-5A。

（5）站姿下，手往右伸出，见图 4-5B。

（6）站姿下，手往左伸出。

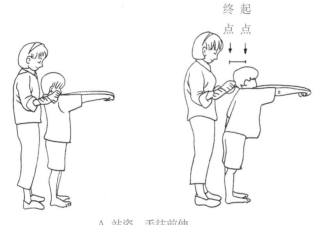

A.站姿，手往前伸

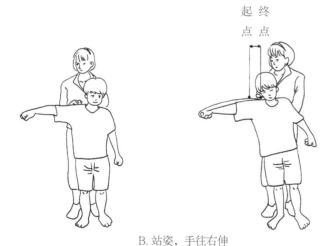

B.站姿，手往右伸

图 4-5 儿童伸手测试

2. 测试工具

量表、可调整高度且无靠背与扶手的椅子。

3. 测试过程与方法

坐姿的测试，先确认是否可维持独坐超过 15 秒；站姿的测试，先确认是否在有或无行走辅具协助下，可独立站超过 15 秒。在站姿下测试可以穿戴一般鞋子以及辅具。先将量表的扣环套在儿童的中指。口令："将手臂往前（侧）抬至 90°，握起拳头并尽可能地往前（侧）伸。"在最终姿势停住 3 秒，测量起始与终点的距离，并记录，再将所有项目的距离相加，以厘米为单位记录即为测试的总分。站姿下的功能性伸手测试的表现与儿童底脚面积（测量脚长与站立时两脚间的距离）和儿童高度有关，身高越高的儿童在功能性伸手测试距离与站起及走测试分数越好（Habib & Westcott，1998）。因此，PRT 记录表须要求记录儿童的上述变量。

4. 信度

15 名 5 ～ 15 岁正常发展儿童进行了站姿下功能性往前伸手测试的测量。测试者间、测试者内与再测信度 ICC 分别为 0.98、0.83、0.75（Donahoe et al.，1994）。另一个研究指出功能性伸手测试在脑性瘫痪儿童的再测信度与测试者间信度分别是 ICC = 0.54 ～ 0.88、0.50 ～ 0.93（Bartlett & Birmingham，2003）。

5. 效度

（1）建构效度：Donahoe 与 Turner 测量 116 名受测者站姿下功能性往前伸手测试，发现平均伸手距离会受年龄影响。年龄越大，伸手距离越远，以逐步回归分析显示年龄可解释功能性伸手距离变异数的 38%（Donahoe & Turner，1994）。3 ～ 12.5 岁正常儿童其功能性伸手测试（FRT）也与年龄有高度正相关（$r = 0.83$）（Bartlett & Birmingham，2003）。研究显示，3 ～ 12.5 岁正常儿童在站姿下的功能性伸手测试结果与实验室静态站立稳定度具有高度相关（$r = 0.79$）。

此外，在粗大动作功能分类系统（GMFCS）为 I ～ IV 级的 2.6 ～ 14.1 岁脑性瘫痪儿童中，伸手测试总分与粗大动作功能分类系统的级数间具有高度负相关（$r = -0.88$），越严重者，伸手距离越短（Bartlett & Birmingham，2003）。

（2）同时效度：研究显示，3 ～ 12.5 岁的正常儿童在站姿时功能性伸手测试与实验室测验（力板）具有低至高度相关（$r = 0.42 ～ 0.77$）。往前伸手距离与力板测得前后稳定限度值的相关系数高（$r = 0.77$，$p < 0.001$）；而左右伸手距离与力板测得左右稳定限度值的相关系数低，并无统计上显著相关（$r = 0.42$，$p = 0.08$）（Bartlett & Birmingham，2003）。

（二）儿童平衡量表

儿童平衡量表（Pediatric Balance Scale，PBS）是从伯格平衡量表（Berg

Balance Scale）修订而来，用来测量轻度至中度动作障碍学龄儿童的平衡能力。在老人群体中，伯格平衡量表是一个极具信度与效度的测量工具，其测试者间信度与再测信度为 ICC=0.98 ~ 0.99；单一项目的信度 ICC = 0.71 ~ 0.99。

过去有文献指出 BBS 可以适用于学龄儿童群体（Berg，1989； Berg et al.，1992； Berg et al.，1989； Di Fabio et al.，1990； Shumway-Cook & Horak，1986）。然 Franjoine 等人选取 13 位年龄为 4 ~ 12 岁的发展正常儿童，为其测量 BBS，初步结果显示再测信度并不理想。因此他们做了以下修订：将 BBS 题目的顺序重新排列；将静态姿势下所需维持的标准时间缩短；指令更加清楚。并确定在轻度至中度动作障碍学龄儿童群体中，PBS 的再测信度与测试者间信度（Franjoine et al.，2003）。

（1）测试内容：PBS 共有 14 题，包含：坐到站、站到坐、移位、独立站、独立坐、闭眼站、双脚并拢站、一脚前一脚后站、单脚站、360° 转圈、转身看后方、从地板上拾起东西、站立时将双脚轮流放置于板凳 8 次、站立时伸手往前碰触目标物。照动作功能顺序排列，并将新任务排至最后；计分方式为 0 ~ 4 分；此测验工具不需要特殊的道具测试；时间花费约 15 分钟（Franjoine et al.，2003）。

（2）信度：对 5 ~ 7 岁学龄儿童，有良好的再测信度（ICC = 0.85）；轻至中度动作障碍的 5 ~ 15 岁儿童，总分再测信度：ICC = 0.998；单一题目再测信度：k = 0.87 ~ 1.0；r = 0.89 ~ 1.0；测试者间信度为 ICC = 0.997（Franjoine et al.，2003）。

（3）效度：2 ~ 13 岁普通儿童，只有在 2 ~ 5 岁，PBS 总分随着年龄增加而增高，30% 的 5 岁儿童以及 69% 的 7 岁以上儿童已达到 PBS 的最高分 Franjoine et al.，2010）。

（三）布鲁茵克斯－欧西瑞斯基动作精练度测验与第二版平衡分测验

"布鲁茵克斯－欧西瑞斯基动作精练度测验"（Bruininks-Oseretsky Test of Motor Proficiency，BOTMP）中测试平衡的是平衡分测验，适用年龄层 4.5 ~ 14.5 岁（Bruininks，1978）。"平衡分测验"的信度系数小于 0.8，因此这个分测验的结果解释必须小心（Wilson et al.，1995；Liao et al.，2001）；但是在平衡分测验中，"单脚站地板"及"走直线"两个项目，其再测一致性为 100%（Liao et al.，2001）。

在 BOTMP 中的"单脚站地板"项目，即为睁眼单脚站（1-leg-eyes-open，1-leg- EO），测试方法为儿童站在离墙壁 1 米远的地方，在墙上与视线齐平处贴有标的物，让孩子两手叉腰、两眼直视标的物，以优势脚站立，另一只脚维持髋关节伸直，膝关节屈曲 90° 的位置，以秒表来记录维持 1-leg-EO 的时间，最多测量至 30 秒。测试 3 次取得 3 次量测时间的平均值。测量过程中，如儿童没有符合 BOTMP 的标准，则按下秒表，中止测试。中止计时的标准包括弯曲的脚碰触到地面，或膝关节弯曲小于 45°，经由警告仍无法弯膝超过 45° 时，或是将弯曲的脚靠在另一只站立脚上，或是站立脚有移动现象，见图 4-6（Bruininks，1978；Liao et al.，2001）。廖等人的研究显示，脑性瘫痪儿童的 1-leg-EO 具很高的再测信度（ICC = 1）（Liao et al.，2001）。

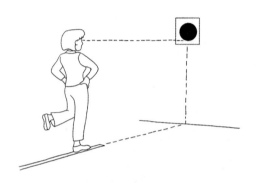

图 4-6   "布鲁茵克斯 - 欧西瑞斯基动作精练度评量工具"的睁眼单脚站项目

于 2005 年发行的 BOTMP 第二版（BOT-2），适用年龄层为 4 ~ 21 岁，平衡分测验为 BOT-2 八个分测验之一。测量结果可得分测验的年龄分数与量表分数（Bruininks & Bruininks，2005）。

（四）儿童动作 ABC 评量表及其第二版

"儿童动作 ABC 评量表"（Movement Assessment Battery for Children，M-ABC）适用 4 ~ 12 岁儿童，其每个年龄层有 8 个测验项目，其中 3 个为静态与动态平衡的测试项目，如在 4 ~ 6 岁年龄层包括单脚站、跳高与踮脚尖走直线，个别项目的一致性为 75% ~ 98%（Henderson & Sugden，1992）。其第二版 M-ABC-2 的适用年龄延伸至 3 ~ 16 岁，也有静态与动态平衡分量表（Henderson & Sugden，2007）。

（五）其他测试

儿童临床平衡功能测试常用的有单脚站、脚跟对脚尖站或走、走直线、走圆弧线、走平衡木（见图 4-7）、踮脚尖走等项目。

Atwater 等人对于睁眼或闭眼单脚站的信度研究也显示不同测试者之间的信度良好（Spearman r = 0.87 ~ 0.99），而再测信度则在可与良之间（Spearman

r = 0.59 ~ 1.0）（Atwater et al.,
1990）。因此对于儿童来说，睁眼或闭眼单
脚站是具信度的测量方法。廖等人的研究显
示不论是脑性瘫痪儿童还是正常儿童，其单
脚站的能力与粗大动作功能有相关，因此具
聚敛效度（Liao，2002； Liao & Hwang，
2003）。脚跟对脚尖站于脑性瘫痪儿童的同
日再测信度良好（ICC = 0.86 ~ 0.99）（Liao
& Hwang，2003）。

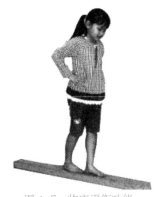

图 4-7 临床平衡功能
测试——走平衡木

**（六）台大医院物理治疗平衡评估建
议标准**

台大医院物理治疗同人为建立平衡功能评估的共识，经开会讨论，列出"台
大医院物理治疗平衡评估建议标准"如表 4-3。然而其标准适用于成人，至于儿
童的适用年龄层，仍待进一步研究。

表 4-3 台大医院物理治疗平衡评估建议标准

静态平衡		
分级	坐	站
正常	·放手维持平衡 ≥ 10 分钟且身体仅些微摇晃	·安全地放手维持平衡 ≥ 2 分钟且身体仅些微摇晃
好	·放手维持平衡 ≥ 2 分钟且身体仅些微摇晃	·放手维持平衡 ≥ 2 分钟但身体中度摇晃
可	·放手维持平衡 ≥ 30 秒	·放手维持平衡 ≥ 30 秒
差	·放手维持平衡 < 30 秒，或可以自己用手撑住维持平衡（不限秒数）	·放手维持平衡 < 30 秒，或可以自己用手撑住维持平衡（不限秒数）
无	·需要外来支撑才能保持静态姿势	·需要外来支撑才能保持静态姿势
动态平衡		
分级	坐	站
正常	·同右	·可安全地前后左右上下方向位移至最大范围 *
好	·同右	·手往前伸 ≥ 10 cm 且可安全回复原姿势，且可承受中等的外来干扰，且可从地板上捡起物品

续表

动态平衡		
分级	坐	站
可	·同右	·手往前伸 ≥ 10 cm 但无法回到原位置，且可承受最小之外来干扰，且可以转动头部或躯干而不丧失平衡
差	·同右	·可尝试启动动作，但立即会失去平衡
无	·同右	·无法启动动作

* 注：

（1）向上位移：病人踮脚尖且手能往上伸出的最大范围；向下位移：需能捡起地面的物品。

（2）若是上肢无动作则上下方向不评估，仅评估躯干的前后左右位移。

胡名霞、陆哲驹、黄文兴、刘苑玟、陈佩珊、潘冠硕、潘懿玲以上共七位物理治疗师于脑力激荡室，2004-02-16.

四、静态姿势控制能力的评估

除了上述以计时方式了解儿童维持直立姿势的时间外，也可观察其姿势有无偏移。此外，站立姿势稳定性的实验室测量可以力板测得儿童稳定站立一段时间（如 30 秒），其足底压力中心（COP）轨迹移动情形，来代表姿势晃动程度；也可以使用运动学测量，计算其身体质心（COM）的位置，以分析姿势晃动程度。由于身高会影响身体重心移动的范围，因此测足底压力中心范围，要以该童理论上的稳定度面积进行标准化成为稳定度百分比（%LOS），百分比越大表示姿势稳定性越不好（见图 4-1）。由于以稳定度百分比来代表姿势稳定度，在帕金森综合征个案反而呈现 COP 移动范围比正常人较小的状况（Panzer & Hallett，1990），因此此变量是否可以代表姿势控制能力的参数受到质疑。目前建议以姿势晃动轨迹移动的距离、速度，或振动的频率等来代表姿势稳定度。

Liao 与 Mao 等人对脑性瘫痪与一般儿童使用平衡测试仪，测量在睁眼状况（EO）的姿势稳定度，以稳定度百分比代表其身体稳定度的程度，结果显示在 7 天前后 EO 状况下所测得的稳定度百分比再测信度并不好（ICC = 0.19 ~ 0.25）。若以一天测三次，并取最佳值，且给予标的物视觉反馈，则再测信度 ICC 为 0.72，具中度再测信度，因此建议以平衡测试仪测其姿势稳定度，给予视觉反馈所得的信度较好，这与临床单脚站测试须有视觉标的物以取得较高测试信度是相同道理。由平衡测试仪所得的姿势稳定度于脑性瘫痪儿童或唐氏综合征儿童明显比一般儿童差，因此其具区辨效度（Liao et al., 2001；Westcott et al., 1997）。

五、感觉策略的评估

感觉策略也就是整合各个感觉信息以维持平衡的能力，即当一个幼儿在不同感觉状况之下，在质心被外力或因动作行使而受到干扰时，维持重心在支持底面积上，保持不会跌倒的能力。

评估感觉策略的方式是在有系统的感觉环境下测试个体维持姿势平衡的能力，称为平衡感觉整合功能测试（Sensory Organization Test，SOT），在实验室中常以 Smart 平衡测试仪来测试不同年龄的健康成人在不同感觉环境下的站立稳定度（Nashner et al.，1982），并以稳定度百分比当作站立稳定度的指标。在临床上，则是使用头罩与海绵来制造不同的感觉情境，称为"临床感觉整合平衡临床测量"（Clinical Test of Sensory Interaction for Balance，CTSIB）（Shumway-Cook & Horak，1986）。

平衡感觉整合功能测试的 6 种感觉环境，包括（图 4-8）：

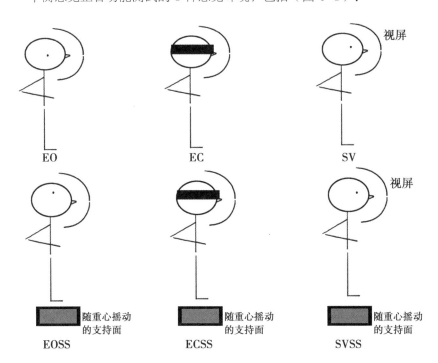

图 4-8　感觉整合平衡功能测试中 6 种感觉状况
EO：睁眼，EC：闭眼，SV：视冲突，EOSS：睁眼动支持面，
ECSS：闭眼动支持面，SVSS：视冲突动支持面

（1）眼睛睁开、支持面平稳—睁眼（eyes open，EO）。

（2）眼睛闭起、支持面平稳—闭眼（eyes closed，EC），代表剥夺视觉输入。

（3）眼睛张开、视屏摇动、支持面平稳—视冲突（sway vision，SV），在平衡测试仪周围有一个环绕受试者前侧的一人高屏风，装有反馈感应系统，使屏风会随受试者身体摇晃而晃动，因此造成不可信的视觉输入，且与本体感觉发生冲突。

（4）眼睛张开、支持面摇动—睁眼动支持面（eyes open and sway surface，EOSS），在进行此测试时，平衡测试仪底支持面有一反馈系统装置，支持面会随着测试者重心的摇动而摇晃，因此使受试者踝关节保持一定的角度（约90°），以去除或干扰平衡功能中本体感觉的输入信息，此情境造成不可信的本体感觉输入，且与视觉发生冲突。

（5）眼睛闭上，支持面摇动—闭眼动支持面（eyes closed and sway surface，ECSS）。同时剥夺受试者的本体感觉与视觉输入，只剩下前庭觉。

（6）眼睛张开、视屏摇动、支持面摇动—视冲突／动支持面（sway vision and sway surface，SVSS）。除上述第五种状况外，加上支持面亦随受试者身体的摇动而动，造成不可信的视觉与本体感觉输入，产生各种感觉信息间的冲突。

此外，尚可测量第7种感觉环境——给予视觉标的物回馈的姿势稳定度，简称注视标的（center target，CT）。由图4-9上可看出，注视标的时身体稳定度最高，EO其次，而在感觉状况剥夺或冲突的状况之下最差，因此SVSS的身体稳定度平衡能力最差（Liao et al.，1997）。根据廖等人使用平衡测试仪的信度研究，孩童身体稳定度于测试时，其同时段再测信度并不高，因此需一次测3回，取其最佳值，一周前后再测信度在CT、SV、EOSS、ECSS及SVSS达可接受程度（Liao et al.，2001）。

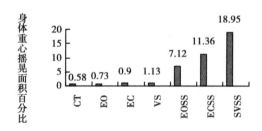

图4-9　儿童在不同感觉状况的身体重心摇晃面积百分比
CT：注视标的，EO：睁眼，EC：闭眼，SV：视冲突，
EOSS：睁眼动支持面，ECSS：闭眼动支持面，SVSS：视冲突动支持面

研究结果发现，每一个年龄层的成人都在张眼无垫的情况下最稳定（%LOS接近于零），而在两种感觉讯号输入同时改变的情况下，即闭眼有垫与头罩有垫等两种情况下站立最不稳定（胡名霞与林慧芬，1994）。因此无论年纪大小，单一感觉信息改变（闭眼、头罩或海绵垫）的情况下的站立稳定度都比张眼无垫的情况更差。而当两种感觉信息同时被改变时，对稳定度的影响比单一感觉信息改变所造成的影响大很多，两者并不仅只是相加的效果，而可能有相乘的效果，因

此感觉系统的多余性有其必要（胡名霞，2009）。

Crowe 等人设计"儿童感觉整合平衡临床测量"（Pediatric Clinical Test of Sensory Interaction for Balance，P-CTSIB），儿童头上戴着标志物，后面及侧面墙上作圆规角度标记，测量时让儿童保持两脚并拢或脚趾对脚跟的姿势，然后测量在上述 6 种感觉状况下（站在中硬度海绵垫产生本体觉干扰，头戴头罩造成视冲突）维持秒数与身体前后摇晃角度（Crowe et al.，1990）。4～9 岁正常儿童在两脚并拢姿势下，EO、EC、SV、EOSS 四种感觉状况皆至少可站 30 秒，摇晃少于 7°。

过去研究显示正常儿童 P-CTSIB 具可接受的测试者间的信度，包括在脚跟对脚尖站姿势（Spearman r=0.73～0.92），与两脚并拢姿势（Spearman r = 0.69～0.90）（Crowe et al.，1990）。然而文献也显示由于大部分的儿童很难在脚跟对脚尖的姿势上测试其感觉整合能力，因此对 4 岁以下的儿童，只有双脚并拢姿势可以测量（Richardson et al.，1992）。

此外，脚跟对脚尖站立姿势的感觉整合能力测试在幼儿容易产生很大的学习效果，第二次测试结果都高于第一次测试，因此建议对于 4～9 岁儿童只用双脚并拢姿势下测试 P-CTSIB（Westcott et al.，1994）。

为了解临床单脚站在海绵垫上的感觉整合能力测试的信度，廖等人对 6～12 岁的正常儿童施予一周前后单脚站在海绵垫上的 3 次平均维持时间的再测信度，结果显示，睁眼单脚站在海绵垫上（1-leg-EOSS）（ICC = 0.70），与闭眼单脚站在海绵垫上（1-leg-ECSS）的再测信度尚可（ICC = 0.56）（Liao et al.，2001）（见图 4-10）。除了正常发展儿童外，P-CTSIB 亦被使用于脑创伤的儿童，研究显示 P-CTSIB 与计算机化 SOT 所测得儿童的感觉整合能力并不完全相同（Gagnon et al.，2006）。

六、动作策略

在动作策略方面可观察儿童在主动或被外力干扰时移动身体质心时所呈现的躯干与手脚姿势。当身体质心移动范围较小时，主要靠头部与躯干的翻正反应，如侧弯或前后弯动作；若身体质心移动较大时，手脚就会有一侧外展及另一侧内缩的动作来帮助维持姿势平衡。身体质心受干扰的力量大小与速度会影响其反应，因此临床上的标准化测试可使用轻推测试，在胸骨上先给予由前往后的一个轻推，之后再施予力量大一点的推力，观察儿童是使用足踝策略、髋策略还是跨步策略来维持平衡。当儿童旁边有横杆可以抓握时，观察其快跌倒时是不是会出现上肢抓握反应。要了解儿童使用的动作策略其肌肉协调反应是否正常，通常在临床上较不容易看出来，只能观察两侧有无对称及动作平顺与否，比较精密的评估需要靠肌电图等仪器设备（Tinetti，1986）。

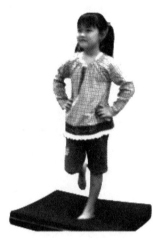

图 4-10　睁眼单脚站在海绵垫上

七、身体系统评估

根据系统理论，姿势控制表现是身体多个系统互动而产生的结果，除了神经、感觉与肌肉系统之外，认知与专注力也会影响姿势的控制。研究显示在站立的同时进行认知测验（称为双重任务）会降低 4 ~ 6 岁儿童的站立姿势稳定度，但对 7 ~ 12 岁儿童与成人则未造成影响（Reilly et al.，2008）。因此在评估上述各种姿势控制之后，要进一步检查与姿势控制相关的身体次系统，尤其是感觉、动作与认知系统有无障碍，同时注意评估时的环境状况、儿童的动机等，以作为评量与治疗的参考（Shumway-Cook & Woollacott，2012）。

第五节　姿势控制与平衡的发展

一、翻正反应与平衡反应的发展

Gunsolus 比较开始能独立行走的儿童与走了至少 6 个月的普通儿童的足部姿势固定反应与跨步反应，结果显示已独立行走一段时间的儿童其姿势固定反应呈现较多脚趾伸直的动作，而初走者有较多脚趾弯曲的反应。此外，侧跨步反应比后跨步反应更早出现，这或许可以解释为何在一般发展上，扶物侧走比向前走早日出现（Gunsolus et al.，1975）。

儿童翻正反应与平衡反应出现月龄如表 4-2 及表 4-4 所示。

表 4-4　儿童平衡反应出现月龄

名称	出现时间	整合时间
视觉置放反应—上肢	3 ~ 4 个月	持续存在
视觉置放反应—下肢	3 ~ 5 个月	持续存在
上肢保护性伸直反应—前	6 ~ 7 个月	持续存在
上肢保护性伸直反应—侧	7 个月	持续存在
上肢保护性伸直反应—后	9 ~ 10 个月	持续存在
下肢保护性伸直反应—向下	4 个月	持续存在
下肢保护性伸直反应—跨步	15 ~ 18 个月	持续存在
下肢保护性伸直反应—跷跷板	15 ~ 18 个月	持续存在
倾斜板反应—俯卧	6 个月	持续存在
倾斜板反应—平躺	7 ~ 8 个月	持续存在
倾斜板反应—坐	7 ~ 8 个月	持续存在
倾斜板反应—四足跪	9 ~ 12 个月	持续存在
倾斜板反应—站	12 ~ 21 个月	持续存在
姿势固定反应—俯卧	6 个月	持续存在
姿势固定反应—平躺	7 ~ 8 个月	持续存在
姿势固定反应—坐	7 ~ 8 个月	持续存在
姿势固定反应—四足跪	9 ~ 12 个月	持续存在
姿势固定反应—站	12 ~ 21 个月	持续存在

整理自 Barnes et al.，1978。

二、倾斜板测试结果的发展

各姿势的倾斜板测试出现平衡反应的年龄如表 4-4 所示。研究显示以倾斜板测试给予站姿的身体质心干扰，9 个月大的儿童 90% 没有反应，10% 即使有反应也不具功能性，即无法保持不倒；12 个月大的 50% 有功能性反应，2 岁大儿童 80% 至少在一侧有功能性反应；3 岁左右的，两侧皆呈现有功能性反应（Perham et al.，1987）。

三、平衡有关的动作技巧测试与发展

临床平衡功能测试常用单脚站、走直线、平衡木项目，其出现的月龄见表4-5。而王天苗等人对台湾地区儿童测量所得的平衡发展项目的常模整理于表4-6（王天苗，2004；王天苗等，1998）。

表 4-5　平衡有关的功能技巧的发展年龄

发展项目	年龄 / 月
坐时平衡功能表现	6 ~ 11
· 独坐 60 秒	6 ~ 7
· 独坐双手玩玩具 30 秒不倒	6 ~ 7
· 向前及左右的手部保护性伸直反应出现	6 ~ 8
· 独坐前倾拿玩具回稳不倒	10 ~ 11
· 向后的手部保护性伸直反应出现	9 ~ 11
站时有平衡反应	15 ~ 20
· 独站 30 秒	10 ~ 11
· 跨步反应出现	15 ~ 20
· 姿势固定反应出现	15 ~ 20
尝试举脚踢球	15 ~ 17
尝试脚跟对脚尖站	15 ~ 17
站—弯腰捡物	18 ~ 23
平衡木一脚上一脚下走	18 ~ 23
单脚站 2 秒	24 ~ 29
平衡木走 3 步	24 ~ 29
单脚站 5 秒	36 ~ 41
走（12 米直径）圆圈不跨出线外 25 厘米	32 ~ 47
平衡木倒走 5 步	54 ~ 59
单脚站 10 秒	54 ~ 59
踮脚尖走 4.5 米	60 ~ 71
脚跟对脚尖走平衡木	72 ~ 83

表 4-6　台湾地区幼儿各项临床平衡测试项目的 5% 百分位、50% 百分位与 95% 百分位通过月龄

发展里程碑	5% 百分位 / 月	50% 百分位 / 月	95% 百分位 / 月
睁眼单脚站 1 秒	15	22	40
平衡木交替跨步 1 米	28	39	56
脚跟脚趾相接向前走直线 1 米	28	42	62
睁眼、单脚站 10 秒	30	49	68
脚跟一脚趾相接向后走直线 1 米	36	49	69
闭眼单脚站 5 秒	33	54	71

整理自王天苗，2004。

表 4-7　台湾地区各年龄层儿童单脚站在海绵垫的维持时间

年龄层 / 岁	人数	睁眼 */ 秒	闭眼 **/ 秒
6 ~ 6.9	20	13.5 ± 6.7	2.7 ± 1.3
7 ~ 7.9	23	20 ± 7.9	4.1 ± 1.9
8 ~ 8.9	18	17.1 ± 6.8	3.3 ± 2.0
9 ~ 9.9	13	21 ± 8.2	3.7 ± 1.9
10 ~ 10.9	22	21 ± 8.6	4.6 ± 2.8
11 ~ 11.9	14	24.7 ± 5.5	3.5 ± 1.2
12 ~ 12.9	11	21.5 ± 7.3	4.5 ± 2.1
总计	121	19.5 ± 8.0	3.8 ± 2.1

*$F = 4.0$，$P < 0.01$，单方变异数分析，6 岁组 < 11 岁组，$P < 0.05$，Scheffe 事后分析

*$F = 2.1$，$P > 0.05$，单方变异数分析

* 摘自：廖华芳与王天苗（"中华物理治疗学会杂志"，1998）。

　　至于 6 ~ 13 岁儿童的单脚站能力，由于大部分 6 岁以上儿童皆可在平地站 30 秒，因此廖等人测试正常儿童优势脚单脚站在海绵垫的能力时，一次测三回，取其平均值。结果显示仅 6 岁组儿童在睁眼单脚站状况下显著低于 11 岁组儿童，其余年龄层儿童无显著差别，闭眼单脚站则各年龄层无显著差别（见表 4-7）（廖华芳与王天苗，1998）。以相关系数检视，1-leg-EOSS 与年龄及 BOTMP 动作分数具显著相关（$r = 0.34$，0.49）（Liao，2002）。因此睁眼单脚站、闭眼单脚站的测试是否具效度，尚待进一步研究。

　　许多研究显示 2 ~ 14 岁的儿童在静态站立时的姿势稳定程度会随着年龄的增加而提高，年幼的儿童较年长的儿童呈现较大、较快速、较高频率的身体晃动（Riach & Hayes，1987；Riach & Starkes，1994；Kirshenbaum et al.，2001）。然而在更早的时期，Chen 等人的研究却发现幼儿在刚开始走路的第一年间，其静态站立时的身体晃动幅度并未随时间增长而明显降低，而只有在速度

与频率上降低；显示在初期的站立发展过程中，儿童改变的不是姿势晃动的大小，而是晃动的方式（Chen et al.，2008）。对于刚开始学站与行走的幼儿而言，姿势控制系统除了要维持身体的稳定度以外，身体的晃动也会提供探索的机会，帮助儿童调整校正其感觉与动作之间的内在化联结。此外，在儿童刚开始独立行走的过渡期间，其静态坐姿也会受到短暂的影响而出现不稳定的状况（Chen et al.，2007），可能是因为在学走路的过渡期间儿童的知觉动作系统必须重新校正调整以因应新的姿势（站与走），因此影响了原来已经发展成熟的坐姿控制。

　　许多不同发展障碍的儿童都会呈现较差的静态姿势控制能力。患有脑性瘫痪（Donker et al.，2008）、唐氏综合征（Rigoldi et al.，2011）、自闭症（Fournier et al.，2010），或发展性协调障碍（Geuze，2005）的儿童，静态站立时都呈现较正常发展儿童大的姿势晃动幅度。Kyvelidou 等人使用线性与非线性分析检查刚开始学坐的幼儿，发现静态坐姿下的姿势晃动变异性可以区分不同严重程度的动作障碍儿童（Kyvelidou et al.，2010）。

四、感觉策略的发展

　　通常要了解视觉对姿势控制的影响，皆使用移动的房间（见图 4-11）造成视觉流动效果来测试姿势的反应（Lee & Aronson，1974）。过去的研究显示新生婴儿已经会对视觉流动的刺激做出具方向性的姿势反应（Jouen et al.，2000）。刚学会坐的婴儿（Bertenthal et al.，1997）和儿童（Barela et al.，2003）与成人（Oie et al.，2002）一样都可以控制其姿势晃动与视觉流动信息的互相结合。

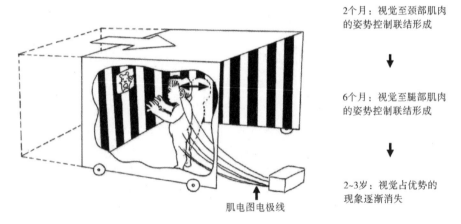

图 4-11　使用移动的房间来测试视觉对姿势控制的重要性
整理自 Foster et al.，1996；Shumway-Cook & Woollacott，2001。

　　许多研究探讨感觉信息对姿势控制的影响与机制。Forssberg 的研究显示，在支持面稳定的状况下，1 岁半～10 岁的儿童不论在睁眼、闭眼还是在视冲突状况之下皆可维持站立姿势。但在视觉信息越多的状况下，其站立稳定性越高，且年龄越大其稳定性越高。然而在支持面不稳定的状况下，即体感觉输入被剥夺的状况下，若加上视冲突，则6岁半以下儿童几乎都无法维持站立姿势；至于在支持面不稳定及视觉正常的状况下皆可维持站姿，但其站立稳定度会随着年龄的增加而增加（Forssberg，1982）。廖华芳等人的研究显示，随着年龄的增加，姿势稳定度（%LOS）在注视标的、睁眼动、视冲突动三种状况下，会越来越好，但并非绝对（见表4-8）（廖华芳与王天苗，1998）。当在站立时提供一个多余的手触觉信息时，从刚学会站立的幼儿（Chen et al.，2008）、儿童（Bair et al.，2011）到成年人（Jeka & Lackner，1994），都可以使用这个多余的感觉信息协助提高姿势的稳定度。过去研究主张4～6岁儿童对于平衡控制较早期更依赖动作觉，也就是本体觉，而逐渐减少对视觉的依赖，但是能够将不同的感觉信息做一个适当的整合，并且做出正确的平衡反应要到7～10岁（Woollacott & Shumway-Cook，1989）。另一研究发现，当视觉或本体觉提供的信息变得不可靠时，4岁的儿童已经可以调降该感觉信息在站立姿势控制的使用，称为感觉重新分配，然而整合不同感觉系统之间的重新分配则在较年长时才出现（Bair et al.，2011），这些结果显示感觉策略与姿势控制的整合一直发展到学龄期以后（6～10岁）才逐渐趋近成年人（Oie et al.，2002）。

表4-8　不同年龄层儿童于注视标的（CT）、睁眼动支持面（EOSS）、视冲突动支持面（SVSS）的感觉状况身体重心摇晃面积百分比（%LOS）

年龄层/岁	人数	CT	EOSS	SVSS
		平均值 ± 标准差（%）	平均值 ± 标准差（%）	平均值 ± 标准差（%）
6～6.9	20	0.62±0.68	1.7±2.3	12.2±30.1
7～7.9	23	0.27±0.21	1.3±1.3	6.5±20.4
8～8.9	18	0.31±0.28	1.2±1.1	7.6±23.1
9～9.9	13	0.17±0.12	0.9±0.9	2.3±1.9
10～10.9	22	0.14±0.24	0.6±0.6	1.5±1.2
11～11.9	14	0.11±0.11	0.5±0.5	1.3±0.8
12～12.9	11	0.07±0.05	0.3±0.1	1.2±1.0
总计	121	0.26±0.37	1.0±1.3	5.2±17.7

摘自：廖华芳与王天苗（"中华物理治疗学会杂志"，1998）。

五、以系统理论来看姿势控制的发展

近来有关用系统理论来探讨姿势控制的发展的文献相当多，表 4-9 为 Shumway-Cook 与 Wollacott 整理的过去相关文献所列出的儿童姿势控制的发展。一般而言，儿童在 6 ~ 7 岁就发展出近乎成人的姿势反应，然而平衡表现接近成人的数值可能要至青春期左右才出现（Shimizu et al., 1994）。

表 4-9　由系统模式看姿势控制发展

出现时期	姿势控制发展
出生 ~ 2 个月	感觉与动作系统间无法呈现有组织的姿势控制规则
2 个月 ~ 持续终生	具有协调的颈部肌肉动作于姿势控制
2 个月 ~ 持续终生	视觉至颈部肌肉的姿势控制联结形成
2 个月 ~ 持续终生	体觉至颈部肌肉的姿势控制联结形成
2 个月 ~ 持续终生	前庭系统至颈部肌肉的姿势控制联结形成
4 个月 ~ 持续终生	多重感觉至颈部肌肉的姿势控制联结形成，进而达成头部控制
6 个月 ~ 持续终生	感觉与动作的协调控制规则由颈部延伸至躯干
6 个月 ~ 持续终生	视觉至下肢肌肉的姿势控制联结形成
9 个月 ~ 持续终生	体感觉至下肢肌肉的姿势控制联结形成
10 个月 ~ 持续终生	静态的踝部协同作用出现，并与感觉有联结形成
15 个月 ~ 持续终生	跨步协同动作出现
3 岁 ~ 持续终生	于姿势控制中视觉占优势的现象逐渐消失
4 岁 ~ 持续终生	于姿势控制中体感觉系统逐渐占优势
4 岁 ~ 持续终生	主动髋关节控制与髋协同动作出现
7 岁 ~ 持续终生	近似成人的姿势控制

整理自 Shumway-Cook & Woollacott，2012。

第六节　行走的动作控制

行走的动作控制在胎儿时期便开始发展，妊娠 16 周时便有两下肢交互曲直动作，新生婴儿在体重支撑下也有下肢交替跨步的动作，Thelen 主张平衡控制能力是出生后独立行走的限制因素之一（Thelen，1986）。新生儿有跨步反射，在 1 ~ 4 个月大，很多婴儿丧失跨步动作，直到数个月后，跨步动作才又出现。Thelen 认为跨步动作消失主要因下肢重量增加，下肢肌力不足所致，若将这些婴儿浸泡在水中，其跨步频率会增加（Thelen & Fisher，1982）。研究也显示，直立的跨步与仰躺的踢动作在空间与时间参数方面类似，跨步的摆动期类似踢的曲直期，而跨步的载重期似踢的暂停期（Thelen & Ulrich，1991）；然而踢的动作数比跨步少，可能因直立姿势须较大肌力以对抗地心引力（Jensenet et al.，1994）。而研究也显示，给予 10 天大的新生儿跑步机训练，则其拮抗肌群的共轭收缩程度会减少，肌电位交互活动会提升（Yang et al.，1998）。让 5 ~ 12 个月大的婴儿在跑步机行走时，给予单侧脚背刺激，也会出现成人般的适应性反应，即下肢屈曲更多（Pang et al.，2003）。因此目前认为，婴儿早期跨步动作多拮抗肌群的共轭收缩，可能是为补偿其平衡与肌力不足所致（Bradley & Westcott，2006）。而幼儿至 1.5 ~ 2 岁开始出现脚跟着地步态，是因高层神经中枢成熟所致，或是因惯力与肢体动作的感觉反馈所致，目前尚无结论（Bradley & Westcott，2006）。

Breniere 与 Bril 将独立行走的发展分为两期，初期为独立行走后 3 ~ 6 个月，第二期为之后 5 年。初期主要是幼儿练习行走的平衡控制，后期则为步态的精熟度增进（Breniere & Bril，1998）。初期幼儿的双载重期与步频明显降低，步长与行走速度明显增加；然而因肌力不足，使足跟着地时的质心垂直加速度呈负值，且有下降趋势，于独立行走后 6 个月才逐渐转为增加，并于 3 ~ 4 年后呈正值，6 岁左右足跟着地时的质心垂直加速度接近成人，表示至此年龄肌力才足以符合动作控制的需求（Breniere & Bril，1998）。其他研究也显示，行走 8 个月后，行走时的下肢关节活动度降低，髋—膝—踝关节相互关系较接近成人，至最大角速度的时间缩短，踝角速度期的稳定性提升（Marques-Bruna & Grimshaw，2000），且髋—膝—踝关节动作在独立行走 6 个月后的共变性明显降低（Cheron & Bengoetxea，2001）。

姿势控制也是影响早期独立行走发展的重要因素之一。过去的研究发现，若给予刚开始走路的儿童轻微的姿势支撑，可以让其行走时呈现出较成熟的双脚协调模式（Clark et al.，1988）。当在行走时给予平衡干扰，1 岁多幼儿便有牵张反射与中长潜伏期的姿势反应，此牵张反射于 2.5 岁大时强度会下降，于 4 岁时完全消失；中长潜伏期的姿势反应随年龄增加出现时间加快，且逐渐减少拮抗肌共轭收缩现象。因此 1 岁多幼儿于行走时即有反应性策略，随年龄增加，其姿势反应会更好（Berger et al.，1985）。然而，自主跨步与跨步反应虽然动作类似，但不可完全转换。Roncesvalles 等人对 4 组幼儿测试其跨步反应；会站不会走组与刚独立行走组（独立行走时间 < 2 周）于站立时受平衡干扰不会出现向前跨步

反应以恢复平衡，而独立行走 1 个月以上者则有跨反应（Roncesvalles et al.，2000）。

　　在动作控制方面，头、手臂与躯干的控制被认为是关键。在开始独立行走的 6 个月内，儿童的步态快速变化，且其在行进间的头部与身体的稳定度也明显提升（Ledebt & Bril，2000）。学者以两个稳定度的参考架构看站立与走路的控制，即：支持面以及垂直重力。若以支持面当稳定度的参考架构，则体感觉为主要感觉输入，动作控制方向是由脚到头部（姿势控制）或由髋部到颈部（移位平衡控制），由下向上组织完成的。若以垂直重力当稳定度的参考架构，则前庭觉为主要感觉输入，动作控制方向是从头到脚，由上而下组织完成的。此外，儿童需同时控制各种动作自由度，如：通过全体模式使特定方向的颈部和躯干肌肉收缩（颈部组织活动度低）来维持头部稳定度；或通过联结模式，在颈部组织活动度高的状况下维持头部稳定度（Assaiante & Amblard，1995）。研究显示儿童从可以独立维持站立到约 6 岁这期间，多通过由下而上的组织及全体模式来进行动作控制；7 岁以后则多通过由上而下的组织及联结模式来进行动作控制，这一转变可能与 7 岁以后的前庭觉功能较为成熟有关（Assaiante & Amblard，1995）。

　　Assaiante 及 Woollacott 等人针对 1～4 个月及 9～17 个月有行走经验的婴幼儿、4～5 岁的儿童及成人进行步态起始时的预期性姿势调控研究发现，在年纪最小的一组身上便可观察到预期性姿势调控的表现，包括：明显的骨盆及支撑侧下肢侧向倾斜，促使另一只脚可以在离地摆动前卸载原本承受的体重；支撑侧下肢在脚跟离地前的髋外展肌预期性收缩，被认为可促进骨盆稳定。预期性姿势调控在 4～5 岁儿童身上与初会走路幼儿不相同：肢节振动的频率减少，暗示在步态起始当下在矢状面和额状面有较佳的肢节间协调和控制。在较年幼的群体所观察到的预期性姿势调控通常包含上半身和下半身的动作，4～5 岁的儿童则和成人表现相似，只侧向移动骨盆及支撑脚便可转移重心。同时，年龄较长的儿童及成人也被观察到在髋部和膝关节的肌肉收缩程度较低，而踝关节周围肌肉则表现出较高的收缩程度。综合运动学及肌电图结果可以推论，在站立及行走的动作控制发展发面，早期是全体模式，随着成熟度或行走经验增加或两者共同影响而转变为联结模式（Assaiante et al.，2000）。

　　成人起始步态时会有足底压力中心向跨步脚方向与后方向移动，使得身体重心向支撑脚移动的预期性反应（图 4-12）。研究发现年幼的儿童在起步前的预期性姿势反应包括了全身的动作，但 4～5 岁儿童则和成人一样只有骨盆与支撑脚的侧移动作（Assaiante et al.，2000）。Ledebt 与 Bril 等学者发现，2～8 岁的儿童做起始步态时，向后位移幅度及预期调整时间长短与儿童第一步结束时的行进速度相关。研究结果显示预期性调控行为有三种主要特征（Ledebt et al.，1998）：

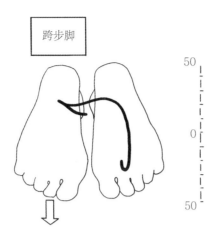

图 4-12　步态起始的足底压力中心曲线

（1）足底压力中心的预期性位移现象随着年纪增加而更加显著。除了年纪最轻的组别中一位受试者之外，在所有儿童身上都观察到预期性压力中心向后位移的表现；至于侧向位移的表现则在年纪较大的组别（6 岁的儿童）当中才显示出来。

（2）足底压力重心位移幅度随着年纪增加而显著增加。

（3）和成人相反，年纪最小的一组儿童向后位移的幅度和推进速度并不相关。后位移幅度和推进速度的相关在 6 岁左右变得显著，并且持续到 8 岁。

综合相关发现显示，虽然刚开始独立行走的儿童已具备预期性姿势调控能力，但是此前反馈控制机制必须到较大的年纪才能调控得更为精确与有效，此转变可能与整体姿势调控改善有关。

第七节　坐至站的动作控制

坐至站为日常生活许多动作的前置动作（Nemeth et al., 1984），与移位功能密切相关，独立坐至站在 1 岁左右即可达成。坐 / 站活动为全身肢体协调动作，需将身体质量中心保持在支持底面积上，在起始坐站活动时先于水平方向产生向前的动量，在站起之前此动量需转换成刹车冲量，使身体停止往前冲的同时，产生垂直动量使身体站立，而动量及刹车冲量的大小和动量之间的转换与平衡控制有非常大的关联。站起速度越快，肌肉需使出的力量越大，以产生较大的动量及刹车冲量（Alexander et al., 1994；Pai & Rogers, 1990a, b）。完成坐至站动作除需平衡能力外，站起过程髋及膝关节须产生较大的动量（Doorenbosch et al., 1994），其所需的髋及膝关节动量甚至高于走上阶梯（Riley & Schenkman,

1991）；假若这些关节周围肌肉无力，坐站时会产生代偿机转，如使用不同站起的策略等（Butler，1991）。坐站动作有动作程序，而坐椅高低、起始脚的姿势、头的姿势与有无扶手等都会影响坐 / 站策略（Hennington & Johnson，2004）。

成人完成坐至站动作的时间平均为 1.62 ~ 2.54 秒（Millington et al.，1992）。Cahill 等人发现 4 ~ 5 岁以及 9 ~ 10 岁的儿童完成坐至站的动作时间分别为 1.2 和 1.4 秒。一般儿童所展现坐站动作模式变异性高于成人，5 岁以下的儿童尤其明显。在 9 ~ 10 岁时，儿童的坐站动作模式已和健康成人相似。学者认为幼儿动作模式较为多变，可能是因为其控制身体质量中心水平方向动量的能力不如年纪较大的儿童（Cahill et al.，1999）。

12 ~ 18 个月大的儿童已能展现成人由坐到站过程当中的基本的肢体间协调动作模式。然而，年纪较轻的儿童还没有办法以静止站立作为坐到站任务的结束，通常会以踮脚尖站或者向前跨步来完成坐到站。在 12 个月到 10 岁大的儿童当中，坐到站的动作时间、躯干前弯的最大角速度和幅度随着年龄增加而增加，9 ~ 10 岁的儿童坐站过程地面垂直方向反作用力模式已经和成人相似（Cahill et al.，1999）。

虽然 6 ~ 7 岁的儿童在进行坐到站活动当中的各关节动作顺序、各肢段动作相对时间比，或两肢段之间的角度—角度图等动作模式已和成人相似。然而，受到稳定度不佳以及个体身体形态差异的影响，儿童进行坐站的个体间变异性高于成人（Guarrera-Bowlby & Gentile，2004）。

坐至站动作的分期，各学者有不同看法。最简单分为起始期及上升期（Alexander et al.，1991）。

Millington 等人将站立分成三期：第一期为重量转移，由躯干开始屈曲到膝关节起始伸直，此期占整个坐站时间的 27%；第二期为转位，由膝关节起始伸直至躯干开始伸直，占坐站期间的 27% ~ 36%；第三期为站起。

Schenkman 将坐到站分成四期：第一期屈曲动量期约 0.5 秒，由起始至臀部离开坐椅，躯干及骨盆重心向前，此期若有问题将无法产生足够的动量；第二期动量转换期约 0.33 秒，由臀部离开坐椅至踝关节达最大屈曲且重心向前及向上移动，此期病患最易发生的问题为无法将身体质量中心控制在在支撑面积上，失去平衡而无法站起；第三期伸直期约 0.98 秒，此期身体产生垂直动作，病患最易发生的问题为无足够伸直肌力而无法站起；第四期稳定期，髋伸直速度为 0（Schenkman et al.，1990；Riley et al.，1991）。

坐 / 站最常使用策略有两种，即：膝策略、髋 - 躯干策略。膝策略为躯干屈曲 10° ~ 20° 时站起来，膝关节需产生较大的力矩，使躯干保持直立；髋躯干策略是，躯干过度往前倾（约大于 20°）以减少站立起来时膝关节所需的力矩，而在髋关节及下背处产生相对较大的力矩（Doorenbosch et al.，1994）。这两种站起策略的膝关节及踝关节角度并无太大差别，但髋关节角度于髋策略中明显较大。膝关节于膝策略产生较大的动量，在胫前肌及股直肌肌电活动较大；髋策略中臀大肌及后腱肌活动增加，但股直肌反而下降，股内侧肌并无差别；踝关节方面比目鱼肌、内侧腓肠肌于髋策略中活动较大但无差别，胫前肌活动较小。髋外展肌及半腱肌肌肉活动在整个过程中都保持低度活动，而脊伸直肌于臀部离开座椅之前呈现高度活动之后维持较低的活动度，臀大肌于臀部离开座椅时有较高度活动且达到顶峰，胫前肌在臀部离开座椅之前达顶峰，比目鱼肌在臀部离开座椅之后达顶峰（Coghlin & McFadyen，1994；Doorenbosch et al.，1994）。

第八节　抓握的动作控制

一、伸手

伸手动作的发展过去都认为在 3 ~ 4 个月大时才出现，然而那是因过去的研究将婴儿置于仰卧姿势；若将婴儿放置在斜躺姿势，并提供移动的目标物，则出生后数天的新生儿即出现基本的眼手协调动作（Bradley & Westcott，2006）。婴儿 4 个月大时即可伸手碰触到物品，6 ~ 9 个月大时，其伸手碰触移动物品的动作形态更趋近成人（Bradley & Westcott，2006）。

目前研究指出，初期的伸手动作如跨步反应，为既有的动作程序，在妊娠10 周时，胎儿就已有手朝脸的动作。而出生后视觉刺激就可引起伸手反应，当 3 天大的新生儿注视一个物品时，其手臂动作会增加，且朝向物品靠近，但常不能成功接近目标物，且没有伴随抓握的动作（Hofsten，1982）。

在 1 ~ 12 周大时，婴儿伸手的反应性动作逐渐转换至功能性动作，因此此段时间似跨步反应消失，会有伸手频率减少的现象。学者解释，在这段时间新生儿会更有兴趣注视物品，因此减少了伸手反应（Bergmeier，1992）。在 12 周大时，伸手频率又逐渐增加，可能因此时婴儿空间知觉增强，只对伸手可及范围的物品才有伸手动作（Field，1977）；15 周大时，大部分婴儿可成功碰触到物品，15 ~ 18 周时可成功抓住物品。伸手动作可分两期，第一期属开链式回路策略，由视觉刺激引发；第二期为闭链式回路，伸出手后，要靠本体觉及／或视觉的反馈来调整手的定位与方向，以碰触或抓取物品（Bradley & Westcott，2006）。

伸手策略的研究，常由手部的移动速度与行径路线来表示。成人伸手过程只有 1 ~ 2 个动作单位，一个动作单位即一个加速与减速动作的组合，且第一个动作单位时间与距离较长。而婴儿在 19 周大时约需 4 个动作单位，至 31 周时会减至约 2 个动作单位，行走路线渐趋近直线，且第一个动作单位时间较长（Fallang et al., 2000； Hofsten, 1991）。情境因素会影响伸手动作策略，伸手向移动物品比伸向固定物品的手部行走路线较直（Hofsten, 1979）。Berthier 与 Keen 整理相关的研究结果发现，儿童早期的伸手动作呈抛物线轨迹，到 2 ~ 3 岁时较趋近直线；在起初的两年间，儿童的伸手动作发展主要是在于动作的平顺性增加，而非动作速度变快。在两岁左右，儿童伸手动作的整体速度变化已趋近成人，先是快速将手移至目标物附近，再接着进入慢速期并抓取目标物（Berthier & Keen, 2006）。

　　5 ~ 11 岁儿童伸手动作的发展显示，有效率的伸手策略的达成，除练习之外，动作过程的侦测、预测功能及预期性策略都非常重要（Bradley & Westcott, 2006）。一般认为伸手与抓握是脑的不同部位所控制。

二、抓握

　　抓握主要控制中心有两部分，一部分在腹外侧运动前皮质区负责物品定位与成分的反应，另一部分在主要运动皮质区，负责活化手指肌肉（Fogassi et al., 2001）；妊娠 12 周时胎儿便已有手指伸直动作，且经仔细观察，新生儿的手指动作不都是完全屈曲与伸直，有些单独的手指动作已经出现（Bradley & Westcott, 2006）。通常在伸手动作第二期，婴儿会在碰触物品前将手指打开，显示抓握的预期性准备与伸手的第二期动作整合。在新生儿时期，伸手与手指张开为一个协同动作；至 2 ~ 3 个月，此协同动作不再出现；3 个月大婴儿则又在有注视物品的情境下出现伸手及手指张开动作；此现象被认为与视知觉成熟有关（Bradley & Westcott, 2006）。Newell 等人发现 4 个月大的婴儿已经可以根据目标物的特征来改变自己的抓握动作，表现与 8 个月大的婴儿相同（Newell et al., 1989）。Newell 进一步指出，年幼的儿童主要靠视觉和触觉来判断物体的特征，但 8 个月大的婴儿则只需要用视觉信息来调整其抓握动作。抓握的预期性控制研究显示，5 个月大婴儿就出现伸手之前将手掌定向物品，且根据物品尺寸调整手指形状；但仍有手指过度张开的现象，需至较大年龄才会适当调整物品与手掌尺寸的相对关系（Bradley & Westcott, 2006）。

　　手一旦接触物品后，便要开始协调两种力量，即握力与载力，如图 4-13 所示。成人抓握时握力与载力会同时作用；婴儿则先出现握力，且先会将物品压住，然后再有正向载力将物品拿起（Forssberg et al., 1991）。能根据物品的重量与摩擦力而调整握力与载力，需有预期性控制能力。2 岁大幼儿即能根据物品摩擦力特性，经历数次练习后，调整其载力与握力。总而言之，抓握动作除既有的动作程序外，在生命头一年中的生物力学、经验与情境因素都有助于其快速发展（Bradley & Westcott，2006）。

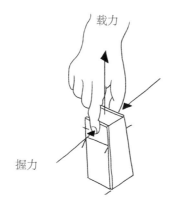

载力

握力

图 4-13　抓握物品的握力与载力

问题与讨论

1. 请依詹特莱氏动作分析的三个层次，分组进行儿童由躺至坐的动作分析，用秒表记下时间，并描述其动作策略与需要的身体各系统能力。
2. 根据系统理论，就任务、环境与个人因素各列举出 3 个例子。
3. 何谓"原始反射"？举例说明何谓正常与不正常的反应。
4. 请列举两种功能性姿势控制评估工具，并练习其测验内容，说明其信效度。
5. 请比较 4 种姿势控制策略的定义及其作用的肌群。
6. 请比较儿童与成人行走的动作控制的异同。
7. 请比较坐至站动作的膝策略与髋策略的动作控制的异同。
8. 请讨论儿童伸手动作控制的发展。

第五章

儿童与青少年的体适能发展与测试

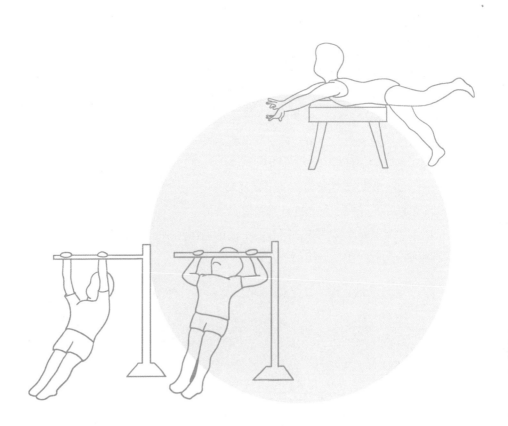

第一节　体适能定义

体适能指个人在特定身体环境、社会与心理环境中，能对既定工作有好的表现的能力（WHO，1968）。Schurr 认为体适能是个人对环境发挥有效率、有效能的适应能力，以身体的特质而言，表现在身体姿势、健康习惯、肌力、耐力、柔软度、动力、敏捷度、平衡性及运动技巧上（Schurr，1980）。

健康体适能主要是以健康状态的改善为主要诉求，其特征是有能力完成日常的运动，预防身体因活动不足而衍生疾病及其他问题。体适能发挥的身体功能，不仅能使身体的运动能力更具效率，而且不容易造成疲劳，疲劳后的恢复也较为迅速。具体而言，良好体适能的发展将使儿童获得健康的潜在效益，如癌症的预防、心血管疾病死亡率的降低、正常血压、低胆固醇含量等（赖美淑，2000c）。

健康体适能包括心肺功能、形态学指数、肌肉功能、运动能力、代谢调节等指标（赖美淑，2000c）。心肺功能主要指心肺耐力、心脏、肺功能与血压等；形态学指数包括身体质量指数、身体组成、体脂肪分布、关节柔软度与骨质密度等；肌肉表现包括功率、肌力与肌耐力；运动能力包括平衡、敏捷、协调、知觉与速度；代谢调节包括葡萄糖耐受量、脂质与脂蛋白代谢、代谢物质的选择等（赖美淑，2000c；Stout，2006）。

传统运动适能与健康体适能略有不同，前者注重运动表现相关的体适能，包括肌力与耐力、心肺耐力、柔软度、敏捷度、平衡性、动力及反应测试表现（Stout，2006），后者强调健康体适能中的心肺功能、形态学指数、柔软度与肌肉表现。本章着重介绍儿童与青少年的体适能发展与测试。

第二节　健康体适能与身体活动

健康体适能构成要素及其对于健康促进和疾病预防的基本原理叙述于表 5-1（赖美淑，2000c；Stout，2006）。通过体适能训练柔软性，可获得以下收益：身体、情绪与精神的整合、纾解压力与紧张、放松肌肉、增进身材与体态的维持、纾解背痛、纾解肌肉痉挛、纾解肌肉酸痛、预防伤害、享受欢乐等（赖美淑，2000c）。体适能训练对增进肌力和肌耐力的收益则包括：降低罹患心脏疾病的危险、预防运动伤害、增进心理健康、改善身体组成、增进身心障碍者的动作功能、提升运动能力等（赖美淑，2000c）。

表 5-1　健康体适能构成要素及其对于健康促进和疾病预防的原理

构成要素	机转
心肺耐力	·改善工作体能上能力
	·减少疲劳
	·减少冠状动脉心脏疾病的危险性
	·增进生长及发展
肌力与肌耐力	·改善抬及提东西的功能性能力
	·减少下背痛的危险性
	·促进维持理想的姿势
	·增进生长及发育
柔软度	·加强弯腰及转动的功能性能力
	·减少冠状动脉心脏疾病的危险性
	·减少糖尿病的危险性
	·增进生长及发育
身体组成	·减少肌肉痉挛
	·减少高血压的危险性
	·减少冠状动脉心胀疾病的危险性
	·减少糖尿病的危险性
	·增进生长及发育

整合自赖美淑，2000c；Stout, 2006。

　　影响健康体适能因素包括：个人因素与环境因素。个人因素如基因、年龄、性别、活动量、生活形态；而环境因素包括父母的养育方式、气候、压力、空气质量等。规律的体能活动有助于增加肌肉力量与心肺耐力，社会因素也会影响儿童参与体能活动，像是没有足够的活动空间或是父母把常看电视等静态活动当成休闲活动也会影响儿童参与体能的活动习惯。社会大众意识到体适能的好处，会促进健康体能活动的发展，如现代都市健康中心应运而生，引导人们多运动（Cech & Martin, 2002）。

　　身体活动通常被认为与健康体适能及运动体适能有关，虽然研究显示身体活动可解释健康体适能的变异性不到 20%（Pate et al., 1990），如：儿童一般活动程度（以步数来测量）与 BMI 仅有低度相关（Vincent & Pangrzi, 2003）。在美国，身体活动仍是主要健康议题，并且是罹病及死亡的主要原因之一（Tiedje, 2005），而且身体活动程度与某些健康参数之间有剂量反应关系（Pate, 1995）。

　　有关儿童健康体适能方面的问题，肥胖是最被重视的。青年期的过重与成年期的肥胖密切相关（Freedman et al., 1999; Williams, 2003; Freedman et al.,2009）。

公共政策的健康干预计划主要着重于与健康／疾病相关的社会及环境因素，如：了解健康社区及健康系统、健康行为、家庭和学校活动之间的关联（Tiedje, 2005）。环境因素当中，与较少身体活动相关的负面因素包括：将婴儿活动空间限制在婴儿座椅或婴儿车之内，并且长时间处于狭小游戏空间；每天观看电视或影像节目超过两小时；缺乏每天一小时中度体能活动（National Association for Sport and Physical Education, Active Start, 2002）。

美国国家运动及体育学会（National Association for Sport and Physical Education）提供给家长的对所有年龄儿童健康促进的准则如下（Gunner et al., 2005）：

（1）将身体活动与其他有趣的活动联结，利用到动物园或公园的出游机会，进行走路、骑脚踏车以及其他户外活动，可以协助儿童体验身体活动的乐趣。

（2）鼓励培养对身体活动、运动或竞赛活动的正向态度，以及对儿童能力持自然正向感受，这将有助于建立其信心和热忱。

（3）对儿童在身体活动上的成功表现给予赞美，但更重要的是，也要在其遭遇困难时提供支持与协助。

（4）家长宜以身作则建立动态的生活形态。儿童将会随之仿效，因此试着每天与儿童一起进行身体活动。

（5）鼓励健康饮食习惯。适当的营养是动态生活形态的基础。

（6）对于2岁以上的儿童，应限制电视、手机以及计算机使用的时间，每天少于两小时。对于2岁以下的儿童，则应避免接触上述活动。

（7）鼓励儿童在户外游戏。

（8）给予儿童礼物时，选择可以诱发儿童进行体能活动的玩具。

美国国家运动及体育学会也提供不同年龄层儿童的相关建议，分述如后（National Association for Sport and Physical Education, Active Start, 2002）：

（1）1岁以下婴儿：细心规划低花费的游戏活动，以促进适合儿童发展程度的肢体活动，这应该是健康促进策略的一部分。从生命早期，便应强调父母和照顾者是对幼儿生活影响最大的人物。容易进行的、刺激及有趣的身体活动应该融入日常生活当中，并且要强化"身体活动对幼儿是极为有益的"。环境应安全，让婴儿自己探索，并且鼓励抓握、翻身、独坐及拉着坐起或站起等技巧的发展。

（2）1~3岁幼儿：对于正在成长的幼儿，身体活动的目标是建立未来复杂的动作任务基础。这阶段幼儿的好奇心以及充满能量的活动表现常常引起家长对于安全的担忧，幼儿所使用的室内和户外器材皆应符合安全标准，应鼓励幼儿进行使用大肌肉的活动。此外，父母及照顾者需要理解身体活动的重要性，并且将身体活动与游戏时间予以整合。建议 1 ~ 3 岁幼儿每天进行计划性的身体活动量应累积超过 30 分钟，进行非计划性的身体活动量则至少应有 60 分钟。除了睡眠时间之外，这个年龄层的幼儿不应安静不动超过 60 分钟。

（3）学龄前儿童：这时期的儿童正忙着学习各种技巧来熟悉、掌握他们所处的物理环境及认识他们自己。建议这时期的儿童每天进行的计划性身体活动量应累积超过 60 分钟，并且应进行 1 小时以上的非计划性的身体活动。除了睡眠时间之外，这个年龄层的儿童不应安静不活动超过 60 分钟。通常活动进行当中会伴随短暂的休息或静止。安全考量是第一优先，而成人的监督是必须的。儿童在此时期培养出对于基本动作技巧的自信及掌握，对于未来学习、发展复杂动作技巧是相当关键的。

健康促进计划当中增进身体活动的策略如下（Gunner et al., 2005; Steinbeck，2001）：

（1）增加身体活动以及降低静态行为的策略主要对象为健康属于危险群体的家庭。

（2）指出家庭对于家庭成员的生活技巧及整体健康的巨大影响，简单、花费低廉的生活形态改变即可显著促进儿童的健康。

（3）引导家长如何将身体活动有趣地融入生活形态当中。

（4）与家长讨论，将焦点集中在健康、安全、游戏、动机以及动态的生活形态对他们儿童的重要性上。

（5）和家长共同检视最近的家庭常规活动，并且指导家长如何以身体活动为基础来引导儿童进行游戏。

（6）提供合适儿童发展能力的免费或低花费活动的相关建议，以增加执行机会。

健康相关照护专业人员及家长可自以下组织获得相关参考信息（Gunner et al., 2005）：美国国家运动及体育学会，美国健康、体育、休闲舞蹈学会，疾病控制及预防中心，美国小儿科学会。家长可以经由儿童健康网站得到与肥胖预防或健康促进相关的资料。

第三节　心肺功能变量及其对运动的反应

儿童心肺功能变量包括最大运动量与次大运动量下心率、最大运动量与次

大运动量下心搏输出量、最大运动量与次大运动量下心输出量、次大运动下动
静脉氧差、活动肌肉的血流量、血压、血红素浓度、最大运动量下单位体重的
通气量、最大运动量与次大运动量下呼吸速率 、次大运动下潮气量及肺活量、
最大运动量与次大运动量下血中乳酸浓度等（Stout，2006）。儿童的呼吸率、
心率皆比成人高出许多，现将不同年龄层儿童的心率、血压及呼吸率列于表 5-2
（Watchie，1995；Cech & Martin 2002:220）。有关儿童生命征象的测量与数值
请参考 Family Pratice Notebook 网页。

表 5-2　儿童心率、血压及呼吸率随年龄的变化

	足月新生儿	1～6个月	6～12个月	1～2岁	2～6岁	6～8岁	8～12岁
心率（次/分钟）*	140±50	130±45	115±40	110±40	105±35	95±30	95±30
血压（毫米汞柱）							
收缩压	75(60-90)	80	96	99	100	105	110
舒张压	50(30-60)	46	65	65	60	60	60
呼吸率（次/分钟）	30～40	30～40	25～30	25	20～25	20	

* 平均值 ± 标准差，整理自 Watchie，1995；Cech & Martin 2002：220；Long，2002。

　　与成人比较，儿童心肺功能对运动的反应较高的变量有心率、活动肌肉的血
流量、呼吸速率、次大运动量下单位体重的通气量；儿童与成人的反应一致的有
次大运动下动静脉氧差与最大运动量下单位体重的通气量两个变量；而较低的变
量有血中乳酸量、最大运动下潮气量占肺活量的比率、血压与心搏量（Bar-Or，
1983；Stout，2006）。

第四节　心肺适能

　　心肺适能是指心脏呼吸系统输送与运用氧气的能力，是最能代表个人体能与
健康优劣的指标。与心肺适能相关的身体活动项目包括跑步、游泳、骑自行车、
划船、滑雪、拳击等（Stout, 2006）。

一、心肺适能的测量

（一）无氧耐力

无氧耐力是指身体以非氧化或糖解等代谢方式产生能量的能力。无氧耐力的测验通常是在实验室里测量受试者在无氧状态下产生三磷酸腺苷（ATP）的能力或测其氧债；这种无氧耐力的测验并不适合临床的一般测验，但作为评估运动训练的效果则很有用，实际在运动场上测验选手的全身无氧耐力是利用短跑和中距离赛跑来估计的。

无氧功率会随着年龄增加而逐渐增加，常见评估方法包括（Haywood,1993）：

（1）玛格利亚登阶跑测试。

（2）魁北克 10 秒脚踏车测功器测试。

（3）颖杰 30 秒脚踏车测功器测试。

（4）50 码冲刺测试。

（5）楼梯冲刺功率测试。

（二）有氧运动

最大氧耗量是评估心肺适能的最佳指标，是指一个人在海平面上，从事最剧烈的运动时，组织细胞每分钟所能消耗或利用氧的最高值。

最大氧耗量的测量方法可分为直接测验法与间接测验法，直接测验法常是在运动生理学实验室进行，让受试者在跑步机或脚踏车测功器上进行最大运动量或接近最大运动量的运动，运动的末段采集呼出气体，然后分析呼出气体中氧与二氧化碳所含的百分比，再计算出每分钟耗氧量的最大值。常见评估方法包括（Haywood, 1993）：

（1）麦克马斯特渐进式测试（McMaster All-Out Progressive Continuous Cycling Test）。

（2）布鲁斯渐进式跑步机运动测试（Bruce Treadmill Test）（图 5-1）。对儿童进行此方面测试时，为增进可行性，不一定进行气体采集，会收集其他资料（例如心电图跳变化）。儿童及青少年的运动测试结果，在诠释上需要考虑的主要因素有年龄、成熟度及性别。

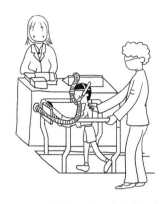

图 5-1　心肺耐力测试—在跑步机上走路或跑步

大部分的儿童运动实验室会以布鲁斯跑步机测试（Bruce Treadmill Protocol）来进行运动测试。测试的优点是可以用舒服的速度（3.0 ~ 3.5 mph 走路或 5.0 mph 跑步）、最小斜度增加（每个阶段 2%）及合理的测试时间（8 ~ 10 分钟）。测试中，每个阶段通常为两分钟。布鲁斯跑步机测试有针对年龄相关耐力时间的常模，见表 5-3。

表 5-3　不同年龄与性别的儿童的布鲁斯跑步机测试平均耐力时间（分钟）

年龄 / 岁	男			女		
	百分位数			百分位数		
	10	50	90	10	50	90
4 ~ 5	8.6	10.1	12.7	5.9	9.5	11.2
6 ~ 7	7.9	11.0	12.3	8.2	10.3	12.0
8 ~ 9	8.9	11.2	14.6	8.6	10.5	13.6
10 ~ 12	9.5	11.8	14.4	9.2	11.0	13.8
13 ~ 15	9.9	13.2	14.6	8.2	10.8	13.0
16 ~ 18	10.7	13.2	14.9	8.1	10.0	11.4

＊跑步机的时间代表性别—年龄组平均值，数据是从两个小儿世代研究所提到的临床运动测试衍生而来。
受试者在运动测试中不能使用扶手支撑。

修正式儿童跑步机测试（Modified Treadmill Test for Children），适用对象为小学生和中学生，其需要器材设备为跑步机、心电图、码表。测试让受试者行走于跑步机上，测试者将跑步机速度调至每小时 4.5 千米（小学五年级学生）或每小时 5.6 千米（中学二、三年级学生），固定其速度，调整其坡度，每分钟结束时升高 1%，直至 14% 为止，保持该坡度至结束，于测试过程中量取受试者于每分钟中间 15 秒钟的心跳数。受试者于跑步机上运动的时间即为所获成绩。此方法的缺点是缺乏儿童常模。

运动测试停止的标准有下列三个（Mathews, 1978）：

（1）受试者无法继续下去。

（2）其心跳率高达每分钟 200 次。

（3）已完成全长 25 分钟的测验。

虽然直接测验法能够测出真正的最大氧耗量，但因为它是一种非常剧烈的运动，对年幼者与年长者不太适合；再加上其设备昂贵、测验费时，无法在室外进行，故无法实施大样本的测定。于是最大氧耗量的间接测验法便因应而生，这些替代方法，有些是受试者不需运动至衰竭，有些不需使用特殊仪器，具有省事、省时之便。

所谓间接测验法是指受试者进行次大运动量运动（如：实施操场上跑步能力测验），以预测最大氧耗量的方法。常见评估方法包括：

（1）1600 米跑步。

（2）修正式 3 分钟登阶测试。

（3）哈佛登阶测试。

（4）12/9 分钟跑走测试。

（5）1.6/2.4 千米跑步测试。

（6）12/6/2 分钟行走测试。

最早采用"12 分钟跑走"测试来预测一般成人最大氧耗量的学者是 Cooper（Cooper，1968），其方法是 12 分钟内受试者在操场上使尽全力跑走，12 分钟到时，测量距离，再由所完成的距离来推算出最大的耗氧量值。Cooper 发现此种 12 分钟跑走测验与最大氧耗量的相关系数高达 0.90，是一种非常理想的心肺适能评量方法（Cooper, 1968）。另外，美国健康、体育、休闲舞蹈学会发展了 1.6 千米跑走来评估心肺适能。近年来台湾教育部门为提升台湾居民健康体能，特制一套评量各健康体能要素的方法，其中评量心肺功能则以 800 米或 1600 米来进行测量。至于台湾卫生部门则建议以登阶测验来评估心肺功能（赖美淑，2000b）。

12/9 分钟跑走：测验方法是在标准 400 米跑道上进行，测验者以码表计时，记录受试者所跑的距离，当时间到达 12/9 分钟时鸣笛，助理测验员即刻跑到受试者所达位置，并算出其所跑的距离，计分方法为以千米或米为单位计算。若受试者无法继续以跑步方式完成测验，可用走步来代替跑步完成测验。其再测信度 $r = 0.94$，与最大摄氧量同时效度 $r = 0.64 \sim 0.90$（Johnson & Nelson，1986）。

临床上使用比较多的是原本为呼吸系统患者设计的 12/2/6 分钟行走测试（McGavin & Gupta，1976；Butland & Pang，1982）。其中又以 6 分钟行走测试较常使用。6 分钟行走测试可用来测试次大运动量下的运动耐力（Garofano

& Barst，1999），测试方法如下：在安静的室内环境当中以受测者平常行走速度行走 6 分钟，于自觉需要时可以停下休息。在正式施测之前有两次练习机会，指导语及施测过程给予的鼓励需标准化。记录 6 分钟内所行进的距离、休息次数及时间、自觉费力程度、呼吸困难及心跳率等参数。6 分钟行走测试在成人，尤其是老人中有良好信效度，包括反应性（Finch et al.，2002）。过去研究发现，鼓励会显著促进心肺疾患者的表现，因此必须将鼓励标准化（Guyatt et al.，1984）。患有幼年型类风湿性关节炎的儿童接受 6 分钟行走测试测验，其生理反应，最大心跳率及最大氧耗量分别相当于他们在最大运动量状况下反应的 80% 及 85%（Paap & van der Net，2005）；此外，研究发现幼年型类风湿性关节炎儿童的身高以及行走距离是他们进行脚踏车测试时生理反应（耗氧量）的主要解释指标（$R^2 = 0.88$，$p < 0.001$）（Paap & van der Net，2005）。施测 6 分钟行走测试于有心肺相关问题且年龄在 7 岁以下的受试者要特别小心，因其无法适时表示不舒服（Garofano & Barst，1999）。患有严重心肺疾病的儿童进行 6 分钟行走测试的行走距离和其最大氧耗量（$r = 0.70$，$p < 0.01$）及身体做功能力（$r = 0.64$，$p < 0.005$）相关（Nixon et al.，1996）。

1600 米跑步：测验方法是在标准 400 米跑道上画出起跑线和终点线，受试者听到测验者下达跑的口令后开始起跑，计时员站在终点线旁开始计时，当受试者跑完 1600 米到达终点线时，停止计时，并记录受试者跑完 1600 米的秒数。800 米或 1000 米跑或走跑仅是距离改变，其余皆同。

哈佛登阶测验：测验方法是受试者先以左（右）脚登上高 50 厘米的板凳，右（左）脚随后登上，此时受试者在板凳上的双腿应伸直，然后左（右）脚由板凳上下来，接着右（左）脚下来至地面，依节奏持续进行。受试者以每分钟 30 次（4 拍上下 1 次）的速度连续登阶 5 分钟，5 分钟结束时，让受试者坐在椅子上，若受试者不能完成 5 分钟的登阶，可以在任何时间内停止，此时计数受试者在完成测验后 1 ~ 1.5 分钟，2 ~ 2.5 分钟，和 3 ~ 3.5 分钟，三个 30 秒阶段的脉搏数，完成测验的持续时间是 300 秒，若不能完成 300 秒测验，则记下其已持续登阶的时间。计分方法是将三个 30 秒阶段的脉搏数加起来，连同登阶持续时间代入哈佛登阶测验公式即可求得哈佛登阶测验分数。再测信度 $r = 0.73 ~ 0.86$（Boscos & Gustafson，1983）。

$$哈佛登阶测验分数 = \frac{登阶持续时间秒数 \times 100}{5.5 \times 三个阶段脉搏数的总和}$$

台湾卫生部门建议的登阶测验方法如下：让受试者于 35 厘米高的平面木箱

上下运动 3 分钟,频率为每分钟 96 拍,即每分钟要上下木箱 24 次(4 拍上下 1 次)。完成 3 分钟或未能完成登阶运动后, 坐在木箱上或其他椅子上, 由施测者测量运动后第 1 分钟至第 1 分 30 秒、第 2 分钟至第 2 分 30 秒及第 3 分钟至第 3 分 30 秒的心跳数, 心跳总和代入下列公式, 求得体力指数 (赖美淑, 2000b)。

$$体力指数 = \frac{运动持续时间 (秒) \times 100}{2 \times 三次脉搏数总和}$$

有学者建议以不同凳高、不同登阶速度和不同持续时间测量不同年龄的男子和女子, 根据这些数字就不必照原来的哈佛登阶测验计算其分数, 而仅计算运动后 30 秒到一分钟的脉搏跳动数, 以此 30 秒脉搏数自行建立常模, 若不能完成这项测验, 则脉搏不予计算。8 ~ 10 岁男女孩凳高 20 厘米, 登阶速度 24 次 (4 拍上下 1 次), 最大持续时间 3 分钟; 10 ~ 12 岁男女孩凳高 30 厘米; 12 ~ 14 岁男女孩与 15 ~ 34 岁女子凳高 45 厘米, 登阶速度 1 分 24 次 (4 拍上下 1 次), 最大持续时间 3 分钟; 15 ~ 34 岁男子凳高 50 厘米, 登阶速度 30 次 (4 拍上下 1 次), 最大持续时间 5 分钟 (彭钰人, 1993)。

二、心肺适能于不同年龄的变化

（一）无氧运动表现及发展

无氧运动的表现受下列四个因素的影响 (Haywood & Getchell, 2001)：

（1）身体的体积, 特别是非脂肪质量及肌肉体积。

（2）抗酸性耐力大小, 如肌肉乳酸堆积程度的抵抗力。

（3）磷酸化合物的再合成速率。

（4）氧气输送的速度。

因此上述因素会随着儿童年龄而改变, 进而改变其无氧运动的表现。幼儿由于其肌肉体积少、能量储存低, 使其无氧运动表现也较成人低。随着儿童的成长, 其肌肉体积会增加, 磷酸合成物及肌肉肝糖会越来越多, 且对乳酸的容忍度逐渐升高, 因此其无氧运动能力越来越高。男孩子在整个青春期会持续增加, 而女生增加到青春期之后就逐渐呈水平, 除了受其身体组成成长曲线影响外, 社会文化因素或许是另外一种影响的因素。除了非脂肪身体质量的改变造成无氧运动增加外, 年龄的成长使神经肌肉的协调性及运动技巧增加, 也是造成无氧运动表现成长的另一个因素。

（二）有氧运动表现及发展

男孩的最大运动的氧耗量从 4 岁至青春期晚期会直线增加，女孩则从 4 岁到 12 ~ 13 岁其最大氧耗量会呈直线增加，5 岁时最大氧耗量为 1 升 / 分钟，12 ~ 13 岁时为 3 ~ 4 升 / 分钟。大约在 12 岁前男女童的最大氧耗量相似。最大有氧运动量与体重相关，在儿童时期至青春期间维持不变，但女童在儿童时期至青春期间会下降（Haywood，1993）（表 5-4）。运动耐力除与年龄或性别相关外，与身体体积、运动量也有相关（Cech & Martin，2002）。

表 5-4 儿童与青少年于不同年龄的心肺适能

男		女	
年龄 / 岁	平均 ± 标准差	平均 ± 标准差	测验方法
8*	306.0±53.0（秒）	321.7±51.4（秒）	800 米跑走
9*	296.6±50.9（秒）	306.5±54.7（秒）	
10*	282.0±51.5（秒）	292.8±45.7（秒）	
11*	266.2±52.4（秒）	287.1±49.5（秒）	
12*	252.1±36.1（秒）	278.0±45.7（秒）	
13*	445.5±114.2（秒）	278.2±46.8（秒）	男：1600 米跑走
14*	463.8±82.1（秒）	273.6±50.9（秒）	女：800 米跑走
15*	463.7±73.6（秒）	232.4±69.3（秒）	
16*	457.1±73.6（秒）	265.2±49.3（秒）	
17*	460.2±57.3（秒）	260.8±67.1（秒）	
18*	463.1±65.0（秒）	267.6±54.6（秒）	
9**	11.4±2.0（分）	11.5±2.1（分）	1600 米跑走
10**	11.1±2.0（分）	11.5±2.0（分）	
11**	10.4±1.8（分）	10.5±1.6（分）	
12**	9.6±1.7（分）	10.3±1.5（分）	
13**	9.5±1.7（分）	10.5±1.5（分）	
14**	9.1±1.5（分）	10.6±1.7（分）	
15**	8.4±1.5（分）	11.1±1.7（分）	
16**	8.2±1.1（分）	10.3±1.2（分）	
17**	7.5±0.9（分）	10.3±1.7（分）	
18**	8.1±1.0（分）	10.3±1.5（分）	
13***	1942.5±376.2（米）	1648.4±249.7（米）	12 分钟跑
14***	2022.3±364.7（米）	1678.8±278.1（米）	
15***	2057.5±345.1（米）	1681.2±262.0（米）	

续表

男		女
16***	2174.2±300.5（米）	1781.2±234.4（米）
17***	2218.3±289.2（米）	1789.2±229.4（米）
18***	2202.4±331.1（米）	1760.6±249.6（米）
13****	1928.4±344.5（米）	1804.8±220.4（米）
16****	2219.7±287.1（米）	1707.4±251.8（米）

* 参考资料来源：台湾教育部门 1996 年度提升国民体能计划体育教师体能教育研习会报告书。

* 参考资料来源：林贵福：台北市中小学健康体能常模研究报告书，1993。

** 参考资料来自嘉义市 1990 学年度到 1992 学年度学生体能普查报告书，1993。

*** 参考资料来自台湾四十所中等学校一年级 1992 学年度学生体能普查报告书，1993。

第五节　肌肉表现的发展与评估

肌肉表现也就是肌肉功能，包括肌力、肌耐力与爆发力。肌力是指肌肉组织对阻力产生单次收缩的最大张力（Jones，2000）。肌耐力是指肌肉在负荷阻力下可以持续多久的能力（赖美淑，2000c）。爆发力，指单位时间内所做的功，换句话说，就是肌肉在极短的时间内爆发出最大力量的能力（张至满，1992；Jones，2000）。与肌力相关的身体活动项目包括体操、跳、短跑、举重、摔跤等；与肌耐力相关的身体活动项目有中距离跑步、骑脚踏车、滑轮等（Stout，2006）。

一、肌力的类别

一般肌力测试有以下方式，不同肌力测试方法会产生不同肌力数值。

1. 等长肌力测试

测试关节在无任何动作下，也就是肌肉收缩长度不改变的状况下，抵抗阻力产生最大的力。

2. 等速肌力测试

利用等速肌力测力仪，测试关节移动在相同速度时，抵抗阻力所产生最大的力。

3. 等张肌力测试

测试关节在活动时，能抵抗阻力所产生的力量。

二、儿童肌力与肌耐力评估

Jones 整理有关儿童肌肉表现评估的文献，将其分为等速肌力器、手握力器、田野测试法及标准的重量训练仪器测试。整体而言，儿童肌肉表现评估的信效度文献仍显不足，包括适用个案，可能影响肌肉功能测试的影响因素与解释肌肉表现必须事项（Jones，2000）。等速肌力器与手握力器属肌力测量仪测试法；临床测试除田野测试法外，包括功能性肌力测试法、徒手肌力检查等。

徒手肌力检查、肌力测量仪测试法与临床测试法测 5 ~ 6 岁以上儿童才比较具信度。徒手肌力检查为物理治疗必备基本技巧，依据徒手肌力测试原则施测，请注意腓长肌的分级法，正常（5 分）需完成连续 20 下踮脚尖的动作；良（4 分）完成 10 ~ 19 下；可（3 分）完成 1 ~ 9 下；差（2 分）无法于站单脚承重姿势踮脚尖至完全角度；差以下才可分别以承重姿势或非承重姿势来检查，可参考 Hislop 与 Montgomery 的著作（Hislop ＆ Montgomery，1995）。5 岁之前幼儿的肌力采用功能性肌力测试法。

测试儿童肌力的原则如下（Hinderer ＆ Hinderer，1993）：

（1）儿童认知能力：一般认为儿童需 4 ~ 6 岁，才可以理解肌力测试的动作指令，并能了解最大用力的概念。然而 Gajdosik 用手握式测力器测 2 ~ 4 岁一般儿童肘、膝关节肌力，其重测信度在可接受范围（Gajdosik，2005）。

（2）测试摆位：肌力测试时肢体需要有良好的摆位及固定，对儿童施测时同样需要，不过在固定肢体时须让儿童了解固定的用意，例如：告诉儿童带子固定是怕你掉下来等。这样避免儿童因不了解而害怕，使情绪影响测试的结果。

（3）测试流程的解释：说明测试流程及测试动作时，口头说明对儿童可能是不够的，可以加入触觉及视觉提示，以增加儿童对动作的理解及学习。另外，可加入游戏让儿童乐于参与，也对测试活动更快地了解。

（4）口头指令：肌力测试时正确的指导语是重要的，对儿童口令要简单清楚，语句不要太长且口令要一致。例如儿童容易理解"踢"的意思，在动作过程中，动作口令要一致都是告诉儿童用力"踢"，不要随意更改为"拉"或"推"；除此之外，测试者的音量大小也会影响儿童的表现，测试者的口令要非常有精神，儿童才容易做到最用力的状态。

（5）增强物及反馈：为了让儿童能持续保持良好的表现，适时给予口头鼓励或增强物是很重要的，儿童在测试时往往容易因重复动作而失去兴趣，进而影响表现及测试结果，因此给予反馈及增强物保持儿童对测试动作的动机及兴趣，可以增加肌力测试的准确度。

（一）幼儿的功能性肌力测试

幼儿由于无法理解指令与合作，其肌力仅能在自然环境的活动配合动作发展里程碑来判断（Turman & Vranken，2006）。功能性肌力测试法，为参考似徒手肌力检查的级数来量化肌力，但只分五等级："无收缩"（0分），"微"（1分），"差"（2分，无法抗地心引力），"可"（3分，可抗地心引力），"可以上"（4分，可抗阻力）。适合5岁之前幼儿，需配合其粗大动作发展与姿势是否需抗地心引力而测试（Hislop & Montgomery，1995）。

表5-5中图5-2至图5-4为整理的Hislop与Montgomery所建议的测量方法的部分（Hislop & Montgomery，1995）。

表5-5 功能性肌力测试法

达成年龄	测试姿势	动作或姿势表现与解释
5-5a 躯干屈曲		
4个月大	仰躺，治疗师抓住婴儿的手并将他拉成坐姿	腹肌力可，以稳定肋骨与髋关节，头向前弯，膝关节屈曲以协助完成动作
4～5个月大	仰躺，玩具放置脚周围上空	腹肌力可，以使婴儿抬脚，且用手将脚带至嘴边
6个月大	仰躺，玩具放置脚周围上空	腹肌力可，以使婴儿直直地将脚抬高，其下肢动作在空中有良好的控制
7个月大	成四足跪姿，治疗师观察是否出现腰椎前凸。没有腰椎前凸的姿势需要躯干伸直肌与腹肌之间达到平衡的控制	不应该出现腰椎前凸，背部应成一直线，如果在此姿势出现腰椎前凸表示腹肌不够强壮，无法表现将骨盆带往后倾的动作
7个月大	坐姿	当婴儿坐着时，躯干伸直肌与屈曲肌之间良好的交互作用，使骨盆位于中线。如果骨盆往前倾，便要怀疑腹肌控制的能力
4～4.5岁	仰躺，膝盖屈曲90°，双手抱头。治疗师固定下肢，要求儿童执行仰卧起坐，而且要手肘碰触膝盖	腹肌力可，可以在30秒之内执行3～4下仰卧起坐
5～5.5岁	仰躺，膝盖屈曲90°，双手抱头。治疗师固定下肢，要求儿童执行仰卧起坐，而且要手肘碰触膝盖	腹肌力可，可以在30秒之内执行6～8下仰卧起坐
8岁	仰躺，要求儿童维持在"蜷曲"的姿势，头和膝盖皆碰胸	腹肌力可，可以维持此姿势20～30秒（图5-2）

达成年龄	测试姿势	动作或姿势表现与解释
	图 5-2　要求儿童维持在"蜷曲"的姿势，头和膝盖皆碰胸，测试躯干屈曲肌力	

5-5b 躯干伸直

达成年龄	测试姿势	动作或姿势表现与解释
4～5 个月大	将婴儿水平悬吊，观察婴儿四肢的活动	躯干伸直肌力"可"，躯干直，手与脚可抬高接近躯干水平
5 个月大	婴儿俯卧姿，可观察四肢的活动	以肚子为支点，手与脚可同时离开床面
7 个月大	成四足跪姿，治疗师观察是否出现腰椎前凸	不应该出现腰椎前凸，背部应成一直线，如果背部成一直线表示腹肌与躯干伸直肌之间的控制达成平衡
8 个月大	坐姿	有点腰椎前凸，若后凸则表示躯干伸直肌力不足
10～11 个月大	坐姿	儿童往前取物再回复原位时，不会失去平衡或用手撑住地板
3～4 岁	站姿，要求儿童弯腰碰脚趾接着回复到站姿	执行此动作时没有用手扶物，表示在躯干伸直肌与臀大肌有足够的肌力
5 岁	儿童用双脚夹住治疗师腰部，治疗师抱住儿童骨盆处，让躯干呈现拱形。接着治疗师要求儿童"飞翔" 图 5-3　当抱住骨盆处时，以可以维持在飞翔姿势的时间测量躯干伸直肌力	当抱住骨盆处时，可以维持在飞翔姿势至少 16 秒（图 5-3）

8 岁	以肚子为支点趴在地上，要求儿童作出"飞机"的姿势，头、双手及双脚皆要离开地面	维持在"飞机"姿势 20～30 秒

续表

达成年龄	测试姿势	动作或姿势表现与解释
5-5c 髋关节与膝关节屈曲		
4 ~ 5 个月大	仰躺，厚重衣物、鞋子与袜子皆要脱掉	两侧髋关节屈曲，膝关节外转，可以将脚带至嘴边
7 个月大	俯卧，玩具放在儿童面前，逗其往前移动	腹部贴地，双手与双脚接触地面，可以往前移动
7 个月大	坐姿，玩具放在儿童面前脚上方，逗其用脚去踢	可以抬高脚 1 ~ 2 厘米
8 ~ 9 个月大	坐姿，玩具放在儿童面前，逗其往前移动	以坐姿臀移方式移动。臀部沿着地面滑行，且利用手与脚将身体推进
9 ~ 10 个月大	俯卧，玩具放在儿童面前，逗其往前移动	四足跪爬行
15 ~ 17 个月大	站姿，前有楼梯，将玩具放在楼梯的最顶层	扶物双脚一阶走上 4 阶。髋关节屈曲肌与腘旁肌负责将腿抬上阶梯
18 ~ 23 个月大	站姿，前有楼梯，将玩具放在楼梯的最顶层	不扶物双脚一阶走上 4 阶
24 ~ 29 个月大	站姿，前有楼梯，将玩具放在楼梯的最顶层	扶物一脚一阶走上 4 阶
2 ~ 3 岁	仰躺，厚重衣物、鞋子与袜子皆要脱掉	遵循口令，进行踩空中脚踏车的动作。将膝盖弯至胸前显示髋关节和膝关节屈曲肌的肌力
36 ~ 41 个月大	站姿，前有楼梯，将玩具放在楼梯的最顶层	不扶物一脚一阶走上 4 阶。髋关节屈曲肌与腘旁肌负责将腿抬上阶梯
8 岁	仰躺，要求儿童维持在"蜷曲"的姿势，头和膝盖皆碰胸	可以维持这个姿势 20 ~ 30 秒（图 5-2）
4 ~ 5 个月大	俯卧，观察四肢动作	将双手和双脚伸直且离开地板一下子
5 个月大	俯卧，观察四肢动作	四肢同时离开地板，呈现以腹部为支点晃动
6 个月大	仰卧，观察四肢动作	当受到刺激时，会主动将脚踢直
6 个月大	俯卧，观察四肢动作	儿童稍有"拱桥式"动作
12 ~ 14	跪姿	可以维持在臀部离腿的跪姿 5 秒
5-5d 髋关节与膝关节伸直		
18 ~ 23 个月大	站姿，将网球或玩具放在离儿童 30.48 厘米的地面上，鼓励儿童将玩具拾起	儿童蹲下，捡起球又回复到站姿，且没有跌倒
2 ~ 5 岁	俯卧，小桌子支撑胸部和骨盆处	要求儿童将腿踢往天花板。膝盖弯曲以避免腘旁肌协助臀大肌执行此动作（图 5-4）

续表

达成年龄	测试姿势	动作或姿势表现与解释
	图 5-4　儿童俯卧，小桌子支撑胸部和骨盆处，要求其将腿踢往天花板，测试髋伸直肌力	
2 ~ 5 岁	仰卧，观察四肢动作	要求儿童作出完整"拱桥式"，将臀部抬离地面的动作。
2 ~ 5 岁	仰卧，要求儿童作出踩空中脚踏车的动作	尝试执行踩脚踏车的命令。如果腿维持在空中踢直，表示髋伸直肌与膝伸直肌的肌力为可
8 岁	以肚子为支点趴在地板上，要求儿童作出"飞机"的姿势，头、双手和双脚皆同时离开地面	髋伸直肌肌力为可，维持在"飞机"姿势 20 ~ 30 秒
5-5e 髋关节外展		
7 ~ 8 个月大	儿童坐姿，放在小的倾斜板上，当倾斜板倾向一侧时观察下肢动作	儿童的高侧肢体（手与脚）会出现外展动作
9 ~ 10 个月大	将儿童放在沙发或桌边，鼓励儿童走到另一边去拿取玩具；观察下肢动作	当侧走时，儿童一侧脚出现外展动作
9 ~ 12 个月大	儿童四足跪，放在小的倾斜板上，当倾斜板倾向一边时观察下肢动作	儿童的高侧肢体（手与脚）会出现外展动作
2 ~ 5 岁	站姿，治疗师牵着一手并要求儿童执行轮流抬高左右脚的动作；观察骨盆动作	当右脚抬高时，两侧骨盆应在同一高度；如果右边高度下降表示左髋外展肌肌力不良
5-5f 髋关节内收		
7 ~ 8 个月大	儿童坐姿，放在小的倾斜板上，当倾斜板倾向一边时观察下肢动作	儿童低侧同侧的手与脚出现内收动作
9 ~ 12 个月大	儿童四足跪，放在小的倾斜板上，当倾斜板倾向一边时观察下肢动作	儿童低侧同侧的手与脚出现内收动作
11 ~ 12 个月大	坐姿，观察下肢姿势或要求其长坐姿	可以呈现两脚并拢的长坐姿势，而非外展姿势
5-5g 踝关节跖屈		
24 ~ 29 个月大	治疗师示范双手叉腰且踮脚尖走路	在口语的要求下，儿童可以模仿动作且走 5 步
5-5h 踝关节背屈		
3 岁	治疗师示范双手叉腰且用脚后跟走路	在口语的要求下，儿童可以模仿动作且走 5 步

整理自 Hislop HJ & Montgomery et al., 1995。

（二）肌力测量仪测试法

肌力测量仪包括手握式测力器、张力计、等速肌力测量仪等。肌力测量仪测试法可测量出较微细的量化肌力改变，故为较普遍推荐的肌力测量，然不同肌力仪的可比较性仍受质疑，此为目前使用肌力测量仪需注意处（Hwang et al.，2002）。不同肌力仪间测得肌力的差别可来自重力矫正的误差与习惯化。因习惯化，第二次测量常高于第一次，此为儿童肌力测试须注意的（Jones，2000）。

手握式测力器：测量手握力在许多体适能测量中最常用来评估人体肌肉适能中的肌力表现。手握力是以握力器作为测量工具；在测量时调整握把并把握时手指第二关节呈直角；标准姿势是手臂自然下垂，及手肘弯曲90°。前臂在正中位置，腕伸直0°～30°，尺偏0°～15°。

手握式测力器测量四肢各关节肌力：尼可拉斯手握式测力器（Nicholas Manual Muscle Tester，Model 01160）是一种数字显示的肌力测量仪器（图5-5），因该测量有绝对零点，故为等比值的测量。其测量原理是利用压力计所组成的受力感测元件来测试力量。其测量范围为0～199.9千克（0～440磅；0～1960牛顿），精确值为0.5%，敏感度为0.1千克。该仪器与其他机型的手握式测力器所共同拥有的优点为：可携带、较等速肌力价格便宜、所花费的测量时间也较少，且不受空间及时间的限制。

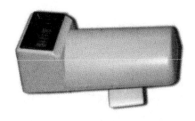

图5-5　尼可拉斯手握式测力器

表5-6　以手握式测力器测量儿童十二组肌肉群的方法及摆位

肌肉群	测量方法及摆位
肘屈曲	受测者采平躺姿势，肩外展30°，肘关节弯起呈90°，施测者一手将测力器固定前臂内侧靠远端1/3处，另一手固定受测者的上臂（图5-6）。
肘伸直	受测者采平躺姿势，肩外展30°，肘关节弯起呈90°，施测者一手将测力器固定前臂外侧靠远端1/3处，另一手固定受测者的上臂（图5-7）。
肩伸直肌	受测者采俯卧，头朝下方，受测者将受测边手伸直举离床面约呈30°夹角，手掌面朝下，施测者站在受测边以一手将测力器置于前臂靠远端1/3处，另一手固定受测者同侧的肩膀。（图5-8A）；脑性瘫痪儿童改良式测法：受测者采俯卧姿势，肩伸直不与床面接触即可，施测者将测力器固定于上臂靠远端1/3处（图5-8B）。

肌肉群	测量方法及摆位

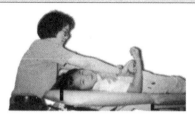 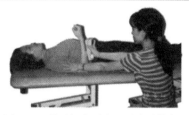

图 5-6　以手握式测力器测试肘屈曲肌　　　　图 5-7　以手握式测力器测试肘伸直

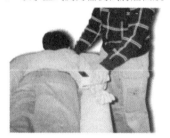 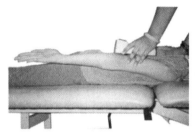

A. 一般儿童　　　　　　　　　　　　B. 脑性瘫痪儿童

图 5-8　以手握式测力器测试肩伸直肌

肩外展肌　受测者采坐姿，双脚平放于地面，膝关节呈 90°，受测边肩外展呈 90°，手掌朝下，另一手抓住坐椅边缘以固定身体。施测者站在受测边以一手将测力器置于腕关节近端约 2 厘米处，另一手固定受测边的肩膀（图 5-9A）。脑性瘫痪儿童改良式测法：施测者站在受测边以一手将测力器置于上臂靠远端约 1/3 处，另一手固定受测边的肩膀（图 5-9B）。

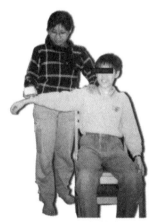 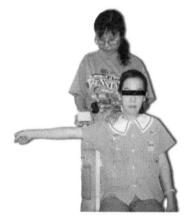

A. 一般儿童　　　　　　　　　　　　B. 脑性瘫痪儿童

图 5-9　以手握式测力器测试肩外展肌

肩屈曲肌　受测者采坐姿，双脚平放于地面，膝关节呈 90°，受测边肩屈曲呈 90°，手掌朝下，另一手抓住坐椅边缘以固定身体。施测者站在受测边以一手将测力器置于腕关节近端约 2 厘米处，另一手固定受测边的肩膀（图 5-10A）。脑性瘫痪儿童改良式测法：施测者站在受测边以一手将测力器置于上臂靠远端约 1/3 处，另一手固定受测边的肩膀（图 5-10B）。

续表

肌肉群	测量方法及摆位

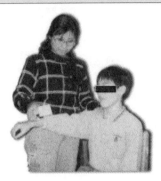

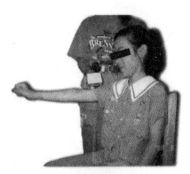

A. 一般儿童　　　　　　　　　　　B. 脑性瘫痪儿童

图 5-10　以手握式测力器测试肩屈曲肌

膝屈曲肌　受测者趴姿，头朝下方，双手平放于两侧，受测边膝盖屈曲与床面约呈 45°，施测者站在受
　　　　测边一手固定髋关节，另一手将测力器置于小腿的远端 1/3 处（图 5-11）。

膝伸直肌　受测者采坐姿，双脚平放于地面，非受测边膝关节呈 90°，受测者两手抓住坐椅边缘以固定
　　　　身体且将受测边膝伸直与水平约呈 45°。施测者跪在受测者前方以两手将测力器置于小腿靠
　　　　远端 1/3 处（图 5-12）。

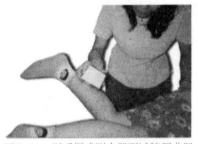
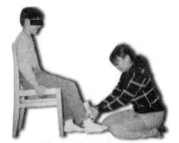

图 5-11　以手握式测力器测试膝屈曲肌　　　图 5-12　以手握式测力器测试膝伸直肌

　　　　受测者侧躺，受测边在下方施测者一手将非测试边的大腿抱住，另一只手将测力器固定于受测
　　　　边大腿内侧小腿靠远端 1/3 处（图 5-13A）。脑性瘫痪儿童改良式测法：受测者平躺，施测
髋内收肌　者站在受测者的受测边，施测者一手固定骨盆，另一手将测力器固定于受测边大腿内侧远端
　　　　1/3 处（图 5-13B）。

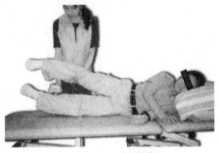
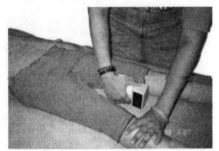

A. 一般儿童　　　　　　　　　　　B. 脑性瘫痪儿童

图 5-13　以手握式测力器测试髋内收肌

肌肉群	测量方法及摆位
髋外展肌	受测者侧躺，受测边在上方，受测边膝盖伸直且髋外展与床面保持水平，施测者一手固定髋关节，另一只手将测力器固定于受测边小腿外侧靠远端 1/3 处（图 5-14A）。脑性瘫痪儿童改良式测法：受测者平躺，施测者站在受测者的非受测边，施测者一手将非测试边的大腿固定，另一只手将测力器固定于受测边大腿外侧大腿靠远端 1/3 处（图 5-14B）。

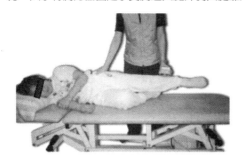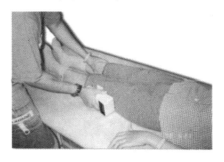

A. 一般儿童　　　　　　　　　　　　B. 脑性瘫痪儿童

图 5-14　以手握式测力器测试髋外展肌

髋屈曲肌	受测者采坐姿，双脚平放于地面，膝关节呈 90° 受测边髋关节屈曲使大腿远端离椅面 2 厘米且避免小腿碰触坐椅边缘，受测者双手抓住坐椅边缘以固定身体。施测者站在受测者前方以两手将测力器置于髌骨上缘 2 厘米处（图 5-15）。

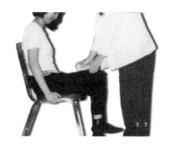

图 5-15　以手握式测力器测试髋屈曲肌

髋伸直肌	受测者采俯卧姿势，髋关节伸直与床面呈 20°，施测者一手将测力器固定于小腿背侧近远端 1/3 处，另一手固定 0 于受测者臀部，如图 5-16A 所示。脑性瘫痪儿童改良式测法：受测者采俯卧姿势，髋关节伸直不与床面接触即可，施测者将测力器固定于大腿背侧近远端 1/3 处（图 5-16B）。

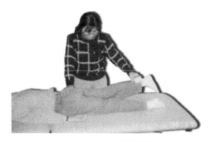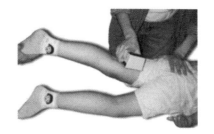

A. 一般儿童　　　　　　　　　　　　B. 脑性瘫痪儿童

图 5-16　以手握式测力器测试髋伸直肌

续表

肌肉群	测量方法及摆位
踝背屈肌	受测者采坐姿，受测边脚跟着地，非测试边脚平放于地面，受测者将受测边脚踝背屈与地面约呈45°。施测者跪在受测者前方以两手将测力器置于第二根跖骨头近端2厘米处（图5-17）。
踝跖屈肌	受测者采躺姿，头朝上方，双手平放于两侧，受测边髋关节屈曲与床面约呈90°，膝关节弯曲90°置放在椅子上。施测者站在受测边将测力器置于第1～5根跖骨足底处（图5-18）。

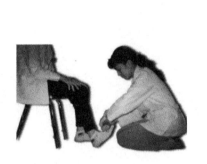 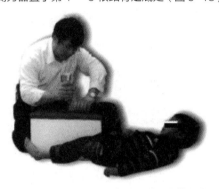

图 5-17　以手握式测力器测试踝背屈肌　　图 5-18　踝关节跖屈肌力的测试（脑性瘫痪儿童）

（三）田野测试法

田野测试法为不需精密仪器，在临床或运动场上容易施测的项目，包括屈膝仰卧起坐或修正式仰卧起坐、引体向上测验/屈臂悬垂测验、垂直跳或荷重坐/站最大阻力测试。

屈膝仰卧起坐：60秒内屈膝仰卧起坐是体适能测量用来评估人体肌肉适能中的肌耐力表现方法，主要测试腹部屈肌肌力与肌耐力。测量时受测者仰卧平躺，双手抱头，双膝屈曲，双足底平贴地面。施测者以双手按住受测者脚背以协助稳定。听口令"开始"后即按仰卧起坐要领迅速动作。其计数标准是坐起时以肘触膝，并让受测者上半身垂直地面，同时仰卧时抱头的手背应触及地面。如此反复直到力竭或限定时间内为止。计分方法为记录受试者正确的屈膝仰卧起坐次数（图5-19）。其再测信度可（ICC = 0.76 ~ 0.97）（Jones，2000）。

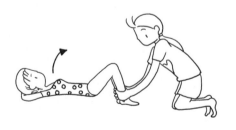 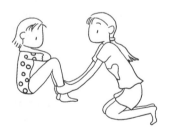

图 5-19　屈膝仰卧起坐

　　引体向上：引体向上为上肢组合肌力的测试。测验方法为受试者双手反握在高度足够的单杠上，双手间隔约与肩同宽，身体悬垂，手肘伸直，然后向上拉至下颌在单杠横杠之上，再下降身体到手肘再度伸直为止。反复上述动作直到衰竭为止（或可限时）。计分方法为正确引体向上的次数（图5-20A）。儿童或较无力者建议采取修正式引体向上（图5-20B），修定式引体向上适用于体力较弱者，因此较适用于儿童。器材设备为单杠（将其高度调至受试者于立姿时胸骨底部处），受试者采立姿正握住单杠，双足于地面向前滑动，至双臂伸直，与身体成直角。身体挺直，引体向上，使下巴超过杠面，依引体向上要领运动。连续上下直到无法继续为止。计分方式与标准的引体向上计分方式一般（计其反复次数）（彭钰人，1993）。其再测信度高（ICC = 0.94）（Jones，2000）。

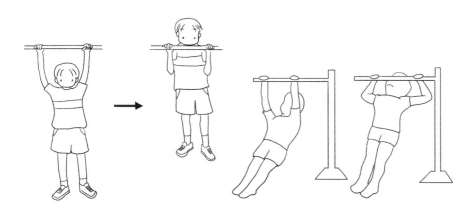

A. 引体向上　　　　　　　　　　　B. 修正式引体向上

图 5-20　引体向上

　　垂直跳：腿部爆发力分垂直爆发力与水平爆发力。垂直爆发力的测验项目以垂直跳为代表，腿部水平爆发力的测验则以立定跳远用得最多。垂直跳的测验方法为受试者双足并立站于墙边，并尽量伸直手臂，测试者持粉笔在受试者手指顶端接触墙上画一标记，开始起跳时双脚不得移动，要儿童将身体下蹲然后用力起跳至最高处，在手指顶端接触墙上最高处画另一标记。计分方法为用皮尺测量两个标记间的垂直距离，以厘米为单位。

　　荷重坐/站测试：鉴于传统单一关节的肌力训练后肌力虽有明显增加，但功能方面的改善仍无一致结论，且单一关节的肌力训练方式并不符合现今任务为导向及动态系统理论所提出的治疗观念，将肌力训练结合功能性活动，理论上将可造成较大的功能性进步。为此，甘蜀美与廖华芳设计了荷重坐/站最大阻力测试。适用5岁以上，可独立可坐至站，并维持2秒以上的儿童。其测试方法为：受测者坐在可调高度的无扶手、无靠背的椅子上，保持髋关节弯曲90°、膝关节弯曲

105° 姿势下接受测试。施测前需暖身活动 10 分钟，包括行走及下肢、腰部的柔软操等运动，之后进行施测。儿童坐在椅子上，穿上荷重背心，将 0.5 千克或 1 千克的铅条均匀放置在荷重背心的 4 个口袋中。开始施测时，先让儿童了解坐站动作并了解整个施测流程，以低阻力让儿童重复动作 10 次；之后，让一般儿童以体重的 80% 重量，而脑瘫儿童以体重的 30% 重量开始测试 1RM，儿童双手环抱在胸前以舒适的速度站起，维持站立平衡 2 秒后坐下，如果儿童可以重复 2 次，则增加重量约 0.5 ~ 4 千克，直到儿童只能重复站起 1 次，记录下重量，如果站起失去平衡或站起前有摇晃则不予计算。每次测试后让儿童休息 3 ~ 5 分钟，所有测试不超过 10 次（Gan & Liao，2002）。

三、儿童肌力评估的信度

1990 年 Parker 与 Round 等人，对年龄在 5 ~ 17 岁的一般青少年测量上肢肘屈曲肌及下肢膝伸直肌的最大等长肌力，结果显示有良好再测信度（相同动作的三次测量变异系数小于 4%）（Parker et al.，1990）。

黄霭雯等人对 6 ~ 12 岁 20 名脑性瘫痪儿童及一般儿童进行尼克拉斯手握式测力器肌力测试的信度研究，结果显示两组儿童同一测试者的同日再测信度高（ICC = 0.83 ~ 0.98）。一般儿童的不同日再测信度高（ICC = 0.75 ~ 0.98）；脑瘫儿童除肘伸直肌、髋内收肌外，均达中高信度（ICC = 0.60 ~ 0.94）；两组儿童不同测试者间信度，除肩外展肌、肩伸直肌、肘伸直肌、髋伸直肌外，均达中高信度（ICC = 0.62 ~ 0.97）（Hwang et al.，2002）。

Gajdosik 针对 2 ~ 5 岁一般儿童进行手握式测力器测量肩弯曲、肘弯曲及伸直、膝弯曲及伸直的肌力信度研究，结果显示所有受试儿童不同日的再测信度高（ICC = 0.90 ~ 0.95），2、3、4 岁各年龄层的再测信度均达中度以上信度（ICC = 0.76 ~ 0.91，0.85 ~ 0.92，0.76 ~ 0.91）。此外，学者也发现儿童在测试过程当中所表现的挑战行为和信度水准无关（Gajdosik，2005）。

荷重坐 / 站最大阻力测试方面，一般儿童与脑瘫儿童的坐 / 站 1RM、6RM、10RM 的再测信度方面，一般儿童的 ICC 值皆大于 0.88，CP 儿童皆大于 0.96（Gan & Liao，2002）。

在 1993 年 Suomi 等人，选取 22 ~ 40 岁智商在 37 ~ 69 的成人，以手握式测力器及等速肌力测试仪，测量膝伸直与髋外展肌的等长及等速肌力，结果显示两种测试皆具有良好再测信度（ICC = 0.97 ~ 0.99）（Suomi et al.，1993）。此结果与 1994 年 Harvat 等人选取 14 ~ 24 岁的中度智能障碍的学生，以尼可拉斯手握式测力器测量肘屈曲肌的研究结果一致（Harvat et al.，1994）。

因此儿童年纪在 4～6 岁以上且智力有中度以上；或年龄 2 岁以上智能正常儿童，通过示范动作及练习让儿童了解测试过程，可以使肌力测试具有良好的信度。

四、儿童肌力与肌耐力的发展

一般而言，6 岁大儿童其肌肉中各类肌纤维的比例与成人无显著差别（Bell et al.，1980），但在单位肌肉横断面积下，儿童可产生的最大张力显著低于成人（Jones，2000），因此，神经活化与适应是探讨儿童肌力须注意的（Jones，2000）。

（一）肌力测试仪所得结果

在等长肌力的表现上，1973 年 McComas 与 Sica 等人，以横断设计研究 3～25 岁男性健康者，其大脚趾短伸直肌等长肌力的变化，结果显示大脚趾短伸直肌的等长肌力会随着年龄增加而增加，进入青春期也就是 15 岁后，其男性肌力会较青春期前增加 2 倍，在青春期后的肌力则无显著增加（McComas et al.，1973）。

同样在 1990 年 Parker 与 Round 等人，选取年龄在 5～17 岁的男女儿童及青少年，研究上肢肘屈曲肌及下肢膝伸直肌的最大等长肌力的发展。结果显示在 12 岁以前，肌力都随着年龄增加而呈线性增加，男性与女性间无显著差异；但在 12 岁后，男性肌力快速增加而女生则无此趋势，因此 12 岁后男性肌力显著高于女性（Parker et al.，1990）。

在 1995 年 Kanehisa 与 Yata 等人，研究儿童足踝肌力的发展，测量 7～9 岁、10～12 岁、13～15 岁、16～18 岁，4 组儿童足踝背屈肌及跖屈肌的最大等长肌力，结果显示不同年龄组的肌力显著不同，年龄越高肌力越大；在 13～15 岁组前，男女间无显著差异，在 13～15 岁组后，男性显著高于女性。而背屈曲肌与跖曲肌的比值，男生高于女生且高于成人，显示男生的背屈曲肌相对于跖曲肌较成人高且也较女生高（Kanehisa et al.，1995）。

在 2001 年 Beenakker 与 Hoeven 等人，研究 4～16 岁儿童最大等长肌力，使用手握式测力器测量颈屈曲肌群、肩外展肌群、肘屈曲肌群、腕伸直肌群、三指抓握肌群、髋屈曲肌群、髋外展肌群、膝伸直肌群、膝屈曲肌群、踝背屈肌群等，研究结果显示儿童肌力随着年纪增加而增加（Beenakker et al.，2001）。

在等速肌力的表现上，在 1995 年 Kanehisa 与 Ikegawa 等人，研究以等速肌力测力仪（图5-21），测试在速度60度/秒下儿童肌力的发展，实验选取7～9岁、10～12岁、13～15岁与16～18岁4组儿童，测量肘屈曲、肘伸直肌、膝屈曲及膝伸直肌的等速肌力。结果显示不同年龄各肌力显著不同，肌力随年纪增加而增加，在屈曲肌/伸直肌的比值上，只有肘关节拮抗肌组在不同年龄组中有差异，膝关节则无显著差异（Kanehisa et al., 1995）。

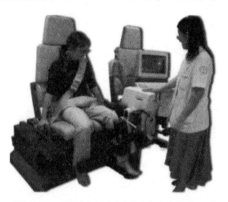

图5-21　等速肌力测力仪测试膝伸直肌力

在1994年Kanehisa与Ikegawa等人，同样以等速肌力测力仪探测儿童与青少年膝伸直肌的发展，选取6～18岁的儿童与青少年，测试在1.05弧度/秒、3.14弧度/秒、5.24弧度/秒角速度时的肌力。结果显示男生在快速角速度下，肌力显著大于女生，而成人男性三种角速度的肌力皆显著大于女性，且儿童肌力只有成人的18%～33%（1弧度约57°）（Kanehisa et al., 1994）。

Seger与Thorstensson等人在2000年，以纵向研究方法，探讨儿童于向心及离心收缩等速肌力比值的改变，同时分析速度与肌力之间的相关性及肌电图的差异。由平均年龄7.5岁，追踪至11～16岁，以等速肌力测力仪，速度分别为45度/秒，90度/秒，80度/秒，测量膝伸直肌的最大力矩，结果显示肌力随年龄增加而显著增加，青春期前，除180的等速肌力男生高于女生外，男女的肌力无差异，青春期后男生在任何速度不论向心或离心肌力都大于女生。离心与向心肌力的比值大于1（离心肌力大于向心肌力），且有随年纪增加而增加的趋势，然而此比值在青春期前后及性别上无统计上显著差异。在肌力与测试速度的关系上，青春期前后、男生与女生的有相似的关系，随速度的增加而减少。而离心与向心收缩的肌电图的比值，有随年纪增加而增加的趋势，但在青春期前后及性别皆无显著差异（Seger & Thorstensson, 2000）。

我国台湾地区有多个研究进行各年龄层手握力的手握力平均值，研究数据列于表5-7，以供临床参考（赖美淑，2000d）。

表 5-7　台湾地区不同年龄与性别的手握力器的手握力平均值

年龄 / 岁	男 / 千克		女 / 千克	
	平均值	标准差	平均值	标准差
13*	25.6	7.2	20.8	5.6
14*	31.1	7.9	22.8	5.6
15*	35.7	7.5	24.5	5.5
16*	41.3	7.1	26.6	5.0
17*	43.5	6.8	27.0	4.8
18*	44.9	7.0	27.3	5.5
13**	28.8	7.8	24.7	5.1
16**	41.3	7.5	27.5	5.5

* 参考资料来自嘉义市 1990 学年度到 1992 学年度学生体能普查报告书，1993。

** 参考资料来自台湾四十所中等学校一年级 1992 学年度学生体能普查报告书，1993。

综合以上的研究，在儿童肌力会随年纪增加而增加情况下，青春期前男生与女生的肌力无显著差异，但在等速肌力上，快速度男生等速肌力较女生大；青春期后男生肌力大于女生，女孩的肌力相当于男孩肌力的 60% ~ 80%。等速肌力测试速度与等速肌力的关系则儿童与成人相似，离心肌力与向心肌力的比值也与成人相似。

（二）临床测试结果

林贵福曾针对台北市中小学等学校自小学一年级（6 岁）至高中三年级（18 岁）进行大规模的体适能检测，研究中以 1 分钟仰卧起坐来评估腹肌肌力与肌耐力；其结果显示男女学生在 12 岁以前，男生虽然较女生有较大的肌力与肌耐力表现，但差别不大；到了 12 岁以后开始呈现大幅度增长，至 17 岁以后即与同年龄女性的肌力与耐肌力的表现呈明显差距（林贵福，1993）。卫生研究论坛曾将过去 10 年来我国台湾地区学者所发表的文献，依性别及年龄层分别整理出有关肌耐力中的 60 秒屈膝仰卧起坐的数据（赖美淑，2000d）（表 5-8）。

表 5-8　台湾地区不同年龄与性别的儿童与青少年 1 分钟仰卧起坐次数

年龄 / 岁	男 / 次		女 / 次	
	平均数	标准差	平均数	标准差
9*	24.7	9.7	21.7	5.3
10*	27.8	9.0	25.2	9.2
11*	28.1	8.8	26.0	8.4
12*	32.4	8.9	28.5	7.7
13*	33.8	8.6	27.6	8.3

续表

年龄 / 岁	男 / 次		女 / 次	
	平均数	标准差	平均数	标准差
14*	37.1	7.8	26.8	7.4
15*	38.9	7.9	27.6	7.4
16*	41.9	9.2	27.5	6.8
17*	42.7	7.8	26.7	7.1
18*	38.9	7.5	28.4	7.0
13**	31.9	7.9	25.9	8.5
14**	34.3	8.2	26.9	8.1
15**	34.9	8.6	25.6	8.4
16**	36.1	7.0	27.4	8.0
17**	37.2	7.5	28.9	7.6
18**	36.6	7.2	28.7	8.1
13***	32.5	8.1	26.4	7.7
16***	37.3	7.9	26.8	7.5

参考资料来源：

* 林贵福等，台北市中小学健康体能常模研究报告书，1993。

** 嘉义市 1990 学年度到 1992 学年度学生体能普查报告书，1993。

*** 台湾四十所中等学校一年级 1992 学年度学生体能普查报告书，1993。

第六节　柔软度的发展及评估

柔软度指单一或多关节的可活动范围。可分为静态及动态的柔软性，其评估方法为：使用量角器、坐姿直膝体前弯测试，立姿体前弯测试。坐姿直膝体前弯主要在测验背、腿的伸展。某一关节的柔软度均与该关节韧带、肌肉、肌腱与骨骼有关。需要高柔软度的相关身体活动项目包括体操、滑轮溜冰、跳、柔道等（Stout，2006）。

脊柱的柔软度测验有以下几种方式。

后仰伸展：后仰伸展测验方法为受试者俯卧在地板上，双脚并拢，双手置于背后腰部，测验者以双手按住受试者大腿，测验开始时受试者将躯干尽量上举，计分方法为记录由地面至受试者下颌离地所提升的距离，以厘米为单位（彭钰人，1993）。

坐姿直膝体前弯：坐姿直膝体前弯测验方法为受试者坐在地板上双脚伸直微

张开（小于 5 厘米），在两脚跟间划一横线或顶住一木板箱，脚跟固定，受试者上身开始向前倾，双臂伸直，双手掌心向下，沿木板向前滑至最长手指前端所能到达的最远位置（图 5-22）。以受试者两脚跟间的横线为基准计算，超过此基准线为正，由 +1 厘米开始往前数，基准线后为负，由 −1 厘米开始往后数，记录受试者所能达到的厘米数（张志满，1992）。

立姿体前弯测试：立姿体前弯测试的测验方法为受测者站立于体前弯计上，膝部保持伸直。受测者吸气缓慢地向前弯腰，双手自然下垂伸直，并将两手重叠，以中指同时将体前弯计上的压板向下推，尽可能下弯到最低后，暂停片刻，以便记录。练习一次测试二次，取最佳成绩。读取体前弯计上的数字至 0.5 厘米（李雪桢，2000）。数值越高柔软度也越高。台湾地区 1993 年以测验小学学生的躯干背部及腿后部柔软性的立姿体前弯测试方法得不同年龄与性别的儿童与青少年立姿前弯平均值见表 5-9（赖美淑，2000d）。一般而言，男孩在 10 岁后及女孩在 12 岁后柔软度会逐渐降低，各年龄层女性比男性的柔软度好。

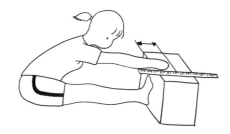

图 5-22　坐姿直膝体前弯

表 5-9　台湾地区不同年龄与性别的儿童与青少年立姿体前弯平均值

年龄 / 岁	男 / 厘米		女 / 厘米	
	平均数	标准差	平均数	标准差
13*	3.1	6.4	4.1	7.2
14*	4.0	7.1	5.8	7.4
15*	4.7	7.2	7.4	7.3
16*	8.5	6.7	9.2	6.5
17*	9.1	6.7	10.5	6.6
18*	9.1	6.6	11	6.5
13**	4.3	7.9	5.9	6.9
16**	6.7	6.5	8.6	9.0

参考资料来源：

* 嘉义市 1990 学年度到 1992 学年度学生体能普查报告书，1993。

** 台湾四十所中等学校一年级 1992 学年度学生体能普查报告书，1993。

第七节　身体组成的发展及评估

身体组成意为全身水分、蛋白质、脂肪与矿物质的含量（Stout，2006）。其中如体型、体重、脂肪储藏率与分布被认为是衡量"健康体能"的重要指标。身体组成也被指为身体的肥胖程度，即看脂肪重与净体重的比例（赖美淑，2000C）。体内脂肪大致可分为"必要性脂肪"与"储存性脂肪"，前者附着于肝脏、肺脏、脾脏、肾脏、肌肉等，有助于正常机能的运转；而后者则大多堆积在皮下。皮下脂肪储存过多易形成肥胖，成为种种慢性病的重要危险因子。常见的身体组成测量预估方式包括：由受测者的身高与体重可得 BMI，初步判断受测者的体重是否处于理想范围；由肱三头肌皮脂厚度推估皮下脂肪在身体四肢的堆积情形；以及从腰围与臀围的测量来评估受测者的体型，并估算脂肪在身体躯干的分布情形（李雪桢，2000）。无脂肪的身体组织主要为肌肉、骨骼。与身体组成相关的身体活动一般为高强度与持久性项目，包括长距离跑步、游泳、阻力运动等（Stout，2006）。

一、身体组成的发展

由出生至青少年，身体组成持续在改变。出生时脂肪百分比为 12%，6 个月时为 25%，6 ～ 8 岁的男孩为 13% ～ 15%，女孩为 16% ～ 18%，14 ～ 16 岁时为 21% ～ 23%（Haywood & Getchell，2001）。全身水分的含量在怀孕 24 周时，约占身体重量的 89%，至怀孕周数 40 周时降至 75%，于出生后 4 个月大时水分含量在 60% ～ 65%，这样的百分比一直持续到青春期，蛋白质的含量在出生时占全身含量的 43%，在 15 岁大时占 15% ～ 17%，矿物质的含量则从出生时的 3% 增加至 18 岁时的 5%，在儿童时期男女之间的身体组成就有不同，在青春期时两性之间的差异更为显著。

二、肌肉的成长

在肌肉的成长上，1994 年 Kanehisa 与 Ikegawa 等人，研究儿童上下肢肌肉的成长，选取 6 ～ 60 岁，且身高与体重在该国人口常模 1 个标准差之内的受试者，以超声波估计前臂、上臂、小腿、大腿肌肉的横切面的面积，比较不同年龄肌肉横切面的差异，结果显示肌肉横切面随年龄增加而增加，在 13 岁前男生与女生的肌肉横切面增加速率无显著差异；在 13 岁后男性快速增加，直至 17 岁，而女性在 13 ~ 17 岁只有些微增加。由于肌肉的体积与身高有相关，因此作者进一步比较横切面乘以身高相对于体重的比值，比较不同年龄的差异，发现男生肌肉的体积多于女生且在 17 岁后无显著增加（Kanehisa et al., 1994）。

在 1995 年 Kanehisa 等人对肌肉的横切面与肌力研究皆显示儿童肌力与肌肉的体积随着年纪增加而增加（Kanehisa et al., 1995; Kanehisa & Yata, 1995）。在大腿肌肉体积与膝伸直肌力的相关研究显示，不论儿童及成人，膝伸直肌力与大腿肌肉的体积（横切面 × 大腿长度）有高度相关（$r = 0.70 ~ 0.83$）（Kanehisa & Ikegawa, 1994）。

总结以上研究，儿童肌力的增加与随着年龄增加而增加，与肌肉成长有关，然而肌力的增加无法完全以肌肉成长解释，目前对于随年龄增加的神经成熟对肌力的影响的相关文献仍不充分。概括而言，12 岁以下儿童受青春期内分泌系统影响较低，肌肉的成长与神经活化是影响肌力发展的重要因素。

三、身体组成的评估

常见的评估方法包括：身体密度测量、皮脂厚度测量、身体质量指数、生物电子阻抗等。

（一）身体密度测量

所谓密度测量即是利用测量身体的密度来评估人体的组成。最常使用的测量方法是水中称重。此种测量是利用阿基米德原理，也就是说一个物体的体积等于它浸入水中所排开的水的体积；因此可利用被测者的体重与体积来计算身体的密度，再进而计算体脂肪所含的百分比。

（二）皮脂厚度测量

皮脂厚度即皮下脂肪厚度，是临床上最常用来间接评估身体脂肪百分比的一种体位测量方法，所测量的厚度包括皮肤与皮下脂肪。利用皮下脂肪厚度来评估体脂肪有以下几个假设：

（1）皮肤与皮下脂肪有固定的压缩性。

（2）皮肤的厚度可以忽略的或是有一定的比率。

（3）被测者全身的皮下脂肪厚度是固定的。

（4）皮下脂肪的脂肪含量是固定的。

（5）外在（皮下脂肪）与内在（肌肉内或周围以及内脏器官周围）的脂肪比例是固定的。

（6）体脂肪的分布是常态的。

虽然并不是所有的假设都是正确的，但在临床上还是最常用此种方法来评估体脂肪。皮脂肪夹为测量皮下脂肪厚度的工具。测量皮下脂肪厚度的部位为：胸部、肱三头肌、肩胛下、肠骨上侧、腹部、大腿、小腿侧等部位（图5-23、图5-24）。哪一个部位的皮脂肪厚度最能代表体脂肪，专家们尚无一致的看法，但是最常单独使用的部位是肱三头肌皮脂肪厚度；肩胛下及三头肌皮脂厚度的总和也常被用来评估约6～20岁年轻人的体组成。此两部位较其他部位为优的原因是二者与体脂的相关性较高，且较为客观，信度也较高。利用皮脂厚度来评估身体密度进而推测体脂百分比需要利用回归公式。目前有上百种的回归公式（赖美淑，2000A）。

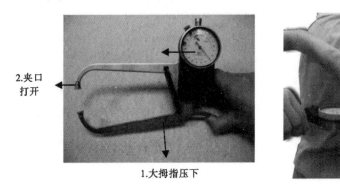

图 5-23　以皮脂夹测量皮脂厚度

（杨素卿教授授权使用）

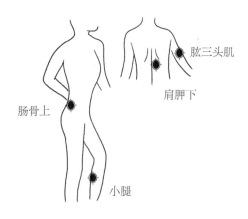

图 5-24　皮脂测量区域——三头肌、肩胛下区域肌肉、小腿肌

廖华芳等人使用皮脂夹测量肱三头肌、肱二头肌、脊上髂肌及肩胛下肌的皮下脂肪厚度，测量3次取平均值。脑性瘫痪儿童与一般儿童的再测信度皆良好（ICC

0.96 ~ 0.99）。可根据公式算出体脂肪百分比与身体非脂肪质量。各皮脂厚度测量三次取平均值后，以 Deurenberg 提出的公式推估体脂百分比。结果显示脑性瘫痪儿童与一般儿童其坐站荷重肌力与身体非脂肪质量皆呈显著相关，荷重坐站最大阻力代表下肢伸直肌的肌力（廖华芳等，2002）。

在测量效度方面，根据 1990 年 Deurenberg 的研究，对于儿童以肱三头肌、肱二头肌、脊上髁肌及肩胛下肌的皮下脂肪厚度去估计体脂肪百分比，其估计误差为 3% ~ 5%，因此以皮下脂肪厚度估计体脂肪百分比的方法是具效度的（Deurenberg et al.，1990）。

（三）生物电子阻抗

此种方法主要是依据脂肪组织与非脂肪组织电解质含量不同以至于导电度不同的原理来测量体脂肪的含量。钠、钾、氯、重碳酸等电解质大都存在于非脂肪组织中，当电流通过脂肪组织时会因不导电而产生阻抗。生物电子阻抗分析乃是利用一产生电流的仪器，使此微弱电流通过人体后，测量其所产生的电阻，再根据回归公式计算体脂肪的含量。因此此种方法的准确性常常受制于此回归公式的正确性（Deurenberg et al.，1989）。

（四）身体质量指数

身体质量指数（BMI）是一个用于测定儿童是否过重和肥胖的指标。身体质量指数的公式为体重 ÷ 身高^2（单温为 kg/m^2），其与体重有较密切的关系。Pietrobelli 等人则利用双能量 X 光吸收度测量法（Dual energy X-ray absorptiometry，DXA）检测 BMI 的效度，结果显示：对于 5 ~ 19 岁的儿童与青少年，两者之间有强烈相关性，相关系数为 0.79 ~ 0.83（Pietrobelli et al.，1998）。美国已制定身体质量指数的第 95 百分位数为儿童与青少年肥胖的标准（赖美淑，2000A）；而大于 85 百分位数为过重（Barlow，2007）；小于 3 百分位数为过瘦。

廖华芳等人研究显示脑性瘫痪儿童与一般儿童的 BMI 与体脂肪百分比具有高度相关（廖华芳等，2002）。儿童在生长时期，身体质量指数的变化为如下：在婴儿时，身体质量指数随着年龄的增加而增加，至 9 个月时达到一个高峰，然后随即下降至 6 岁左右，而后又开始第 2 次的增加，直至成年人（Stout，2006；de Onis et al.，2007）。表5-10 为世界卫生组织公布的 0 ~ 18 岁儿童及青少年各年龄层 BMI 的 3、85 与 95 百分位数。

表 5-10　WHO 公布的 0 ~ 18 岁儿童及青少年 BMI 的 3、85 与 95 百分位数

年龄 / 岁	男			女		
	3 百分位数	85 百分位数	95 百分位数	3 百分位数	85 百分位数	95 百分位数
0	11.3	14.8	15.8	11.2	14.7	15.5
0.25	14.4	18.5	19.4	13.7	18.0	19.0
0.5	14.9	18.9	19.9	14.3	18.6	19.6
0.75	14.8	18.7	19.7	14.2	18.4	19.4
1	14.5	18.3	19.2	13.9	17.9	19.0
1.5	14.0	17.5	18.5	13.4	17.2	18.2
2	13.7	17.1	18.0	13.2	16.9	17.8
3	13.5	17.0	17.8	13.2	16.9	17.8
4	13.2	16.7	17.6	12.9	16.8	17.9
5	13.0	16.7	17.7	12.8	17.0	18.1
6	13.2	16.8	17.9	12.8	17.7	18.9
7	13.3	17.1	18.3	12.9	17.4	19.4
8	13.4	17.5	18.8	13.0	17.8	20.0
9	13.6	18.0	19.5	13.3	18.4	21.1
10	13.9	18.6	20.2	13.6	19.1	22.1
11	14.2	19.3	21.1	14.0	20.0	23.2
12	14.6	20.1	22.1	14.6	20.9	24.4
13	15.1	20.9	23.1	15.1	21.9	25.6
14	15.6	21.9	24.2	15.6	22.9	26.7
15	16.2	22.8	25.2	16.1	23.7	27.6
16	16.7	23.7	26.1	16.4	24.2	28.2
17	17.1	24.4	26.9	16.6	24.7	28.6
18	17.5	25.0	27.5	16.7	24.9	28.9

资料来源：世界卫生组织官网。

　　除了身体质量指数外，重高指数也是目前常用于判断儿童体重的方法（Duran & Linder，1981），判读标准是 ≥ 1.2 为肥胖，1.10 ~ 1.19 为过重、0.90 ~ 1.09 为正常范围，< 0.9 为过瘦。其公式如下。

　　重高指数 = 体重（千克）÷ 身高（厘米）÷ 重高常数

　　重高常数 = 常模群体 50 百分位的体重（千克）÷ 常模群体 50 百分位的身高（厘米）

　　目前对于学龄儿童过重及肥胖的流行率估计分别为 5% ~ 25%、1% ~ 8%

不等（Janssen et al., 2005）。英国对 1 个月到 4 岁儿童的体重进行大规模调查发现，过重由 1989 年的 14.7% 增至 1998 年的 23.6%，肥胖由 5.4% 增至 9.2%，肥胖比率已趋近学龄儿童（Bundred et al., 2001），因此儿童的肥胖问题须十分注意。

第八节 体适能测量工具

第一种测量工具为"AAHPERD 体适能测验"（AAHPERD Physical Best Program），由美国健康体育休闲舞蹈协会所编制，原为青年体适能测验（Health Related Physical Fitness Test）（American Alliance for Health, Physical Education, Recreation and Dance, 1988），其测验的体适能变量包括：心肺耐力、身体组成、下背的柔软度、肌力与耐力。此测验具 6 ~ 18 岁孩子的常模，有标准化测试方法，但没有研究支持其信效度（Going, 1988）。在 1993 年美国健康体育休闲舞蹈协会健康已改用"保德信体适能测验"（Institute for Aerobics Research, 1987）来测量体适能，已不再用此测量工具，然而根据此体适能测验的训练计划，目前还是在美国体育界，用来促进青少年的体能活动（Stout, 2006）。主要项目为：

（1）1.6 千米走跑。

（2）皮脂厚度——测三头肌或小腿肌。

（3）坐姿直膝前屈测验。

（4）修正式屈膝仰卧起坐、引体向上测验。

第二种测量工具为"保德信体适能测验"（Institute for Aerobics Research, 1987），其测试的体适能变量包括：心肺耐力、下背柔软度、上背肌力、腹部肌力、身体组成、敏捷度。此测试为标准参照测试，无常模，其信效度并没有在说明书中提到，仅在 1990 年有部分报告提到（Curteton & Warren, 1990）。主要测试项目为：

（1）1.6 千米走跑。

（2）坐姿直膝前屈测验。

（3）修正式引体向上测验 / 屈臂悬垂测验。

（4）屈膝仰卧起坐。

（5）皮脂厚度。

（6）折返跑。

第三种测试工具为美国儿童及青少年体适能测验 I 及 II（National Child and Youth Fitness Study I and II, NCYFS I and II）（Ross & Gilbert,

1985）。NCYFS 为美国疾病预防健康促进局所促成的一个研究，NCYFS Ⅰ有 10 ~ 18 岁儿童及青少年的常模，而 NCYFS Ⅱ则建有 6 ~ 9 岁的儿童常模（Pate et al.，1987）。NCYFS Ⅰ and Ⅱ针对 6 ~ 18 岁的孩子而设计，欲测的体适能变量包括：心肺耐力、下背柔软度、上背肌力／肌耐力、腹部肌力、身体组成。此测试具美国 6 ~ 18 岁孩子的常模，其测试者间信度为 0.99。其某些测量项目及同时效度已经建立（Jackson & Coleman，1976）。其测试的项目包括：

（1）1.6 千米走跑。

（2）800 米走跑。

（3）坐姿直膝前屈测验。

（4）修正式引体向上测验。

（5）屈膝仰卧起坐。

（6）皮脂厚度——测试三头肌、肩胛下、小腿肌。

第四种测试工具为总统体适能计划为美国总统体适能及健康委员会所建立（President's Council on Physical Fitness and Sports，1987），欲测的体适能包括：心肺耐力、下背柔软度、身体上半部的肌力与肌耐力、腹部肌力与肌耐力、敏捷度及功率。整个测试具美国 6 ~ 18 岁孩子常模。整体测试效度已有研究，但没有针对每个项目的研究。其测试的项目包括：

（1）1.6 千米走跑。

（2）坐姿直膝体前弯测验。

（3）引体向上测验。

（4）屈膝仰卧起坐。

（5）折返跑。

上述四种测试工具都有相似的健康体适能项目，如心肺耐力、肌肉力量以及柔软度，有些测量是具常模及标准测量程序的量表，有些是以标准为参考的测量工具，由于这些测量并没有完整的信度与效度的资料，因此并不符合美国心理测量学会所要求的测试工具的标准，因此在使用这些测量工具时要小心解释（Stout，2006）。

第九节　身体活动的测量

儿童及青少年其惯常性的身体活动习惯与个体健康状况有很密切的关联性（Ekblom & Åstrand，2000）。身体活动通常需要考虑的方面包括：强度、频率、和时间。这些方面的总和就是身体活动总量。与成年人相较，儿童及青少年的身体活动测量结果的准确度通常有较大误差（Harro，2000），可能因素包括与其自然生长发展的认知、生理及生物力学变化有关（Armstrong & Welsman，2001；Cavagna et al.，1983；Sallis，1991）；此外，儿童及青少年的身体活动形态多元、活动时间片段及每个活动持续时间短也是影响的因素之一（Bailey et al.，1995；Berman et al.，1998）。

儿童及青少年的身体活动测量主要可分为主观和客观两种方式。主观式身体活动测量包括使用活动问卷、面谈、活动日志记录或直接观察等方式。其中以问卷方式最为经济实用，适用大规模群体的长期追踪研究使用。常用的活动问卷包括：活动日志（Kimm et al.，2000）、户外游戏时间（Cleland et al.，2008）、儿童身体活动问卷（Physical Activity Questionnaire for Children，PAQ-C）及青少年身体活动问卷（Physical Activity Questionnaire for Adolescents，PAQ-A）[Janz et al.，2008；The Physical Activity Questionnaire for Older Children （PAQ-C）and Adolescents （PAQ-A）Manual，2011]。身体活动情形回溯或测量时间范围，大多数在过去 24 小时至过去 7 日内（Kimm et al.，2000; Cleland et al.，2008；Janz et al.，2008）。问卷内容大部分是针对测量结果估算能量消耗。目前已有针对儿童及青少年主要活动项目（走路、做作业、玩电动玩具等）的相对能量消耗值的相关参考资料，年龄在能量消耗估算里是一个重要的变异因素（Harrell et al.，2005）。

以主观式量表所测得的身体活动，其准确度取决于能正确回溯活动细节的能力，此外，也会受到被测试者、代理人及研究者本身主观的意见和看法的影响。被测者的年龄也会影响结果的正确性，一般来说，较小儿童的回溯正确性较差，这个群体以代理人回溯方法是比较合适的。以心跳监测仪或加速规作为评估身体活动的标准方法来评估活动问卷的效度，发现访谈方式较自我回溯方式的效度更佳（Corder et al.，2008）。

客观身体活动测量是以生理或生物力学参数的测量来预估实时或每日的身体活动量能量消耗的。常用来进行测量的仪器包括计步器及加速规，另外心跳监测仪也常被采用。

计步器简单可分为机械式及压电式两种感测方式。机械式计步器是计算超过一定加速度阈值的次数，而压电式则是计算瞬间加速度波形在时间轴通过零的次数来计算步数（Bassey et al.，1987；Crouter et al.，2003）。计步器的优点为轻便易携带，且价格相较于加速规经济许多。但大多数的计步器只能记录总步数，无法提供如行走速度、步频或活动频率等。要以步数来估算能量消耗仍有相当的误差，主要因素是不同步频（例如：走路、跑步）的能量消耗变异性很大，但市售大多数计步器无法提供步频资料。

加速规是最常在研究上用来客观评估儿童及青少年的身体活动的测量工具。

其最大的优点是使用上不受年龄的影响。加速规可测量身体一个或多个维度的动作加速度，用以计算身体活动的强度。但如何精确地以加速规测量的结果转换成能量消耗，仍待更多研究找出更好的预测公式（Chen & Bassett，2005）。加速规的大小和成本差异性大，测量儿童及青少年的身体活动的一般建议是：加速规要小，能准确地测量儿童及青少年特定的活动度内的加速度，且具有较高的信度（Corder et al.，2008）。

心跳监测仪也可运用来测量儿童及青少年的身体活动能量消耗。心跳与能量消耗（如摄氧量）只有在中、高运动强度时呈线性关系。因此，以心跳来估算身体活动消耗，在运动强度较低时准确性低，且个体心跳对相同活动的变异性大，这些因素都会影响心跳监测在身体活动能量消耗评估方面的实用度（Livingstone et al.，1992）。

第十节　预防过重或肥胖的干预

过重和肥胖的儿童的流行率在全世界都有逐年增加的趋势（Lobstein et al.，2004）。过重和肥胖所衍生的相关健康问题，以及这些孩童在成年后仍然是具有体重及健康问题的高危险群（Freedman et al.，1999；Freedman et al.，2009），都显示预防肥胖或过重计划干预刻不容缓。

预防肥胖的计划一般着重于改变一个或多个可能引起肥胖的因素；对儿童而言，这些肥胖预防的策略虽然可以改变儿童的行为表现，但对预防肥胖的效益仍未被深入全面地探讨。现有的研究证据显示，饮食和运动干预以协助儿童预防体重增加的效果并不显著，但却可以有效促使儿童趋向健康饮食以及提升身体活动程度。虽然兼顾强调饮食、运动习惯改变，以及合并心理社交支持和环境调整的预防肥胖策略被认为有帮助，但目前并没有充分的证据指向任何单一特定的预防肥胖计划可以有效预防儿童肥胖。当下预防肥胖的趋势是将社区列入预防计划考量因素并进行肥胖相关计划的适切评估（Summerbell et al.，2005）。

强调家长教育及选择健康家庭生活形态的健康促进策略可能可降低儿童过重的危险性（Gunner et al.，2005）。肥胖预防计划假定许多与肥胖相关的行为、社会文化以及环境因素，必须通过多方面的公共卫生方式并调整公共卫生政策进行（Tiedje，2005）。与促进健康体重相关的行为包括：家庭参与体能活动、家长调整动态生活形态及儿童体验各种有趣的短时间（5～10分钟）的稍激烈身体活动经验（National Association for Sport and Physical Education，Active Start，2002）。

儿童肥胖除了基因的遗传因素之外，最主要的原因就是进食热量过多及体能活动不足。现代化的社会，很多环境因素会增加健康食物选择的困难，并减少身体活动。例如：校园环境里缺乏可供选择的健康食物，含糖饮料过多（Snyder et al., 2009）；不健康食物的过度广告宣传（Centers for Disease Control and Prevention, 2011）；几乎所有的学校都缺乏日常高质量的身体活动（Youth Risk Behavior Surveillance System, 2011）；社区缺乏安全及吸引人活动或游戏的空间（Centers for Disease Control and Prevention, 2010）；健康且可负担得起的健康食物取得不易（Larson et al., 2009）；高热量及含糖饮料取得趋易（Johnson et al., 2008; Vartanian et al., 2007）；食物供应的分量增加（McConahy et al., 2004）；母乳哺喂已知可以降低儿童过重及肥胖（Owen et al., 2005），但现今社会对母乳哺喂的支持仍不足；及电视、计算机及相关传播媒体（打游戏、玩手机等）的超时使用等（Rideout & Hamil, 2006）。

目前并无简单及单一可以解决日渐增长的儿童过重及肥胖流行率的策略，这需要国家政策和社区、学校及家长共同努力来改善。国家政策和社区、学校方面可以做出的努力包括：评估零售食品的环境以进一步了解目前较健康食物取得的区域分布及其不同；提供诱因让连锁超市或市场愿意在低收入地区设点并贩售廉价的较健康食物；让当地出产的水果和蔬菜有渠道可以进入学校；增加校园里蔬菜的取得机会（如增设沙拉吧等）；利用法规来减少托儿所提供不健康食物及含糖饮料，并增加抽查频率（Preventing Childhood Obesity in Early Care and Education Programs, 2011）；建立良好校园健康及营养政策（例如增加免费饮用水的行为，减少含糖饮料贩售等）；支持并增加母乳喂养医院及工作场所；建立并维持在社区进行身体活动的安全性及增加相关设施；支持儿童在学校和托儿所每天需有一定质量的身体体能活动量。

家长方面可以努力的包括：依照专业医学会的建议，限制儿童在学校、家里及托儿所每天接触电子用品的时间，在 1 至 2 个小时以下（American Academy of Pediatrics, 2001）；与学校一起合作，共同努力降低在校园可以购得含糖饮料、高脂肪、高盐分零食的机会；居家三餐应尽量包含大量的水果及蔬菜等健康食物并降低含糖及高脂肪高盐分食物；尽量提供无糖饮用水，减少糖类饮料；确保家里的儿童每天都有足够的身体活动（2008 Physical Activity Guidelines for Americans, 2011）。依据美国卫生和公众服务部有关儿童及青少年身体活动指引的建议，儿童及青少年每天需有至少 60 分钟的身体活动。身体活动需包括：有氧运动、肌力训练、骨骼训练及柔软度运动。60 分钟的身体活动至少是中度（如快走）至激烈（如跑步）的程度的有氧运动。另外，一个星期中至少需有三天从事激烈的身体活动、肌力训练（如仰卧起坐或扶地挺身）及骨骼训练（如跳绳、跑步等）。鼓励儿童参加适龄、有趣、多元的身体活动是很重要的课题。有关促进健康与预防的健康教育与咨询理论，可参考本书第六章"运动习惯养成的理论模式"与"跨越理论模式"。

目前研究的证据显示，过重及肥胖预防需要长期的干预（饮食、活动及合并两者），一般短期（少于一年）的干预无法在体重状态上有任何重要的影响；此外，家庭及家长的配合，外在环境因素（如校园零食取得、社区活动空间等）也都是成功与否的关键（Summerbell et al.，2005）。

Reilly 等人利用单盲聚落随机分组试验，对幼儿园 545 个儿童（平均年龄 4.2 岁）进行 6 个月的运动计划干预，于幼儿园每周 3 次、每次 30 分钟、总共 24 周的体能活动课程，以及对家庭进行减少静态生活习惯的教育。与控制组相比，于课程结束时，实验组的 M-ABC 动作技巧测试分数较高，但对 BMI、体能活动习惯没有显著效果（Reilly et al.，2006）。

问题与讨论

1. 请比较健康相关体适与传统运动体适能的差异，对健康促进而言，哪一种比较重要？
2. 请参考指引，设计减少幼儿肥胖问题的健康促进计划。
3. 请简述 5 岁之前儿童肌力的评估方式并举例说明肌力达成年龄、测试姿势、动作表现，并解释。
4. 请练习 6 分钟行走测试的测试方法，考虑可能影响儿童测量的误差。
5. 请讨论 2 种在临床上常见的测量肌力与肌耐力方法。
6. 请讨论儿童肌力的注意事项与原则，并描述训练肌力与肌耐力的好处。
7. 请列举 2 种评估柔软度的方法并描述训练柔软度的好处。
8. 请讨论何谓"身体组成"？请说明如何测量皮脂厚度以完成身体组成的评估。
9. 请讨论何谓"身体活动"？请说明如何测量身体活动。

第六章

早期干预理论

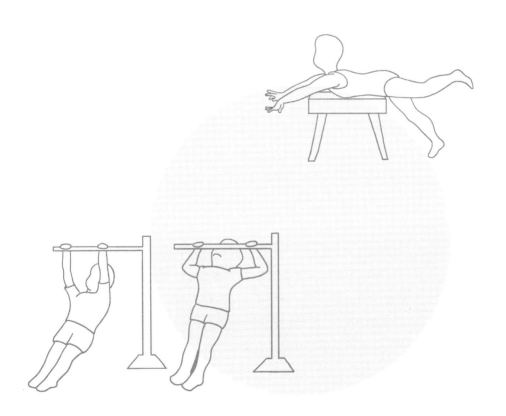

　　"早期干预"与"早期康复"这两个名词常混合使用，然而前者以家庭为中心，后者以儿童发展为中心；前者的对象包括儿童、家庭、儿童所在的托育或康复机构与社会，后者以儿童为主。早期干预指对有特殊需求的儿童提供早期发现、早期诊断与医疗、教育及社会福利等服务，并对其家庭提供服务，使儿童的发展潜能得以完全发挥，并能成功参与社会。根据美国公众法案个别化家庭服务方案（Individualized Family Service Plan，IFSP）的精神，对发展迟缓儿童与其家人而言，早期干预是更为合适的名词。但在本书中两个名词皆为早期干预之意。

第一节　早期干预计划的世界潮流

　　早期干预计划的世界潮流主要包含下列6点：
　　（1）发展迟缓康复转至发展迟缓预防。
　　（2）早期发现、早期干预。
　　（3）家庭为中心、家人参与、父母充权。
　　（4）解决问题为导向。
　　（5）专业团队干预。
　　（6）以实证为决策的参考。
　　早期干预可分为三个预防层次：第一个层次的预防是指由怀孕开始或生命的早期便尽可能移除对儿童发展有害的因子，并提供促进或保护健康的因子，其对象是全体民众；第二个层次的预防为及早找出发展迟缓高危险儿童并且及早干预，以降低发展迟缓的发生率，其对象为高危险群；第三个层次的预防为提供发展迟缓儿童早期干预，以预防其次发性并发症，因此其对象为发展迟缓儿童（Sameroff & Fiese，2000）。如新生儿低体重是发展迟缓的危险因子，经由促进孕妇的身心保健，便可减少低体重新生儿的发生率，进而预防发展迟缓，此即第一个层次的预防。改善对低体重新生儿的照护措施（如降低噪音及适当摆位），或提供临界发展迟缓儿童家庭的干预，以减少其发展迟缓的概率，此即第二个层次的预防。对已有发展迟缓的婴幼儿及其家庭提供早期干预，以提供家庭支持与亲职能力，并减少其次发性并发症，即第三个层次的预防。早期干预根据其服务群体特性又可以分为两个部分：其一为针对具社会危险因素的婴儿，如低收入家庭、单亲家庭或新住民等，希望借由早期干预计划来减少未来可能有的认知损伤与社会情绪发展；其二为针对有生物性危险因子的婴幼儿，如早产、生产过程有窒息问题、使用呼吸器或脑室出血等，通过早期干预训练，以减少未来的知觉动作损伤（Butler，2001）。

通过研究可以了解发展迟缓儿童的危险因素，并借由减少危险因素来达到预防发展迟缓发生的目的。早期干预可协助父母建立适当的养育态度，改善亲子互动，有助于儿童发展潜能的开发。儿童早期生活环境以家庭为主，家人对其影响最大，因此将家人纳入早期康复计划中会有较佳的成效；使父母主动参与早期康复的主要方式为鼓励父母参与早期干预计划的任何活动，包括团队评估、早疗计划拟订及执行。此外，应该尊重父母的决定、协助父母厘清和确认康复目标，并且以家庭可接受及执行的方式进行干预。早疗专业团队评估或康复应该以解决父母（或主要照顾者）或老师的问题为导向，而不是以医疗人员专业的判断为主要参考。此外，儿童的发展是全面的，各发展领域间会相互影响，因此需要跨医疗、社会福利及教育部门的相关专业团队成员一起干预，才能达到最全面的效果。在预计早期干预的有效程度及有效率时，则需要借助研究实证结果加以判断。

Dunst 曾指出在实务上的有效协助须包含三个要素：协助者的技术质量，协助者的特质与咨询能力及被协助者的参与程度（见图 6-1）（Dunst & Trivette，1996）。物理治疗师身为早期康复成员之一，除了小儿物理治疗相关的技术与知识之外，助人的热忱与同理心，了解并喜爱儿童的态度，尊重并了解个别家庭文化，咨询、教导与合作的能力，以及鼓励或促使家人参与的能力等，都是决定早期康复是否成功的要素。

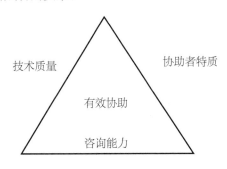

图 6-1　有效协助的三要素

（摘自：Dunst & Trivette，1996）

第二节　早期干预理论概要

早期干预的原则与活动须整合理论、研究与执行三方面，即根据理论与研究的结果，建立活动原则，包括实证医学的临床指引，作为早期干预的执行依据；根据理论可找出早期干预的有利因子，并用之于干预活动以确保疗效（Theunissen

& Tates, 2004），因此了解早期干预理论相当重要。理论为解释物理或社会现象的一个或一群抽象概念。需具有以下五个要素，分别为（胡名霞，2009）：

（1）由经验或研究发展而来；

（2）动态的、随时代而改变；

（3）理论需经由假说才能验证；

（4）需界定理论应用的条件或范围；

（5）需具操作型定义。

所有的理论都是从实践中产生，所有实务背后也一定有个理论；根据理论又可衍生出实务上可施行的模式；本书或称理论或称模式，主要根据外文翻译而来，并无绝对划分。早期干预理论可分为三大类，即：医疗服务模式、幼儿教育观点与发展观点（Blasco，2001；Cech & Martin，2002）。医疗服务模式着重以医疗或健康科学的观点来探讨；早期幼儿教育观点主要为幼教系统的理论；发展观点则由儿童或人类的各领域发展的理论来引导早期干预服务。

此外，从促进健康与预防的角度来看，早期干预应着重于儿童的健康教育与咨询。Theunissen 与 Tates 将健康教育与咨询理论分三类，分别为：发展性、动机性与社会性（Theunissen & Tates，2004）。发展性理论接近前述的发展观点；社会性理论倾向讨论影响健康行为的社会因素；动机性理论则探讨决定健康行为的动机与意图。"健康信念模式"（Health Belief Model）属动机性，强调行为改变与否在于个体是否感知到威胁和阻碍；若个体人们感知疾病的威胁（如严重度或易感性），且知道健康行为的好处多于坏处，则个体执行健康行为的动机较高，研究显示成人的健康信念会影响健康行为，并进而影响健康状态（Theunissen & Tates，2004）。根据"健康信念模式"增加民众发展或筛检的知识，其重要性不低于发展筛检的执行。"健康信念模式"普遍使用于癌症健康教育与咨询上（陈晓悌等，2003），在儿童中则多应用于糖尿病与哮喘的健康教育（Theunissen & Tates，2004）。

一、医疗服务模式

传统的医疗服务模式认定医疗专业人员的角色在于治疗或处理病患的疾病问题，也因此以诊断病因、处理发展迟缓或发展障碍儿童的发展问题为主；近年来，认识家庭功能对儿童发展的重要性，已逐渐加入以家庭为中心的观念（Blasco，2001）。

以家庭为中心的照护模式最早由早期干预社会系统相关专业提出，目前普遍应用于医疗系统，包括治疗师的执业（Kolobe et al.，2000）。小儿治疗师需具备此照护模式的概念，并能进一步在儿童的自然场域当中提供服务；儿童的自然场域指的是儿童日常生活、学习与游戏的环境，包括家、托儿所、幼儿园、发展中心、学校或教养院等（Case-Smith，1998; Cherry，1991; Hanft & Pilkington，2000）。

世界卫生组织的"国际健康功能与身心障碍分类系统"（International Classification of Functioning，Disability and Health，ICF），又称为"使能模式"（Enablement Model），提供全球有关健康状况的统一分类系统及理论架构（见图 6-2）（WHO，2001）。ICF 的前身是 1965 年的 Nagi 模式（Nagi Model），鉴于疾病并无法描述人类所有的健康状况，WHO 于 1972 年就开始依 Nagi 模式进行疾病后遗症的初步构图，并于 1980 年出版"国际损伤障碍残疾分类"（International Classification of Impairment，Disability and Handicaps，ICIDH），1992 年再进一步修正为各方面无因果关系，无残疾负面字眼的 National Center for Rehabilitation Research Classification（NCMRR），又称失能模式（Disablement Model）（APTA，2001; 王亚玲，2003）。与 ICIDH 相较，ICF 重要的精神为着重所有人类的功能，涵盖所有年龄层，适用各个文化，具通用性。强调健康状况成分间均等且为互动关系，且其理论架构可验证（WHO，2001）。为增进 ICF 的可近性，世界卫生组织在 2001 年同时用 6 种语言公布（英文、西班牙文、法文、中文、阿拉伯文与俄文），有完整版与简短版；提供网络版供民众使用。

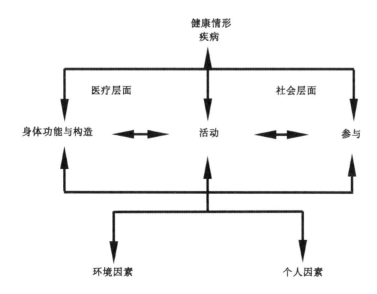

图 6-2　国际健康功能与身心障碍分类系统（ICF）

（修正自 WHO，2001）

ICF 是一个结合医疗模式和社会模式的生物心理社会模式，将健康及健康相关的因子做分类，除了身体功能和构造、活动和参与之外，更将环境和个人因素纳入，强调疾病、功能、个人和环境间的交互作用，并从正向的观点描述个人的健康状况。为适用于小于 18 岁的儿童及青少年，WHO 于 2007 年又出版"国际健康功能与身心障碍分类系统——儿童及青少年版"（ICF-CY）（WHO，2007）。ICF 或 ICF-CY 的架构如图 6-2 所示，最上层为健康情形，以"国际疾病分类码第 10 版"（ICD-10）或"精神疾患诊断及统计手册第四版"（DSM-Ⅳ）的编码描述；中间分别为身体功能与构造、活动及参与等健康状况；最下层则为环境因素及个人因素等情境因素，各个构面之间皆会互相影响（WHO，2001）。

ICF 提供了一个全球功能及障碍分类标准化的共同语言，不同于过去身心障碍分类系统，它加入了活动与参与的构面，为身心障碍与复健数据库的建立与标准化提供了新工具。除健康情形外，ICF 的四个主要成分为：①身体功能与构造：身体功能指身体各系统的生理功能，包括智力、感官、气质、肌力及平衡功能等；身体构造是指身体各系统的解剖构造，包括器官、肢体等；②活动及参与：活动指一个人执行的行动或任务；参与指在生活的情境中的参与；③环境因素：包括物理性的、社会性的以及社会价值观等；④个人因素：包括性别、年龄、种族、文化背景、经验、职业、教育、适应模式等。

ICF 编码系统是 WHO 分类家族成员之一，ICD-10 以位码为 ICF 编码中的基本单位。ICF 每一个领域编码前均有一个英文字母，其中"b"代表身体功能；"s"代表身体构造；"d"代表活动及参与；"e"代表环境。编码若在英文字母后只有第一位数字，称为一位码，代表领域或章数，如 s7；加第二及第三位数字，代表章节的分支，称为二位码，如 s730；加第四位数字代表二位码的分支，称为三位码，如 s7300；第五位数字代表三位码的分支，称为四位码，如 s73001。身体功能（b）一位码共有 8 个，身体构造（s）8 个，活动与参与（d）9 个，环境因素（e）8 个。ICF 的一位码如表 6-1 所示。除一位码外，临床与研究通常使用至二与三位码（廖华芳与黄霭雯，2009）。二位码有 362 项，三位码有 1494 项（WHO，2001）。而 ICF-CY 又因应儿童在发展中的特性增加 231 项新位码（Simeosson et al., 2010），如幼儿的主要活动是游戏、学前教育，婴幼儿有天生的气质，会主动借由感觉去探索等，如参与游戏（d880 engagement in play）等（Lollar, 2005）。

表 6-1　ICF 的各领域定义及一位码

身体功能	身体构造	活动与参与	环境因素
定义			
		活动：一个人执行的行动或任务；参与：指能在生活的情境中参与活动	
身体各系统的解剖功能，包括智力、感官等	身体各系统的生理构造，包括器官、肢体等		包括物理性、社会性及价值观等因素
一位码			
b1 心智功能	s1 神经系统的构造	d1 学习和应用知识	e1 用品和技术
b2 感觉功能和疼痛	s2 眼、耳及其相关构造	d2 一般任务和要求	e2 自然环境和人为环境
b3 发声和言语功能	s3 涉及发声和言语的构造	d3 交流	e3 支持与关系
b4 心血管、血液、免疫和呼吸系统功能	s4 心血管、免疫和呼吸系统的构造	d4 活动	e4 态度
b5 消化、代谢和内分泌系统功能	s5 与消化、代谢和内分泌系统有关的构造	d5 生活自理	e5 服务、体制和政策
b6 泌尿生殖和生育功能	s6 与泌尿和生殖系统有关的构造	d6 家庭生活	
b7 神经肌肉骨骼和运动有关的功能	s7 与运动有关的构造	d7 人际互动和关系	
b8 皮肤及其相关构造的功能	s8 皮肤及其相关构造	d8 主要生活领域	
		d9 社区、社会和公民生活	

（参考自：WHO，2001）

　　ICF 或 ICF-CY 以限定值来说明每一个位码的问题程度（严重度），所以其编码系统复杂度非常高，须经训练（Leonardi，2005; Stark，2008），才能准确使用其编码于研究或临床上。ICF 编码系统的限定值，是在位码之后加上点号再标明数字代号。限定值代表该问题程度；没有限定值，ICF 编码即无意义。限定值编码的通用规则为："0"代表没有问题；"1"轻微问题；"2"中度问题；"3"严重问题；"4"完全有问题；"8"没有指明问题程度；"9"不适用。

　　ICF 在四个成分，各有不同的限定值编码方式。身体功能（b）只有一级限定值，如 b730.3 代表严重的肌力问题；身体构造（s）有三级限定值，第一级限定值代表损伤程度，如通用规则编码；第二级限定值代表变化的性质，如"0"代表身体解剖构造无变化，"1"代表完全缺失，"2"代表部分缺失，"3"代表附加部分，"4"代表尺寸与形状偏差，"5"代表不连贯，"6"代表位置偏差，"7"代表构造性质改变，"8"代表未特指，"9"代表不适用；第三级限定值代表损伤的部位，如"0"代表一个部位以上；"1"代表右 侧；"2"代表左侧；"3"代表双侧；"4"代表前面；"5"代表后面；"6"代表近端；"7"代表远端；"8"代表未特指；"9"代表不适用。举例来说，s730.321，即指右侧上肢有重度部分缺失。"活动及参与"（d）的限定值有 4 级，第一级为表现限定值，第二级为能力（无协助）限定值，第三级为能力（有协助）限定值，第四级为表现（无协助）限定值。

表现限定值强调个体的实际生活场域可以直接观察到的表现，可根据实际生活存有的辅助装置或他人协助的表现去评估其实际生活问题或困难程度。由于现实环境含有社会性情境，因此表现可以解释为"生活中投入程度"或个人实际的"生活经验"。能力限定值描述个体完成任务或行动的能力，即个人在某位码所能达到的最高能力。评估个体的能力需要有一种"标准化"的环境，以中和不同的环境因素对个体能力的影响。通常于临床医疗环境中所测得的能力都属能力（无协助）限定值。因此根据表现限定值与能力限定值的差别，即可了解环境因素对某位码是有利或有害。第三或四级限定值属选择性，并不一定要使用，表现（无协助）的限定值通常难确实取得信息，因若其平常实际有协助，只能靠个案的想象描述去给限定值。

环境因素的限定值代号意义如下，无 + 号为障碍因素，有 + 为有利因素，如"0"代表没有问题，即指无有害或有利因素；"1"代表轻度障碍，"+1"代表轻度有利；"4"代表完全障碍环境，"+4"代表完全有利环境，如 e130.1 代表缺乏或不当的教育用的用品和技术（e130）对儿童的某活动功能属轻度障碍的环境因素，e130+1 代表施用适当的教育用的用品和技术（e130），可协助或有利儿童的某活动功能或表现。环境因素可以按照两种方式进行编码：一种为结合每个 b、s、d 位码描述，另一种则为单独编码。第一种方式较有优势，因为它可以更明确地指出哪个环境因素对哪个活动或参与是有利或有害，有利于干预计划的参考；如编码 d131.13、e130+2，即表示因环境提供中度有利的教育用品和技术，使一个原来由操作物体去学习的有重度能力问题的儿童，改善成在日常生活中操作物体去学习时只有轻度表现受限。由于表现是人与环境互动形成的动态结果，而不是单纯疾病或身体功能损伤所造成的，因此对环境的评估，经由改善环境的有害因素，可减低表现受限程度（Stark，2008）。但此编码方式是否完全具信效度，尚待验证。一般而言，环境有害或有利是要经由当事人自我判断的（Gray et al.，2006; WHO，2001），同一个环境对某个 d 位码是妨碍，却可能对其他 d 位码是有利的（WHO，2001）；对儿童来说，某些客观的环境观察与评量是必须的，因儿童无法判断，某些父母的代理人报告不一定正确或适用（黄霭雯等，2009）。

活动与参与方面虽然都以 d 编码，但在 ICF 架构上，活动及参与的操作型定义不同，因此在 ICF 手册附录 3（WHO，2001），特别对活动及参与的编码运用有详细说明。为增加于临床使用的可行性，世界卫生组织拟订只有 152 个位码的 ICF 检核表（ICF checklist），其中 30 个一位码与 122 个二位码，以供临床使用，每位个案约需 50±15 分（Battaglia et al.，2004）。最近几年有学者探讨各类疾病的 ICF 核心组（Cieza et al.，2004），一般建议各疾病的核心组为 3～18 个二位码（WHO，2001），以方便于临床使用。在儿童方面，有四个年龄层（0～3，4～6，7～12，13～18 岁）的问卷供家长及专业人员使用，以增加家长的参与及专业团队人员整合的评估结果（Lollar，2005）。然而，ICF 终究只是分类系统，并非评估或测量工具，ICF 其理论架构也未完全被证实；因此 ICF 相关测量方法与临床运用在第一版未完善处，将综合更多研究与专业意见后陆续改版，如 2010 年后提出 ICF-2，融入 ICF-CY 的一些概念。

临床运用为着重功能评估与功能导向的训练目标。"儿童功能障碍评量表"（Pediatric Evaluation of Disability Inventory，PEDI）与"儿童功能独立量表"（Functional Independence Measure for Children，WeeFIM）即为运用 ICF 架构所设计的儿童发展评估工具（Haley et al.，1992；Msall et al.，1994）。"脑性瘫痪儿童动作改变的多因子预测模式"（Multivariate Model of Determinants of Motor Change for Children With Cerebral Palsy）与（Bartlett & Palisano，2000；Bartlett，2010）即根据 ICF 模式所建构的对脑性瘫痪儿童基本动作改变的预测模式。Campbell 提出机能损伤与活动能力不一定是上下阶层关系，环境亦是重要影响因素，如经由环境干预促进游泳活动的参与机会，儿童健康体适能也会增加（Campbell，2006a）。

2007 年 7 月修正公布的有关身心障碍者权益保障文件中身心障碍者的定义为：指下列各款身体系统构造或功能，有损伤或不全导致显著偏离或丧失，影响其活动与参与社会生活，经医务、社会工作、特殊教育与职业辅导评量等相关专业人员组成的专业团队鉴定及评估，领有身心障碍证明者：

（1）神经系统构造及精神、心智功能。

（2）眼、耳及相关构造与感官功能及疼痛。

（3）涉及声音与言语构造及其功能。

（4）循环、造血、免疫与呼吸系统构造及其功能。

（5）消化、新陈代谢与内分泌系统相关构造及其功能。

（6）泌尿与生殖系统相关构造及其功能。

（7）神经、肌肉、骨骼的移动相关构造及其功能。

（8）皮肤与相关构造及其功能。

前述 8 个身体系统构造或功能即 ICF 身体系统构造或功能的 8 章（b1-b8），其认定障碍会受生理与环境各因素影响，并非固定，评估向度要加入活动与社会参与，并依据障碍者所需的支持程度与需求来决定服务的提供。

此外，"个案处理模式"也是目前实证执业潮流下，一个符合逻辑且证据取向的物理治疗执业流程，在 PubMed 网站输入病患的特性、疾病名称与此模式流程的任一关键字，皆可搜寻到临床所需的实证信息。

二、幼儿教育模式或理论

夸美纽斯（Johann Comenius，1592—1670）提出完整的教育理论，并终身从事教育改革，被称为幼儿教育的先驱。他认为人类天生具备知识、道德与宗教，可利用教育的力量去启发培植，而且需在幼儿期及时培植，若错过幼儿的知识播种期，就比较难达到教育功效。其视幼儿教育为父母教养子女的扩展，目的是使孩子能成功扮演社会角色，因此强调社会适应能力的教育（林朝凤，1988；柯平顺，1997）。

福禄贝尔（Friedrich Frobel，1782—1852）于 1837 在布兰根堡设幼儿园，其基本观点包括：

（1）教育的目的在于生命的大统一；

（2）教育的进展应依循儿童的发展，也就是由自然儿童教育至人类儿童，再至神的儿童；

（3）教育的任务在于促进儿童内在的自我活动和自动的态度。

福禄贝尔认为儿童有活动的、创造的、认识的、艺术的以及宗教的本能，教师应针对这些本能予以开发。此外，福禄贝尔也极力提倡以下三个教育原则（林朝凤，1988；朱敬先，1990）：

（1）尊重儿童自由，让儿童自动自发；

（2）重视游戏价值，在游戏中发展；

（3）使用恩物引导儿童自动活动，并因此设计 20 个福禄贝尔恩物，此为教育系统着重教材教具的滥觞。

蒙台梭利（Maria Montessori，1870—1952）为精神科医师，创建儿童之家照顾弱势儿童。她的中心思想为：孩子是教育主体、教师是教育的媒介、环境是教育的工具。蒙台梭利秉持的教育原则为：①自由原则与自动原则，②义务原则与责任原则。其课程模式特色是：

（1）备妥环境以促进学习。

（2）幼儿自我引导式学习，教师不干涉儿童的活动，仅作协助的角色。

（3）促进学习的感官教具，根据儿童各种发展领域设计多种教具，包含：

● 动作教育，有动作控制、生活自理、环境照顾与待人接物；

● 感官教育，包括归纳与分辨，如大小、形状、颜色、数字等；

● 语言教育，包括物体名称—物体感官相结合，即指认与命名；

● 其他，如读、听、写等在 4 岁即可开始。

（4）混龄编组。

（5）操作学习（林朝凤，1988；朱敬先，1990；徐联恩，2004）。

课程模式与方案教学是我国台湾地区目前幼教界流行的幼教模式（简楚瑛，2001；2007）。课程模式即基于特定的幼儿发展与学习的哲学与理论，去界定教育宗旨、教学基本要素和目标，为幼儿园所拟订教育优先顺序，制定行政政策，确定教学方式和评量方法，并可作为课程实施和教育成果检测的准则（徐联恩，2004；简楚瑛，2007）。美国目前所推崇的幼教课程模式除前所推荐的蒙台梭利外，尚包括高瞻斐瑞学前计划（High/Scope Perry Preschool Project）。

高瞻斐瑞学前计划由 1962 年开始（Barnett，1996；2000），其理论根据为：皮亚杰认知理论、儿童启动学习、计划—做—回顾（Barnett，1996；2000）；课程特色为：①计划、执行、检讨的教学循环；②萌发式课程；③以关键经验引导幼儿主动学习；④日常作息的安排。萌发式课程强调根据幼儿日常生活中出现的兴趣、需要和想法来编排课程内容，让幼儿在类似日常生活的情境中学习。日常作息包括计划时间、工作时间、回想时间、小组时间、团体时间等。在高瞻斐瑞学前计划中，3～5 岁幼儿的八项重要动作经验为：①跟随动作指令（需使用听觉、视觉、触觉/运动觉）；②描述身体动作（使用语言）；③非移动式的身体动作（不用移动身体的重心）；④移动式的身体动作（需转移重心）；⑤与物体一起作身体移动；⑥在身体动作中表现创意；⑦感受及表达节拍；⑧与别人一起随着一般的节拍做动作（杨淑朱，2000）。

方案教学中方案的定义为："一个有目的的活动或经验。在活动中，学习者为活动目的所驱策而决定其活动的计划、进行的步骤。学习者有学习的动机。"方案教学强调：①目标导向的教学方式，目的即在培养学习者解决问题的能力；②步骤性的学习过程，即达到目标的过程中的每个步骤；③学习活动对学习者必具意义性；④做中学，强调学习者由"做"去学习；⑤思考，学习者须于整个做的过程中不断思考（简楚瑛，2001）。方案教学的教学计划，在计划阶段应考虑的问题依序是：选择主题、探究方向和决定范围、规划活动形式、内容和流程（简楚瑛，2001）。

美国幼教界曾经积极发展不同的课程模式，希望借由最佳课程模式的确认与推广来提升幼教质量。然而，随着对幼教课程模式的理解，大家如今已经逐渐放弃寻找一个放诸四海而皆准的课程模式，比较强调幼教的成果是：①确保儿童的就学准备程度；②确保儿童的读写准备程度；③提供协助儿童发展社会与行为技能的环境（徐联恩，2004）。

三、发展理论

发展理论的主题存在于各种专业教育的课程中，包括教育学、心理学以及健康科学。每一个专业着重的发展理论略有不同，然而儿童的发展是全面性的，身体、心理及社会各领域会互动，而环境与个人因素也对各发展领域有影响。

本书根据 Cech 与 Martin 等人的分类，将常见发展理论列于见表 6-2。儿童发展相关的理论适用 18 岁之前儿童，一生发展的理论则涵盖整个人生阶段。发展又分为生物 / 身体、心理与社会文化三大领域 （Cech & Martin，2002）。之后各节将进一步介绍早期干预各项理论。小儿物理治疗初期对发展障碍儿童的动作问题采用以类似小儿麻痹的肌肉再教育的物理治疗理论，1940—1960 年代为神经成熟理论，1990 年代后则强调动态系统理论、动作控制或动作学习理论，以及 ICF 等以功能为取向的理论。本章早疗理论部分资料可由物理治疗数码博物馆轨迹馆取得（物理治疗数码博物馆，2003）。

表 6-2　人类发展理论

向度	一生发展	儿童发展
生物 / 身体	动态系统理论 * 迪林（Thelen）	成熟理论 * 葛塞尔（Gesell）
心理	心理社会 * 艾瑞克森（Erikson）	认知 * 皮亚杰（Piaget） 知觉 * 吉布森（Gibson） 文化历史理论 * 维果斯基（Vygotsky）
社会文化	社会学习 * 班都拉（Bandura） * 马斯洛（Maslow） 生态系统学 * 布朗菲布列纳（Bronfenbrenner）	行为 * 斯金纳（Skinner） 精熟动机 * 摩根（Morgan）

（修正自：Cech & Martin，2001）

第三节　动态系统理论及运用

动态系统理论主要根基于物理化学的混沌理论，强调动作由多系统控制（Ulrich et al.，1997），且系统随时间持续改变（Thelen & Smith，1998）。其最常被用来解释儿童新行为（包括认知行为）出现的原因（Smith & Thelen，2003）。动态系统理论强调个体、任务与环境间随时互相影响而改变，因此称之为动态模式，一种似无规律的运动，但其规律却可用方程式来描述；然而这么多向度的组合，使得要建立一个解释动作的模型非常困难（成戒珠，1994）。

在1967年，伯恩斯坦（Nicolai Bernstein，1896—1996）提出以自由度的概念来解释动作（Tuller et al.，1982; Turvey et al.，1982），认为动作是由每一个变量的可能变化组合而成；例如上肢伸直的动作，单在关节活动度上，就由手腕三轴、手肘单轴、肩部四轴的方向等多个自由度组合而成，再加上不同肌肉活动等，因此，一种动作由这么多的自由度组合，似乎很难仅由神经肌肉功能来解释（Ulrich et al.，1997）；此外，自由度本身便是极为抽象的概念，在应用上并不总是如前述例子简易明了（Thelen & Smith，1998）。动作控制变成了解决两个问题的任务，一是解决自由度的问题，二是处理次序状况的变异性，且依照自我组织和形态形成的物理理论来解决这两个问题。将动态系统理论应用于动作发展由迪林等人提出（Thelen et al.，1987），认为儿童的发展不只由中枢神经系统成熟所控制，而是由很多次系统相互作用形成，这些次系统包括肌肉骨骼系统、神经系统、感觉系统、心肺系统等。动作行为的产生由上述次系统与任务特定情境之间的互动所完成，且不同阶段的发展呈非线性，每一阶段的关键次系统皆不同；动作行为模式的改变与呈现是非连续性的。动作是生物体的次系统为了解决任务问题，例如克服环境障碍或者满足需求，而与环境互动所产生的结果。例如，婴儿为了解决无法随心所欲取得玩具的问题，产生了爬行、进而行走的动作。而为了行走，许多次系统必须发展到某种程度，并互相配合，才能成功（图6-3）。

动态系统的原则如下（Thelen & Smith，1998）：

（1）生物体的各个系统及各系统之间变动的复杂性较热平衡现象高。生物体系统不仅可有不同层次表现，且系统间的互动可为非线性的、非同质性的；此外，生物体系统属于开放性系统，也就是需要随时与外界环境互动和随之改变，因此生物体系统必须同时兼顾稳定及发展，复杂度增加。

（2）自我组织的系统：意指个体会自行压缩自由度，以自由度最低的动作形态形成协调性结构达成任务。个体的行为形态可以用次序参数（或称组合变量）来描述，例如：生物功能和任务特性。换句话说，每一个生物体都是包含了复杂多面向的各个系统；各个系统彼此合作互动，自我重组形成动作形态，并非由一

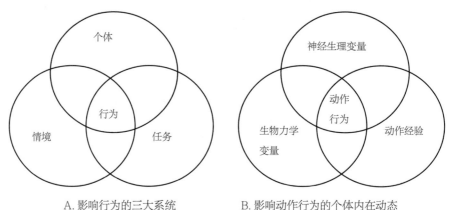

A.影响行为的三大系统   B.影响动作行为的个体内在动态

图 6-3   系统理论

个系统指挥其他系统，也没有上下之分。个体、任务与情境会相互影响而改变，行为因此是动态的。因此，生物体中并没有既存的动作程序或动作处方。降低动作的自由度的表现并不能视为中枢神经系统指令的结果，而是根据各种环境限制，各系统自动自发彼此互动形成的结果。

（3）动态稳定与吸引子：在各种状况下系统会偏好某一个或某些稳定的行为状况，这个稳定的行为形态，即所谓的吸引子。有些吸引子相对较为稳定，有些则相对较不稳定。次序参数的波动对于行为形态的稳定性和变化的能力相当重要。波动建立了一个关系式，形容动作系统结构在受到干扰后没变成另一结构，回到未干扰前的形态。用时间表示，即是回复期；波动越小，回复期越短，吸引子形态越稳定。在动态系统理论中，常用行为状态空间的位相几何学来描述其吸引子状况，如以位置与速度的坐标图呈现无摩擦力的钟摆现象，会呈现似行星轨道的椭圆形，受外力干扰，短时间会呈现图形改变，但后来又回复椭圆形。

（4）行为形态的改变：环境因素、工作任务与个体本身次系统变化都会影响并改变行为形态。影响形态改变的主要因素称为控制参数，如：速度之于马跑步形态的变化，地心引力之于航天员移动形态的影响。在缺乏稳定的状态，常会有形态改变的现象。

（5）浮动与转变：即使是高吸引状况，个体行为形态仍具动态浮动特性，即变异性。当控制参数超过某一范围，个体的行为形态会改变；在形态转换阶段中，会呈现高的变异性。

动态系统理论运用于儿童发展的基本概念整理如下（Ulrich et al., 1997）：

（1）发展行为是儿童在复杂的多系统当中自我组织而成。

（2）儿童行为为个体、情境与任务三类多系统互动而形成。

（3）吸引子状况为儿童最偏好的行为形态。

（4）非线性的形态转变由控制参数来影响，而控制参数可以是内在的或外在的。

（5）个体的内在动态系统为一组合变量，包含动作经验、生物力学变量（关节活动度、肢体重量等）与神经生理变量（感觉、肌肉弹性、肌力等）互动组成。系统模式认为与动作的控制有关的主要个人系统包括：神经系统（含有比较系统、指令系统、记录系统、调节系统等）、肌肉骨骼所组成的动作系统及感觉系统。

（6）组合变量：每个行为皆可由一至多个组合变量来描述，如利用动作方程式或用位相几何学图来描述吸引子状态。

（7）吸引子动态模型的建立。传统上对于动态模型的建立，着重在于数学程序来表现。在特殊的一些低向度动作中，各层次的关系可以被轻易地定义出来，进而了解如何压缩其自由度。

这套理论用于儿童动作发展或训练的主要概念如下（成戎珠，1994；Campbell，2006b；Law et al.，1998；Cech & Martin，2002； 胡　名　霞，2009）：

（1）动作的发展不完全是中枢神经成熟的结果，而是多重系统互动产生。因此，我们评估儿童的动作行为时，除了中枢神经系统的成熟外，还要考虑其他的因素，如个人的肌肉、骨骼、环境与任务。

（2）动态系统理论强调生物个体的自主性，及其与环境的主动互动。因此，我们评估儿童的动作发展时，不单是看儿童的生理功能，例如反射；更重要的是看他在情境中自发性、自主性的动作。同时我们也须观察儿童利用外界反馈与内在反馈修饰其动作行为的能力，并找出限制发展的控制参数及改善方法。

（3）儿童的发展是非连续性，任何一个次系统在关键期的小改变可能会造成行为的明显改变。

（4）动作的不稳定期，即动作发展的转换阶段。某项新动作能力、形态偶尔出现，通常表示此时新的动作能力、形态或策略较容易形成，因此是此新行为干预的好时机。

（5）尽可能地早期干预，早期干预的目的就是希望趁系统结构尚是可塑时，给予动作系统重新组合到一个更具适应性，更具功能性的机会。

（6）注意儿童发展的自我组织特性。一个非常有效的治疗方式，乃是给予儿童机会去探索动作中的各个系统间的动态关系。因此治疗时，不强调技巧的教导，而着重诱导儿童寻求解决问题的方法。此外，一般儿童的正常动作形态对脑性瘫痪儿童不一定是最好的，脑性瘫痪儿童常见的异常动作形态，如兔跃、鳄鱼爬行或 W 形坐姿，或许是在次系统受限下，自行组织出来较具功能性的动作形态。

（7）治疗时，需注意环境的选择，并选取适合儿童能力的功能性的活动，让儿童在自然环境下进行有目的的活动。因系统的组织原则是以达成任务目标为首要目的，即动作控制的主要目的为完成一项有意义的、有目标工作。研究指出，具体的任务可提供较多知觉信息，因此较抽象性的任务易有好的动作表现（van dev Weel & van dev Meer，1991）。

（8）愿意尝试与反复练习是产生新行为的关键，因此评估与训练时要考虑儿童的心理、情绪、动机、能力与一般反应。

（9）传统式的反射与动作里程碑的评估方式不足以告诉我们动作改变的机制，因此我们有必要发展新的评估方法与工具以了解动作改变的过程。

临床使用动态系统理论的模式包括"生态任务分析模式"（Ecological Task Analysis Model，ETA 模式）、"个人—环境—职能模式"（Person-Environment-Occupation Model，PEO 模式）（Law et al.，1996; Palisano et al.，2004）、"以家庭为中心的功能性治疗"（Family- Centered Functional Therapy）、"人—活动—科技辅具模式"（Human Activity Assistive Technology Model，HAAT 模式）（Farmer，2003）。ETA 模式强调个人、环境与任务三者共同决定动作行为，类似系统理论概念；延伸此概念，最有功能的动作形态不见得是一般认为的正常或典型动作形态，治疗师应协助肢障儿童找出其最有功能的动作形态（Burton & Davis，1992）或行动方式。PEO 模式强调个人、环境与职能需求三者之间的动态关系，三者之间的协调表现在个案经验的质量、满意度和功能程度（见图 6-4）（Strong et al.，1999）。"以家庭为中心的功能性治疗"强调与儿童家人共同制订有意义且具功能性目标的干预模式（Law et al.，1998）。HAAT 强调个人技能、活动与活动情境、科技辅具互动的重要性（Farmer，2003）。

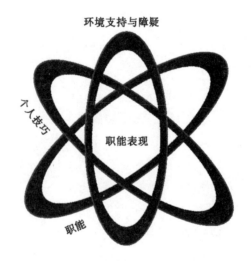

图 6-4　个人—环境—职能模式（参考自 Law & Cooper，1996）

PEO 模式由环境理论、行为理论、职能及个案为中心的相关理论演化而成（Strong et al.，1999）。个人部分包括自我概念、个性、文化背景与个人才干等因子，且会持续地与文化、社会经济、机构、物理与社会环境交流互动，并随着生涯中所扮演的角色意义改变而更动。环境指即行为产生的情境，被认为能与个人因素互动，且较个人因素容易被改变、调整。职能则为在情境中适当维持、表现与完成个人角色以满足内在需求，包括有目的的个人表现活动与日常生活任务。儿童的职能角色包括生活自理、游戏、人际关系的建立及学习。PEO 交流过程的成果为职能表现，职能表现即是一个人在环境中从事有目的的活动与任务的动态经验与表现（Law & Cooper，1996）。职能表现可以有主观与客观的成分。PEO 相当着重个案内在需求与兴趣，与未完全充分利用的环境。如前所言，个人—环境—职能会相互交流，若三者交流合宜，即可使职能表现最佳化；在个人或交流有障碍时，要设法调整环境，使其仍有较好的职能表现（Law & Cooper，1996）。

"以家庭为中心的功能性治疗"为整合以家庭为中心的理念及动态系统理论而成，强调与儿童家人共同制订有意义且具功能性目标（Law et al.，1998）。其主要重点如下（Law et al.，1998）：

（1）康复目标着重功能性任务的表现，而非改善机能损伤或达到某个发展里程碑。可依据家人的优先次序，治疗师与家人讨论并确认 2 ~ 3 项功能性任务作为康复目标任务。

（2）找出改变的好时机。在儿童尝试执行新任务或用新方法去完成一项旧任务时，就是训练此任务的最好时机，协助儿童使其有动机完成它；父母通常最知道何时是改变的好时机。

（3）找出并改善功能性任务的主要限制因子及有利因子，此限制因子可能来自儿童、环境或任务本身。可改变的限制因子也可列为干预的目标。将干预的目标活动或任务融入日常生活常规中。通常先以改善环境或任务的限制因子优于改善儿童本身的限制因子，因前者较容易改善。

（4）鼓励反复练习，并在多种环境中有机会练习。

Law 等人指出在"以家庭为中心的功能性治疗"的可行性研究中，对 12 位 1 ~ 4 岁脑性瘫痪儿童所找出的功能性任务目标最多是移动、游戏、生活自理等；在"以家庭为中心的功能治疗"取向中，有利因子是儿童的动机与兴趣、家庭支持与多次的练习机会；限制因子是姿势张力、地心引力、分心与任务所需的肢体能力。经过 3 个月 10 ~ 12 次的治疗，大部分儿童皆有进步（Law et al.，1998）。Law 等人也指出治疗师在任务分析、有关环境与儿童心理社会因素方面尚有待加强。

Hanft & Pilkington 提出"以家庭为中心"的自然场域干预原则如下（Hanft

& Pilkington，2000）：

（1）家庭成员是决策者，协助家人找出合理的优先康复目标。

（2）父母是父母，父母非治疗师，两者共同合作将干预活动融入日常活动中，活动可以一周为单位。

（3）与父母协调合作，治疗师应体谅父母根据其能量调整其参与干预计划的时间，支持其善用家中与社会资源。

（4）在儿童的自然场域中评估，确保有最好的表现；应有再次评估，让父母能看到成效。

（5）适时根据儿童与家庭的需求调整干预策略。

根据动态系统理论，儿童的动作发展除中枢神经外，肌肉骨骼系统的发展也很重要，因此近年来肌力训练对中枢神经损伤儿童的训练逐渐重视（Dodd et al.，2002），并有疗效（Damiano，1998; Liao et al.，2007）。Heriza 根据动态系统理论指出与婴儿行走相关的 8 个次系统（Heriza，1991），并用于临床行走活动的参考。

第四节　成熟理论及运用

成熟理论由葛塞尔（Arnold Gesell，1880—1961 年）提出，认为儿童身心发展变化是受有机体内部，即生物基因、固有程序所控制。并引用 Magnus 于1920 年代提出的阶层模式认为"中枢神经的成熟由下至上，表现于婴儿反射的发展"（图 6-5）。葛塞尔和汤普森所作的双胞胎爬梯、堆积木、学词汇等研究结果显示，经过训练虽能稍提早某些发展行为的出现，但未经训练的双胞胎之一在他们认为已达可以执行某种任务的年龄，仅需少许训练，就能立即赶上。因此他们认为身体内部有一个固定时间表，提早训练的效益只是短暂的。成熟理论于早期干预的延伸应用包括：一般发展诊断测量使用发展评估常模、反射评估、感觉动作诱发技术。由此衍生出的感觉动作诱发治疗系统包括：玻巴斯系统、路德系统、本体神经肌肉诱发系统、波以塔系统及费 - 多门 - 得拉卡得系统。

以下就各个系统分别加以介绍。

一、玻巴斯系统

玻巴斯系统又称神经发展治疗（Neurodevelopmental Treatment，NDT），是 1940 年代英国的玻巴斯夫妇所设计，用于评估与治疗中枢神经受损病患的方法，也是过去最为治疗师使用的治疗系统，其理论架构有更新。除了脑性瘫痪儿外，NDT 也适用于唐氏综合征儿及中风病人（廖华芳，1986；Bobath，1978）。

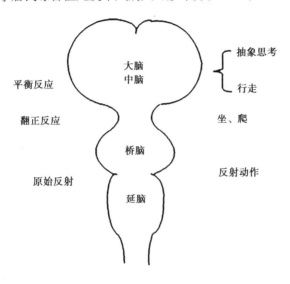

NDT，Rood，RNF，Vojta ...

图 6-5　阶层模式

　　传统的 NDT 认为脑性瘫痪儿童的主要问题为姿势控制的发展因脑伤而受干扰，以致动作发展停滞或迟缓，加上不正常肌肉张力的存在，使儿童的经验仅是不正常的动作形态与姿势，以致日后表现完全是异常姿势与动作（廖华芳，1990；Bobath & Bobath，1978）。其主要治疗目标为"抑制不正常反射活动，并进而诱发正常的动作发展"。

　　玻巴斯系统的治疗技术分为三大方面：反射抑制动作形态、诱发技术以及本体与触觉刺激。上述三种技术相互配合运用即所谓关键点控制手法（Bryce，1972，1976）。关键点控制主要控制在身体近端，借此可影响姿势张力及动作形态，可让远端动作更自由，最常控制的点为头、颈、脊椎、肩带及骨盆带；同时给予治疗师机会去施行抑制及诱发，通常由近端关键点至远端关键点，再逐渐撤离控制手法，使儿童终至独立行动。诱发意为"使容易"，为使身体原有的姿势反应容易整合在执行动作过程，使个案动作执行较容易，而不是将没有变成有。反射抑制模式定义为可改变病理姿势及异常动作形态，其基本观念是所有同一痉挛模块的肌肉长时间牵拉。当使用反射抑制形态时需留意：其目的是要降低高张力的痉挛；需逐渐引进并且不要同时到处使用，一开始不要从张力最强及最明显的地方着手；儿童应能独立于治疗师外，自行逐渐控制异常反射（Bryce，1976）。给孩子各种不同的姿势形态；在特定的治疗阶段，相似形态的合并是重要的（廖华芳，1990）。近年来，于玻巴斯系统治疗中，建议治疗师须针对功能目标，找出儿童于活动转位中缺损的姿势与动作，并在儿童为主导的活动中，于与儿童信任互动关系下，先将其警醒程度、关节活动度与肌肉张力准备（或调整）至其最佳状态，再调整环境与儿童的身体，使儿童有适当的身体准线及身体重心于支持面上，并依前后、左右、水平旋转方向的次序，诱发儿童的动作与姿势控制，并制造机会使儿童有机会反复练习，且随儿童能力的增进，逐渐减少协助；此外，也能教导家长，让儿童在家中有机会反复练习（Arndt et al.，2008）。

在施行神经发展治疗技术时，也需强调父母或照顾者的参与及配合，共同注意正确的摆位、携抱、游戏或治疗时的姿势，才能达到最大的疗效。图 6-6 为各种关键点运用的手法。2001 年 Bulter 等人回顾玻巴斯系统对脑性瘫痪儿童的效果，显示疗效研究实证薄弱（Bulter & Darrah，2001）。近年来，陆续又有研究显示，以新的玻巴斯系统概念，如功能性目标、密集训练、指导主要照顾者与着重亲子关系，在年龄较小的脑性瘫痪儿童，有玻巴斯系统治疗比无玻巴斯系统治疗的 GMFM 与 PEDI 分数较高（Mayston，2001; Knox & Evans，2002）；对有姿势与动作障碍的幼儿，使用玻巴斯系统躯干控制的短期密集训练，较游戏训练于 GMFM 有较大进步（Arndt et al.，2008）。作者个人的经验是可将玻巴斯系统的关键点控制手法当个案的肢体协助手法，但肢体协助程度宜适当；反射抑制形态则为预防挛缩或加强自主控制的参考。

根据 1992 年国际神经发展治疗协会建议重新调整定义玻巴斯系统的概念如下（Styer-Acevedo，1999）：

（1）中枢系统所控制的是整体的动作，而不是一块块肌肉，但肌肉本身性质的改变将会限制动作的执行。因此，训练整个肢体动作比光训练单一个肌肉的力量较容易得到效果。

（2）感觉系统会影响动作功能的行使，包括本体感、视觉、触觉以及平衡感，此指前庭感。

（3）功能性的动作需要中枢神经复杂的整合及处理过程，亦即自我启动的功能性动作，必须包含到概念以及决定这个过程的相关程序的处理、计划和执行。应用于临床上，动作的启动应由病人自发性地行使。在我们给予训练时，应通过治疗师的手法或是应以促发儿童的自发性自我启动的动作为主，要视儿童状况权衡运用。

（4）由于中枢神经损伤而有不正常的肌肉张力，进一步会影响动作的执行。因此，在临床上，对肌肉张力的调整的手法可以恢复患者的动作功能。

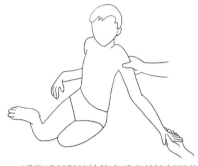
A. 诱发手部保护性伸直反应并抑制屈曲痉挛

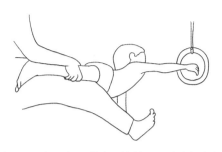
B. 加强躯干伸直、旋转及下肢分离动作

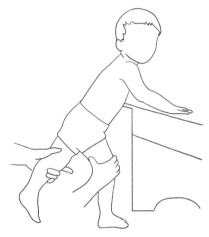
C. 于站姿时的下肢伸直动作能力与分离
动作的开始手法

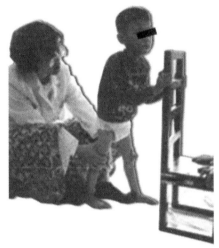
D. 于站姿时以膝关节关键点控制抑
制下肢高张力并诱发跨站能力

图6-6　玻巴斯系统关键点控制手法

　　（5）普通婴幼儿的功能技巧发展过程可作为中枢神经系统障碍病人不正常动作分析的理论基础，但临床上不应依赖儿童发展阶段或过程本身当作治疗依循序的标准，而要应用对此发展过程的知识来帮助我们了解各动作间的相互关系。因此，我们应以儿童的年龄与严重度来订定功能性目标，并不一定要一成不变地遵循发展的程序。

　　（6）中枢神经的伤害可以造成可预期性的神经性受损、障碍模式，这种神经性损伤会在肌肉、骨骼或是心肺功能以及其他系统方面造成可预期的次发性的并发症。因此，在临床上，早期有效的治疗不仅是针对目前的动作问题，也应该进一步地预防可能的次发性并发症。

　　（7）自动性的姿势反应是正常动作功能的必要条件。因此，在临床上，应着重正常姿势反应，如翻正反应、平衡反应等的诱发。

二、路德系统

路德系统由路德（Magaret Rood）于 1952 年创立，强调给予适当的感觉刺激，以诱发出正确的动作模式或抑制不良动作模式；而此正确的主动动作模式又提供更进一步的感觉反馈，可反复并持续地加强正确动作形态的建立。此系统于1970 年作过修正，除感觉刺激外，也强调依循发展程序予以治疗。与玻巴斯系统理论相似之处在于两者均主张以感觉刺激来诱发主动且自主性的运动反应，以及诱发潜意识的正确动作模式。但玻巴斯系统主张的感觉刺激主要来自摆位、携抱的姿势与关键点控制手法；而路德系统则主张给予不同形式的感觉刺激，一般而言，短而快速的刺激会引起全身性的、大而短暂的动作反应与惊吓反应，较常应用于反应测验。持续性快速的刺激产生全身持续稳定的动作反应与清醒反应，较常用于临床训练上，如：振动引起张力振动反射。慢而规律性的刺激产生身心舒缓作用，用于降低紧张。稳定不变的刺激产生稳定反应或放松反应，如：重拍、关节施压（Farber，1982）。此外，路德的治疗理论中强调行动能力与稳定性之间交互作用的情形，他认为肢体活动性要建立在姿势的稳定性上，才能使动作发展循序渐进。其动作发展阶段依次为：交互收缩动态动作、同时收缩的抗地心稳定性动作、在稳定姿势中有重心移动以及技巧性动作。

三、本体神经肌肉诱发系统

本体神经肌肉诱发系统（Proprioceptive Neuromuscular Facilitation，PNF）通过给予肌肉群阻力的方式来刺激肢体的本体觉受器，使产生旋转式及斜向式动作形态，诱发出功能性的整体运动模式。

与前述的治疗技巧相似点在于：

（1）此技巧所强调的运动模式是根据人类在动作方面的发展顺序设计出来的。

（2）诱发的方式也强调给予本体觉、轻触觉、牵拉及压力等感觉刺激。此外，本体神经肌肉诱发技巧也使用听觉的刺激作为治疗时的辅助；通常提高音调可以激发动作产生，缓和的音调则用在病人放松以增加肢体的稳定性。在诱发动作的同时，可借由施予强肌肉群较强的阻力，使神经冲动的传递产生溢出现象，进而诱导同一组肌肉群的弱肌肉产生收缩。本体神经肌肉诱发技巧可用在所有神经、肌肉、骨骼系统障碍的病患身上，但因需要病人意志力与动机的配合，是以临床上较常用于成人病患的治疗，较少用于发展障碍的儿童治疗。

四、波以塔系统

波以塔系统是 1969 年由波以塔医师（Vojta）所创立的。他认为脑性瘫痪是一种中枢神经系统协调失能，不正常的脑部使儿童只经验感觉到的不正常的动作感觉。因此，如果能够给予正常姿势反射的刺激，便能影响中枢神经系统，使儿童发展出正常的动作形态。

波以塔提出的七个他认为可早期侦测中枢协调失常的反射。一至三项反射异常者，属于非常轻度的中枢协调失常，通常不考虑治疗；6～8 周之后重测，如果仍出现异常反应，或有明确脑性瘫痪症状，才开始治疗。4～5 项反射异常者为轻度中枢协调失常，不需立刻治疗；4～6 周后重测，如仍异常就需治疗。有 6～7 项反射异常者为中度中枢协调失常者；七项反射都异常，或是合并有异常肌肉张力的，属于重度失常，应该立即治疗。概括而言，波以塔认为中重度儿童才需要治疗。治疗主要包含两种移位的反射：爬反射和翻身反射。建议对 0～9 个月大婴儿使用爬反射及翻身反射，大于 9 个月的婴幼儿就只使用翻身反射。每次给予刺激 10 分钟，每天 4 次即可（廖文炫，1980）。

五、费 - 多门 - 得拉卡得系统

费 - 多门 - 得拉卡得系统（Fay–Doman–Delacato System）是于 1940 年一位神经外科医师费（Temple Fay）所创立。再经多门（Robert Doman）及得拉卡得（Carl Delacato）两位于 1956 到 1958 年间发展出一完整理论架构。其理论架构为"个人的发展重复种族的发展"，动物的进化由鱼类、两栖类、爬虫类到哺乳类。而人的发展也由子宫内反射性蠕动，到腹部贴地爬行、腹部离地爬行，最后才进展到直立行走。必须在大脑皮质成熟后才能行走及抽象思考。而且必须下面一层的神经系统成熟后，更高一层神经系统才能发展出来。因此必须要桥脑与中脑系统成熟后，大脑皮质才会发展。因此，此系统相当注重爬的训练，包括被动性、协助性与阻力性的爬行训练。同侧性的爬行又先于交叉性的爬行训练。

第五节　认知发展的相关理论

一、认知心理理论

认知心理理论、知觉理论、社会文化历史理论与信息处理理论皆与儿童的认知与知觉发展有关。认知心理理论为瑞士的认知心理学家皮亚杰（Piaget，1952）所建立（林朝凤，1988；柯平顺，1997），而知觉理论由吉布森（Gibson，

1979）所建立。

皮亚杰（Jean Piaget，1896—1980）认为儿童的认知发展为神经成熟与环境互动而成，因此婴幼儿的认知模式与成人不同，其训练方法亦不同。认知心理理论中的两个基本观点分别是"结构论"和"建构论"。结构论主张：认知发展是经过认知结构性质迥然不同的四个阶段—感觉动作期（0～2岁）、前运算期（2～7岁）、具体运算期（7～11岁）和形式运算期（11～20岁）。建构论主张：知识的产生是个人借由对周围环境、事物的实际探索与操作，经由同化（assimilation）和顺应（accommodation）的过程而逐渐"建构"形成的。而个人以何种方式去同化和调适，则取决于个人的认知结构。

表6-3　皮亚杰的儿童认知发展阶段

年龄	阶段	特性
婴儿（0～2岁）	感觉动作期	运用感觉动作来达成任务
0～1月	反射阶段	行为主要受原始反射影响
2～4月	初级循环反应阶段	出现一些重复的肢体动作
4～8月	次级循环反应阶段	对自己身体以外的事物有重复的探索动作
8～12月	次级基模的协调阶段	结合两种以上基模
12～18月	第三级循环反应阶段	有尝试错误行为
18～24月	以心智创造新基模阶段	利用心理符号去解决问题
学前儿童（2～7岁）	运算前期	单向度对环境的了解符号的运用
		实际物品问题的解决
学龄儿童（7～11岁）	具体运算期	分类
		保留
		抽象概念问题的解决
青少年（12～20岁）	形式运算期	演绎法
		归纳法

皮亚杰提出"基模"（schema）、"同化"、"顺应"和"平衡"等概念。基模可视为个体与周围环境事物接触时，为求了解或认知事物的性质所产生的一种基本行为模式，它是认知的基本单位。基模表现的方式可为外显的身体动作，也可为内隐的认知结构。初生婴儿的基模甚为简单，而且多半表示于两种原始反射动作，如抓取与吸吮。随着个体的发展，具有认知功能的基模，不但随环境中事物特征的变化而日益复杂化，而且也随个体的心理发展而日益内化。

皮亚杰以"同化"和"顺应"来说明人类适应环境的认知过程。"同化"是个人以其既有的基模或认知结构去选择、辨识或解释环境中的事物，并融于个人原有的认知结构，所以同化是扩大认知结构的过程。"顺应"指个人遇到新事物，新事物的特征无法融入既有的基模，于是改变其既有基模或认知结构，以符合新的刺激或经验，并借以获得平衡。"同化"与"顺应"是儿童适应环境中相辅相成的两个不可或缺的要素。"平衡"同化或顺应之间保持均衡的状况，它是一种自我调节的历程，这种均衡的状况，常因新事物的出现而破坏，并使个体处于不平衡状态，个体一旦面临此种状态，必须借活动去寻求平衡。故平衡是持续与主动的动态过程。

皮亚杰的感觉动作期又分为六个阶段（林美珍，1996；林朝凤，1988；Shaffer，2002）：

（1）反射阶段：行为主要受原始反射影响，如吸吮反射。

（2）初级循环反应阶段：会出现一些重复的肢体动作，如：挥动手臂或吸吮手指。

（3）次级循环反应阶段：开始对自己身体以外的事物感兴趣，并不断重复地用手或身体去探索，如：拨弄或踢动玩具。

（4）次级基模的协调阶段：能结合两种以上基模，并将之运用于新情境，如：会一手拿桶，另一手伸入桶中取物；也会开始模仿他人的行为，对人或物预测行为后果而产生特定的行为，因此开始有物体恒存性与初步因果律。

（5）第三级循环反应阶段：会尝试错误，用不同的方式探索，创造解决问题的新基模，如：利用不同的方式丢玩具以达到相同目标，开始掌握连续移动的概念。

（6）以心智创造新基模阶段：幼儿正要从"感觉动作期"进入"前运算期"，已可利用心理符号和语言去解决问题并创造新的基模，不需完全依赖实际知觉动作经验去学习新事物，在此时期会有延迟模仿的能力，对因果概念有进一步认识，可由结果去追溯原因。

"前运算期"的"运算"是指运用心智作合理的思考，亦是指基模达到内化程度时，儿童可以借助于语文的符号表征从事抽象的思考，以处理各类问题。本期的发展可分为几个阶段：

（1）前概念阶段（2～4岁）：具记号功能，记号功能系指2～4岁的儿童，以某字、某物或某种心理符号代表未在眼前出现的另一种东西的能力，有时候亦称表象功能。

（2）直觉阶段（4～7岁）：尚不能从事抽象的逻辑思考，但到六七岁时，因为语言的发展已具有相当基础，所以逐渐具备抽象的思考能力。

儿童于"具体运算期"发展出重要的守恒概念，包括数量守恒概念、固体守恒概念及液体守恒概念。如：一样多的珠子无论排列紧密或稀疏，数量仍是一样的；将等量的面团拉长或扭曲，仍是等量的；将同体积的液体倒入不同形状的杯中，体积仍相同（林美珍，1996；林朝凤，1988）。

在"形式运算期"，青少年能推理及思考所有事物发生的可能性，懂得详细计划并能解释他们所做的事，因此有更好的问题解决能力（林美珍，1996；林朝凤，1988）。

皮亚杰理论的支持证据为美国高瞻斐瑞学前计划。以皮亚杰认知学派为早期干预的主要理论架构，将儿童视为主动学习者。使用随机对照研究，实验组儿童开始干预年龄为 3～4 岁，每个儿童接受 1～2 年干预计划，一直追踪这些儿童至 27 岁，结果显示实验组儿童至成人阶段各方面表现皆优于控制组（Farran，2000）。根据成本效益分析结果，高瞻斐瑞学前计划每 1 元的成本可以得到 7.16 元的效益（Barnett，1996）。

皮亚杰理论的反证为 Galloway 等人发现，健康足月儿在出生后几个月内双脚就会出现有目的动作行为（Galloway & Thelen，2004），在两个月大时，就显示有学习与记忆的能力，如学习 15 分钟即学会联结脚的动作与悬吊式玩具转动的关系（Sullivan et al.，1979），而且使用脚动悬吊玩具的方式，可使 3～4 个月大的足月儿踢脚频率增加（Heathcock et al.，2005）。目前皮亚杰的理论已从过去僵化的阶段性理论改成渐进式。一般而言，皮亚杰理论被认为低估了儿童前运算期的能力，高估了后期的能力（Grave & Blissett，2004）。

皮亚杰理论应用于临床评估时，可协助专业人员找出认知功能于动作和移动功能、动作学习与动作策略运用的影响；于康复过程当中则强调儿童是主动学习者，安排有趣且能激发解决问题能力的活动来促使儿童主动进行有目的的活动，以加强发展。此外，当儿童在感觉动作期或前运算期，训练过程应注重具体物体与配合实境的说明与示范，有具体目标的活动，并允许儿童尝试，太多抽象的说明无助学习。

二、知觉理论

吉布森（James J. Gibson，1904—1979）于 1960 年代开始思索动作系统如何有效率地与环境互动以达成具有功能目标的行为，从心理学的角度研究环境感觉刺激与视知觉的相关，并提出知觉理论（Gibson，1979），又称为"知觉发展的生态取向"（Ecological Approach to Perceptual Development）（Gibson & Pick，2000），或知觉—行动取向（Perception-Action Approach）（Haywoods & Gatchell，2001:30）。他认为知觉学习的动机是天生的，人类一出生即是积极的信息搜寻者，会主动去探索环境的区辨（或不变）特性，以寻找自然环境中的秩序与稳定性（Shaffer，2002）。动作系统的作用之一，是主动地探索环境，以取得有用的环境信息，这些感知线索再用于调控动作系统。因此知觉理论相当强调环境与个人的互动，以及动作系统是个体取得环境信息的工具。知觉理论所指的信息并非如信息处理理论所言是经由记忆或认知系统进行处理，而是依据吸引程度、生物体与环境散发的"行动机会信息"自然共鸣；知觉与行动为紧密的单元，因此功能性情境可促进动作学习（Larin，2006）。

此理论并不强调个体本身的神经系统或运动感觉系统，而专注于探讨个体如何利用动作系统来取得行动机会信息，以达成工作目标，例如：个体如何侦测到这些与工作目标有关的信息？这些信息的形态如何？这些信息如何用以修正及控制动作？这个理论的重要贡献是认为个体会主动探索环境，而非被动地等待环境给予刺激。主要概念如下（Gibson & Pick，2000）：

（1）行动机会信息：环境提供的行动机会信息即与个体的能力相配合于环境中的行动支持与机会（不论好坏）。如学步期的婴儿能以视觉、身体探索环境并配合自己的动作来分辨不同的环境（如不同的支撑平面），并利用这些环境的资源采取不同的移动方式（爬行或步行）（Gibson et al.，1987）；如道路让你走到目标地，椅子提供躯干于下肢弯曲姿势的固定支持下的活动性。行动机会信息可能被或不被个体觉知，会随种族与发展而不同，会因学习而觉知；知觉学习有的容易，有的困难（Gibson & Pick，2000）。

（2）信息：在知觉理论中信息特指环境中的光线、声音、气味或机械方法测到的刺激源；可是能量结构性排列，会随个体动作而改变，其中有些不变成分；信息必须主动搜寻（Gibson & Pick，2000）。

（3）信息拾得：主动拾得信息的行动有两种，一种为探索性，目的为获取知识；另一种为执行性，目的为达成目的，需依赖并确认已有的行动机会信息。幼儿有较多探索性行动以学新东西，因此认知与知觉的发展需依赖行动能力（Gibson & Pick，2000）。

（4）知觉学习：新生儿天生就有知觉学习的动机，即使在其行动能力尚不足时，也能主动发现环境的行动机会信息、环境与自身的关系、自身可以做什么，而此知觉学习为新生儿的重要发展任务（Gibson & Pick，2000）。随着知觉学习的开展，在生命头一年，婴儿也出现一些重要行为，如：与人沟通互动、抓或操作物品、移位等，这些行为又提供更多知觉学习的机会与经验。

（5）行动的发展：如前所阐述，知觉—行动相互影响，知觉促进动作控制，也提供预期性动作控制有关的信息；而姿势控制的发展为行为发展的基础（Gibson & Pick，2000）。在过去姿势控制被认为起源于无意识反射，然而在知觉理论中，即使是最简单的行动，被认为与环境有关，也有意图性，如婴儿抬手至口，通常需有稳定的姿势支持。因此行动的发展与内在（生理、生物力学）及外在（家庭）因素密切相关（Gibson & Pick，2000）。

（6）什么被知觉到：即行动机会信息可能是环境陈设、物件或事件，如拥挤、笑脸等（Gibson & Pick，2000）。这些行动机会信息使个体能依照身体的结构与形态产生适应性行动（Gibson，1979）。环境陈设包括所在环境的支撑面（如草地、水泥地、软垫、地板；洞穴状、球面、凹凸起伏）；支撑表面的边缘（如沙发边缘、抽屉边缘）；物件包括任何物品（积木：大的、小的、硬的、软的）；事件包括当时环境所产生的现象（巨浪：可站在上面冲浪、可淹没生物）或社会性事件（如拥挤、笑脸）等（Gibson & Pick，2000）。这些因素对不同的儿童，不同身体、形态、大小的个体可能提供诱发或阻碍行动的机会（Weber & Easley-Rosenberg，2001）。

三、社会文化历史理论

维果斯基（Vygotsky，1896—1934）的发展理论又称文化历史理论或社会文化历史理论，认为人类的心智是一种结合人类历史与个人历史的产物。其基本原则为：①儿童建构知识，即组织自己的知识体，而不是全盘吸收；②发展不能自外于社会情境；③学习可以引导发展；④语言在心智发展中扮演核心角色，是核心心智工具。

文化历史理论有两个重要的中心概念：最近发展区（zone of proximal development，ZPD）和脚手架。最近发展区的定义是：儿童实际能力和活动所需能力间的差距，且其可经由有效的支持和教学来学会（Shaffer，2002）。维果斯基认为儿童的发展有两个层次，一个是本身原就具有的，为"实际的发展层次"；另一个是必须经由成人或高能力同伴的引导才能运作的层次，为"潜在的发展层次"，在这两个层次之间，存有一块可以努力发展的区域，即最近发展区。最近发展区是非常敏感的动态区域，当成人对孩子的能力评估正确，并能提供恰当的活动时，就会激发儿童的潜能，并且产生新的最近发展区界线；否则，学习就无成果。教育最重要的功能和任务就在引导儿童不断的拓展他们的最近发展区，父母或教师提供稍具挑战性的活动并适度引导，即可促进发展（Tharp & Gallimore，1988）。"脚手架"指的是一种社会互动的形式，或引导性的参与，指成人与儿童的对话内容有意义、有组织，以刺激和引导儿童思考，使其心理能力提升；或在日常生活中，当儿童碰到更艰难的任务而无法独立完成时，成人提供教导或引导（Rogoff，1990）。

维果斯基主张认知发展受社会环境的影响，于社会文化情境中，儿童在和父母、老师、同伴的社会互动中，发展了认知技巧（Shaffer，2002）。认为个体的思想形式或心智技能并非天生，而是社会文化所塑造，其发展绝对和他所处社会的价值、信念、心智工具（例如语言）有关（Vygotsky，1978）。维果斯基将心智功能分为低阶心智功能与高阶心智功能。婴幼儿最初的心智能力是低阶的，例如知觉、注意、基本记忆等，这些能力是与生俱来的，为人和动物所共有的。

通过社会化或教育，低阶心智功能重新建构和组织，然后转为高阶心智功能，即后设认知。换言之，高阶心智功能要先由外在社会的人际历程开始，然后再经由内化作用，逐渐转变成属于个人的内在历程。在演变过程中，人类靠着独有的符号、表征等心智工具作为中介。

如同人类发明一些物理性工具来提高做事能力，心智工具也被创造以延伸心智能力，帮忙处理人事物的记忆与思考。心智工具包括语言、媒介物。心智工具的目的为：①延伸心智的内容；②掌控自己的行为；③获得独立；④发展潜能开发（蔡宜纯，2009）。心智工具又称心灵帮手，目前是美国幼教推动课程模式之一。除教学活动外，动态评估也是成功的关键教学因素，儿童先被个别测试以了解儿童在哪个能力阶层无法独立完成；再次评估时，则着重于无法独立完成的活动，儿童需要大人提供何种引导与支援（线索、暗示、提醒或策略）（蔡宜纯，2009）。

表6-4　社会文化历史理论提出儿童时期的主要活动与发展成就

年龄期	主要活动	发展成就
婴儿期（<1岁）	与照顾者	依附
	情绪互动	物体导向的感觉动作行为
学步期（1~3岁）	物体导向的活动	感觉动作思考
		自我概念
学龄前期（4~6岁）	假扮游戏	想象力
		表征性功能
		有能力去依内在心智程度而行动
		思考与情绪的整合
		自我规范
学龄期（≥6岁）	学习活动	理论推理
		高阶心智功能
		学习的动机

（参考自蔡宜纯，2009）

四、信息处理理论

信息处理理论（Information Processing Theory）认为发展中的心智如同计算机的运作，当儿童的大脑和神经系统成熟（硬件改善），采用新的策略来注意信息、解释信息、记住经验，以及监测心智活动（软件改善），他们才能以更快的速度及更正确的方式来执行渐趋复杂的认知任务（Shaffer，2002）。

（一）信息处理理论的基本假设

其基本假设包括有限容量假设、信息流程及储存模式与后设认知，说明如下。

（1）有限容量假设：有限容量假设是我们在任一时间能思考多少信息、在信息流失前能记住多久及处理信息的速度有多快等限制。大部分的学习在一开始的认知运算多，也会占据很多容量；借着练习，同样的运算所需的心智努力就会越来越少，留下较多的容量来进行其他运算。

（2）信息流程及储存模式：信息流程会经过一系列独立却又互有关联的处理单位或储存单位，以下以一个储存模式来说明这个过程（图6-7）。流程中的第一个要素是感觉储存或感觉记录器。每一种感官通道都有各自的感官记录器，或许可保留大量的信息，但仅能保留相当短的时间。因此，感觉储存的内容变化大，常在未经进一步处理前就消失了。如果个体注意某个信息，它就会被送入短期储存，一个可储存有限信息（也许5~9件）数秒的处理单位。因此，短期储存的容量或许足够让你在拨电话之前的这一段时间记住电话号码；但是，除非这个信息有被复诵或做其他处理，不然它很快就会消失。短期储存也被称为原始记忆或工作记忆。被处理过的短期储存新信息会进入长期储存，一个大且储存长久的信息储存区，包括对世界的了解，对过去经验或事件的印象，以及用以处理信息和解决问题的策略。

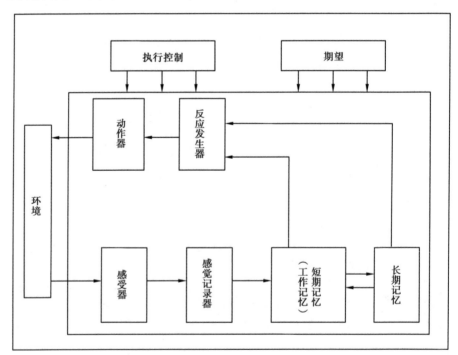

图6-7　信息处理模式流程图（参考自 Shaffer，2002）

（3）后设认知：后设认知为人类如何控制认知的过程，即一个人对认知能力与思考的相关过程的了解。要成功地处理信息并运用信息解决问题，必须知道正在做些什么并做出对的决策。大部分的信息处理模式都包括了执行控制过程，涉及计划及监督注意到什么信息及对这种信息做什么的过程，这种执行控制过程也被认为是后设认知。后设认知于 3 ~ 4 岁时发展出来（Bartsch & Estes，1996）。

（二）信息处理能力的发展

信息处理能力随年龄增加而增加，以下简述其发展过程（Shaffer，2002）：

（1）短期储存的发展：短期储存的容量可由记忆广度来测试，即能以正确的次序回想起曾快速呈现且彼此并无关联的项目（如数字）的数量。记忆广度随年龄的增加而增加。与记忆广度有关的是工作记忆。另一项与短期储存的生理容量没有太大关系，但对记忆广度增加有贡献的因素则是记忆策略的使用，有记忆集组的策略，即将要记住的项目以比较容易记住的方式加以组合，也随年龄的增加而增加。

（2）处理速度的改变：有学者认为成熟是造成信息处理速度增加的主要因素，如大脑联合（思考）中枢的神经细胞髓鞘化的增加，以及会干扰有效的信息处理的不必要（或过多）的神经突触的排除。处理速度随年龄而增加的因素，除成熟因素外，借着练习或经验，儿童更能熟练地撷取重要信息，也更有技巧和更有策略去进行心智运算。

（3）策略：策略通常被定义为用以协助任务表现的审慎执行、目标导向的运算。生活在信息社会中的儿童认为许多有用的策略是学校教的，包括了与数学、阅读、记忆及解决科学问题的有关策略。一般而言，幼儿所使用的策略比年长儿童少，也比较没有效率（Shaffer，2002）。

盖聂（Gagne）的学习理论模式为信息处理论的一种（Gagne，1985），以"学习与记忆信息处理模式"流程图示（图 6-7）来说明个体的信息处理历程：

（1）接受器：从环境接受刺激，并以神经生理能量传达到大脑，称为输入。

（2）感觉记录器：从"感受器"传达来的神经冲动至中枢神经系统由"感觉记录器"加以整合并在此记录储存，此过程是一种选择性知觉。

（3）短期记忆：相当于个体的察觉力，"短期记忆"有两个特色，一为储存的时间很短，另一为储存的容量很小。目前倾向于以工作记忆称之。

（4）长期记忆：在"短期记忆"中的信息，可以转换为另一种形式的信息，并储存为"长期记忆"以备日后使用。

（5）反应发生器：储存在"长期记忆"的信息，如需要使用时，一定要靠检索；

检索与组织反应序列在反应发生器中，以决定用何种方式表达反应。

（6）动作器：靠"反应发生器"组织反应序列，并指引"动作器"做出一系列的反应动作，称为输出。

上述 6 个阶段，都在"期望"与"执行控制"的影响下运作，显示个体的信息处理流程是有目的性且具组织性的（Gagne，1985）。执行控制又称执行功能。

第六节　行为学派理论及运用

行为主义（Behaviorism）为华生（John Watson，1897—1958）于 1913 年所创立。华生与斯金纳认为发展本身是一种学习过程，环境为一种行为的动机来源或塑造者（Skinner，1953），因此又称环境学习理论（Environmental Theory）。其主要主张为：

（1）强调只有外人客观观察和测量记录的行为，才是心理学研究的题材，意识是不能客观观察和测量记录的，所以意识不在心理学研究的范围内。

（2）个体反应构成行为基础，而反应的形成则是制约学习的历程。

（3）个体的行为不是生而俱有的，是在生活环境中学得的。

（4）强调制订明确可测量的目标，以增强物来塑造儿童行为，注意幼儿的模仿对象与身教。

行为改变技术应用实验心理学的基本研究与理论去影响行为，以资解决个人与社会的问题，并增进人类的功能。行为改变技术以 20 世纪初发展的学习理论为基础，在 1950 到 1960 年代融合不同观念而有蓬勃发展。物理治疗界早在 1960 年代，便广泛地应用行为改变技术于临床治疗；我国台湾地区也曾有相关的报告（胡家珍等，1987；陈昭莹与廖华芳，1991）。鉴于早期干预时，若儿童或其家人动机及参与度差，将降低康复效果，因此有必要了解此技术于临床的运用。目前提到行为改变技术大致可分四种派别（陈荣华，1990；Ince，1976）：

（1）反应性制约论（Respondent Conditioning Theory）。

（2）操作性制约论（Operant Conditioning Theory）。

（3）认知行为改变论（Cognitive Behavior Modification）。

（4）社会学习理论（Social Learning Theory）。

应用行为分析学（Applied Behavior Analysis，ABA）是控制与预测人类行为的科学，为行为改变技术的新名词，更强调良好行为的培育。其基础概念是：行为是个体与环境互动的表现；行为是持续性的，所以须持续记录；强调实证；培育的行为应符合个案所处社会的规范与需求。全世界对 ABA 专业人员已有认证课程。

本节以前三个理论为主。

一、反应性制约论

反应性制约论又称古典制约论，奠基于巴甫洛夫（Ivan P. Pavlov）狗的唾液制约实验。狗看到肉会流口水，这是狗与生俱来的反射性行为，巴甫洛夫将肉块和铃声联结在一起，每次肉出现的时候铃声也同时出现，经过几次之后，发现即使没有肉块只单让狗听到铃声，它也会流口水。肉块是一个非制约性刺激，当铃声与非制约性刺激连接在一起，形成制约性刺激之后，狗只要受到制约性刺激就会出现制约反应。

1913 年华生应用反应性制约论于人类进行的恐惧制约实验，证明制约作用不但能建立人类的动作习惯，甚至还能影响人格特性、情绪反应等。华生以一般儿童害怕尖锐敲击声为非条件制约刺激，每次尖锐敲击声出现时，就同时出现小白鼠，之后，小白鼠变成制约性刺激，使儿童由不怕小白鼠变成怕小白鼠，后来儿童不仅会怕小白鼠，类似小白鼠的小白兔、棉花，甚至有些白胡子的老公公。由怕小白鼠，扩散至怕白兔、棉花，即概化。

华生的学生琼斯（Jones）进行了一个反制约实验，尝试以 7 种方法减少儿童对小白鼠的惧怕情绪：

（1）废弃法：几个星期不要让他接近动物。

（2）诉诸语言的帮助：例如讲动物的故事；以增加他对动物的好感。

（3）消极适应法：反复呈现动物。

（4）抑制法：受不怕动物的儿童嘲笑。

（5）分心法：让儿童在怕小白鼠的时候，用会吸引儿童注意的东西或他喜欢的玩具让其分心。

（6）引导制约法：以系统性减敏感法或相互抑制法并用。系统性减敏感法根据观察或与个案的讨论，将其最害怕的事物及情形，依其严重度，从最轻至最严重排序，并订出害怕等级表，有系统地从最轻度的害怕事物至最重度的害怕事物逐步学习，去适应并不去惧怕。系统性减敏感法合并相互抑制法，也就是同时呈现喜欢的东西和害怕的东西，当喜欢刺激的强度高过害怕东西的强度时，就会联结到愉快的情绪，慢慢地就会减少对害怕事物的不良反应。如儿童饥饿时，给予喜欢的事物，同时放置动物在旁，由远到近。此法需运用适当，否则会产生反效果。

（7）社会模仿法：看不怕动物的儿童摸动物，如让他看一群不怕小白鼠的小朋友们在一起摸小白鼠，开始可以让他在远远的地方看，形成仿同作用。

琼斯研究结果显示，引导制约法与社会模仿法效果较好，而分心法短期有效、长期效果不好（陈荣华，1990）。临床上琼斯的研究常常可以作为治疗师处理孩子负面情绪良好的参考，如孩子一进入物理治疗室就有排斥、哭泣等负面情绪，有可能因为之前在物理治疗室有不良的经验，因此物理治疗室已联结到负面的情绪，这时如果能在物理治疗室的布置些他喜欢玩的玩具，则可以将物理治疗室联结到快乐情绪，进而愿意在治疗室里接受物理治疗。医护人员的白制服也常常被制约联结到害怕情绪，因此如果善用引导制约，就可以改善孩子的不良行为或反应。

二、操作性制约论

斯金纳（Burrhus Skinner，1904—1990）提出"操作制约理论"，基本假定是行为是个体对环境的操作反应。斯金纳利用"斯金纳箱"，从事白鼠压杠杆的实验，而提出与古典条件不同的操作制约理论，操作制约学习的历程乃是：在"某一刺激"的情况下，由于个体自发性的（非由该一刺激所引起）反应或行为带来的结果，导致该反应或行为表现强度或频率的增加，并终能与"某一刺激"间建立起新联结关系的历程。他将行为分成反应性与操作性两种，前者是借某些刺激所引发，后者则不需任何刺激即可发生。所以他认为个体随时在行动中，行为不只是遗传或自然发展的结果，更是与环境交互作用的结果，新的行为是学习而来，行为具有法则性，是可以预测和控制的。

福勒（Fuller）曾对一位发展迟缓儿童进行临床试验，当儿童听到"手举起来"的指示，若他举起手来就给他一个加糖的牛奶，结果几次之后这位儿童就学会听到举手的指示，就会把手举起来。研究显示，使用功能性沟通训练，将要增强的沟通行为与原异常行为的加强物联结，同时减少对异常行为的加强，结果不仅沟通行为有改善，其异常行为频率也降低（Derby et al.，1997）。

若行为表现所导致的后果是令人愉快的、会增加行为的表现，那么这个行为就有增强作用。任何能够加强行为发生的刺激，称为增强物。能够令人愉快的事物，例如奖金、奖品等，称为正增强物；令人不愉快或痛苦的事物，则称为负增强物。

"操作性制约"所使用的增强物分为以下三个层级：

（1）初级增强物，指直接或间接基本需求，如生理上需要的食物、饮料，心理上的玩具、日用品。

（2）次级增强物，如金钱、赞许、成绩单、奖牌、代币和积分点券等。

（3）社会性增强物，即人际社会中表现关怀、赞美的动作、表情，甚至是内化的自我成就感。

当儿童年纪较大或认知能力较强时，尽量用次级增强物或社会性增强物，甚至用内化的自我成就感。增强可依使用的目的分为正增强和负增强。负增强与惩罚不同；负增强是利用嫌恶刺激的消除来促进行为的发生，即除去负增强物；而惩罚则是利用嫌恶刺激，即给负增强物，来压抑行为的发生。

增强的时间除了考虑在制约反应后宜于何时提供增强刺激外，还可依据实施分配分为连续性增强、间歇性增强和部分性增强；间歇性增强又可分固定比率、固定间距、不定比率、不定间距等。最终是希望即使在无增强物情况下，仍持续保持新行为（陈荣华，1990）。

三、认知行为改变论

"认知行为改变论"的名言是："人们的困扰不是来自事情本身，而是来自人们对事情的看法。"认知行为改变论也可称为"刺激—个体—反应—后果模式"（Stimulus-Organism-Response-Consequence Model，SORC），其主张的学习模式也就是一般所言的认知处理过程或信息处理过程，个体可以通过其感觉或感知器官来接收周围的刺激或信息，个体感知生活周边的信息或刺激后，立刻会将注意力放在这些信息上，选择性地接受相关的刺激，并将这些信息传到大脑成为短期记忆。儿童会从大脑的长期记忆区里面去找出一些方法，来对这一个新的学习做适当的反应，当其反应得到其他人的夸奖或自己觉得很高兴有成就感时，便会进行自我加强，也就是在 SORC 模式中的结果。由此可以看出在 SORC 模式里面，个体选择性地注意相关信息，获取相关信息到大脑的短期记忆工作区里面，再运用各种认知策略处理相关信息，所引发的情感以及所选择的反应行为和执行都是由个体来主导，与操作制约理论有所不同，因此个体不同的认知会产生不同的行为反应（徐澄清等，2002）。

认知行为治疗（Cognitive Behavior Therapy，CBT）已普遍应用于儿童心理情绪问题的处理（Grave & Blissett，2004）。研究显示，CBT 对于有忧郁、焦虑或行为有问题的孩子有其疗效。CBT 的特性是教导儿童因应的技巧、以及自我控制及自我效能（Grave & Blissett，2004；Kendall et al，1990）。然而根据皮亚杰的认知理论，8 岁之前的儿童处前运算期，逻辑概念尚未形成，只能根据当时的知觉信息进行推理，推理能力有限；而认知行为治疗必须使用认知策略与推理能力去选择适当反应。Grave 等人进行了一个系统性回顾以了解 CBT 是否适合 5 ~ 8 岁儿童，结果显示如果给予比较清楚、简单的指导，并以儿童熟悉的事物当例子，教导儿童如何应用认知行为的技巧，5 ~ 8 岁儿童可以适用（Grave & Blissett，2004），然而 11 岁以上儿童使用 CBT 的效果优于 11 岁以下儿童

（Grave & Blissett，2004）。对患有幼年期风湿性关节炎的儿童使用认知行为治疗的研究结果显现，经过八堂课的认知行为治疗，使用逐渐的肌肉放松、想象引导以及静坐呼吸等技巧后，儿童疼痛的严重度显著降低，效果可以延续 6 ~ 12 个月，因此 CBT 不仅可用在儿童的心理情绪问题，对于身体症状也有效（Walco et al.，1992）。

SORC 不仅可用于儿童，也可用于家长的情绪与压力处理。发展迟缓儿童的父母认为生下发展迟缓儿童是一种耻辱，会以逃避、否认的方式来面对发展迟缓儿童，因而产生怨恨、抑郁、不满等负面的情绪。而若父母认为他们是由上天特别遴选的有能力的父母，上天因此才将折翼的小天使送到家里来，会使他们更能发挥其为人父母的潜能，以积极的态度来面对发展迟缓儿童。

艾利斯（Albert Ellis）认为有些人的行为常常只是根据想象的情况表现，而非根据事实，因而于 1955 年提出理情治疗法（Rational Emotion Therapy）。此疗法通过咨询过程找出个案不适切的想法并进行讨论，使个案调整和改变不适切的想法，进而改善由个人不合理的信念所引起的情绪困扰。依据艾利斯的理论，行为改变分为 5 个连锁阶段（陈荣华，1990）：

（1）引发事件：面对的外界事件。

（2）想法：对事件的想法。

（3）后果：因想法所引起的情绪或行为。

（4）驳斥：驳斥对事件的非理性想法。

（5）成效：后来的行为。

理情治疗法干预的重点在于驳斥当事者消极的、自我破坏的、不合理的信念。此种治疗模式可应用于认知能力较好的儿童，如：在临床训练中，物理治疗师常用大球增强儿童背部的伸直肌力，若将孩子放在大球上一面要求他上半身仰起，一面引导他想象自己是位小飞侠正在天际里面翱翔，这样的想象会减少他对做运动的排斥，使他投入运动当中。此外，理情治疗法也常应用于无法接受自己有发展迟缓孩子的父母，协助建立照顾患童的正向心态。这些父母的困扰常来自于拥有发展迟缓孩子的各种相关想法，因此如果可以引导他们远离负面想法，转向比较积极正向的想法，则其行为及与早期康复专业团队的配合度都会增强（廖华芳，1991）。

四、早期干预的运用

行为改变技术在早期干预的运用包括（Bloomquist，1996）：

（1）教导家长增进其亲职技巧与家庭互动，如处理家人压力、检视与改变负面想法、增进关心儿童与对儿童的正加强技巧、增进家庭的沟通与互动。

（2）教导家长如何促进儿童各方面的发展并避免或减少异常行为，如服从指令、遵从规则、习得社会技能、解决问题、接受与表达情感、强化自尊、自发学习、处理情绪、正面思考等。

（3）专业人员训练。

回顾文献，有关行为改变技术在小儿物理治疗中的应用很广，较常被提及的几类如下：

（1）脑性瘫痪儿童的头颈控制训练（Cannon & Rues，1987；Hill，1985）、口腔功能训练（胡家珍等，1987；Dunn et al.，1987；Garber，1971；Rapp，1980）、四肢及躯干功能训练（Bragg et al.，1975；Ince，1976）、行走功能训练（Gouvier et al.，1985；Hill，1985；Kolderin，1971）和痉挛肌肉放松训练（Hill，1985）等。

（2）先天或后天脊髓损伤儿童的运动功能和移位能力训练（Hill，1985；Ince，1976；Manella & Varni，1981）。

（3）智能不足儿童及多重障碍儿童的功能训练（陈昭莹与廖华芳，1991；Chandler，1972；Hester，1981；Westervelt & Luiselli，1975）。

（4）疼痛的干预（Roesch & Ulrich，1980；Varni et al.，1980；Broome et al.，1989）。

（5）促进儿童的身体活动量（Eden et al.，2002）。

（6）预防或处理儿童的肥胖（LeMura & Maziekas，2002）。

（7）气喘儿童的干预（Shames et al.，2004；Chen et al.，2004）。

（8）儿童大小便控制（Nawaz et al.，2002）。

（9）儿童行为问题的预防与处理（Plant & Sanders，2007）。

目前动作学习相关理论或模式中的技巧与行为改变技术的方法有很多相同处，因此临床可依个案及其家庭的需求，整合运用。

第七节　动作学习相关理论与应用

学习是指个体在与环境交互作用的过程中获得经验，或由此引起个体倾向与能力变化的过程。学习包括经验获得和由此引起的变化过程，与发展不同。学习即经验获得的过程，其结果是导致个体在知识和技能、概念和思考、情绪和情感以及个性和倾向性等各方面潜在的或外显的变化（庞丽娟与李辉，1995：188）。

学习也被定义为行为（或行为潜力）的改变，须符合以下三要件：①以新的思考、感知或反应方式面对环境；②此种改变由于经验而非成熟或生理伤害导致；③是相对持久的改变（Shaffer，2002）。一般认为儿童有四种基本学习方法，即习惯化、古典制约、操作制约与观察学习（Shaffer，2002）。习惯化与去习惯化是婴儿早期一种非常重要的学习形式。习惯化是一种由于重复或不断地给予某种能够导致个体选择性定向反应的刺激，而引起个体对该刺激反应减少的现象。当个体持续感受某种刺激而对该刺激反应减少（即习惯化）时，出现一种新奇刺激，就会引起个体对新刺激增多反应，这一现象即称为"去习惯化"。

习惯化、去习惯化在婴儿发展过程中具重要意义。在个体成长过程中，复杂的外在环境总是呈现多种多样的刺激，如果婴儿对同一个重复刺激总是有反应，就会失去许多接受其他刺激并适度反应的机会。因而习惯化和去习惯化本身就是一种学习（庞丽娟与李辉，1995: 189; Shaffer，2002）。本节以动作学习理论为主。动作学习的发生除了外显式，还有内隐式（Larin，2006）。

一、动作学习定义

动作学习定义为经由一连串的练习与经验导致动作行为的永久改变（胡名霞，2009）。依据此定义，动作学习理论认为动作学习有下列四项特点：

（1）动作学习是包含众多或集合数个事件而导致某特定结果、状态或改变的过程。理论学家假设需经过一连串事件才能"学"到动作技能，至于该过程包含哪些事件，则为各动作学习流派所尝试解释的。

（2）动作学习的过程会导致动作技能的增进，动作学习所关心的是这些因为练习或经验而改变的内在状态，也就是动作的能力，而非单次的动作表现。这种学习与单次表现的区分是相当重要的。个体必须在不同时间与环境都有同样稳定的行为表现，才可说真正学习到了。

（3）动作学习无法直接观察，也就是动作的内在能力的学习过程相当复杂而无法直接测量，因此研究动作学习的实验设计就显得十分重要，因为实验的结果必须足以推论对其内在能力的改变。

（4）动作学习引起的是相当长久的一种内在状态的改变。

二、动作学习的相关理论

动作学习的相关理论与动作控制理论部分重叠，包括习惯形成过程、信息处理理论、动作学习分期说、闭链式理论、基模理论、动态系统理论及生态取向（胡名霞，2009；Larin，2006）。

"动作学习分期说"（Stages of Motor Learning）主要内容是将学习的过程依目的及所达成的学习成效分成三期（Fitts & Posner，1967），第一期是语言—认知期，就是了解所欲学习的动作的目的、动作的要求、如何达成等；第二期是动作期，又称联结期，在这一段时间中，学习者尝试不同的动作方式，了解不同的动作方式可以达到什么效果。因此第二期的动作学习目标就是尝试不同方式以找出最佳的动作策略，然后重复地练习，直到有相当稳定的动作表现，使得这个动作类似于半自动化，接着就进入第三期，即自动化期（胡名霞，2009；Larin，2006）。

生态取向的相关理论有"生态学习理论"（Ecological Theory of Learning），由纽威尔（Newell）提出，认为学习是在环境限制的前提下，练习寻求完成此任务的最佳策略的过程。此过程包括寻找最适当的感知线索及动作反应，因此学习过程亦是将认知与动作相配合以找出解决该任务的最佳方法的一个过程（胡名霞，2009）。另一个生态取向的相关理论则为吉布森所提的"知觉理论"（Larin，2006）。

"限制导引的动作治疗系统"（Constraint Induced Movement Therapy，CIMT）为动作学习理论的运用。其根据动物或中风成人的动作控制研究结果设计的治疗系统（Bradley & Westcott，2006），用支架或石膏限制健侧或较优侧，每天训练 4～6 小时，持续 2～3 周（Bradley & Westcott，2006）。其疗效可由"使用导致脑皮质再组织"机转（Liepert et al.，2000）及克服"习得废用"来解释。此疗法除限制较优侧肢体与强迫患侧的使用与再学习外，尚需合并许多行为雕塑技巧，行为雕塑技巧即行为改变技术。此外，也将活动进行工作分析，先以个别成分练习，再进行完全序列的活动练习。当儿童学会某种新的动作技巧时，便逐渐增加此动作技巧的困难度，包括准确度、肌力强度、流畅度、自动性及功能的多变性（Taub et al.，2004）。所欲训练的活动选择，可参考个别化训练目标的拟订。选择适用个案需注意儿童智能与较差侧肢体的障碍程度（Taub et al.，2004）。

三、动作学习与教导策略

根据欧米（Orme）的理论，教师的教学行动应包括六个历程：①动机，②呈现，③反应引导，④练习，⑤回馈，⑥转移（Larin，2006）。

教导策略会因学习阶段、情境、动作任务的类别与复杂度、动作任务的执行时间与学习目标的不同而变化（Larin，2006）。以下分别讨论：

（1）情境：可引发动机与吸引儿童兴趣的环境安排非常重要，而符合儿童基本需求的情境易于建立好的习惯，学习中要持续侦测儿童与环境的互动情形（Larin，2006），并加以调整。根据研究显示，障碍儿童于自然情境中的技巧表现优于隔离的治疗室中的表现（Karnish et al.，1995）。团体治疗的疗效不必然低于个别治疗，有时疗效更好（Larin，2006）。治疗师于干预中可弹性扮演玩伴或教导者的角色（Larin，2006），并提供不同环境的练习，有助于学习的转移。

（2）动机与必备知识：于学习新任务之前，应确认儿童具有动机与必备知识。增加学习动机的方法为：让儿童知觉此任务有用且有意义，有得到满足的经验、鼓励自我挑战，且具创造性行为（Larin，2006）。创造性行为是增加学习动机的好方法（Larin，2006）。目标设定适当可增加儿童的精熟动机，如由儿童自己选定、具体可于短期达成。

（3）教导：教导可以是口语或非口语。在执行复杂的动作前，教导非常重要，要用适合儿童的方式提供，确定其了解这些信息。于动作执行中，可先让儿童自行尝试错误，不要一直纠正，适当提示也可减少儿童的挫折；口语或非口语提示交替使用，有助于两边半脑的交流，增加动作学习（Larin，2006）。

（4）观察性学习：见本章第八节社会学习理论。

（5）有目的的任务：有目的的任务为目标导向对儿童有意义、主动开始与结束，自我调整过程的动作任务（Larin，2006）。有目的的任务的动作表现与动作学习较好。

（6）动作觉的心像练习：身体与心像练习都是动作学习策略。心像练习又称为心智彩排或想像练习，可在动作执行前或后进行，有助于动作学习（Larin，2006）。

（7）身体练习效果的影响因素：动作学习主要经由身体练习，动作任务类别不同，其信息处理过程不同，教导重点也不同。通常动作任务可分为连续性任务（如走路）、连串性任务（如穿衣）与个别任务（如丢球）；根据环境变动与否又可分为开放性任务（如在公园内走路）与闭锁性任务（如在治疗室内走路）；根据复杂程度可分为复杂任务（如跳芭蕾舞）与简单任务（如由椅子上站起）（Larin，2006）。

进行练习时，治疗师应考虑以下几个部分（Larin，2006）：

（1）反复练习，需有足够的练习时间。

（2）顺序：练习顺序的安排可根据詹蒂莱氏分类（Gentile's Taxonomy）（Gentile，1992），由环境情境与行动功能两向度对行动分类（表6-5）。詹蒂莱氏环境情境指进行该行动时的地面、物体特性、与参与该行动的人的稳定性、变异性（Magill，2003）。而行动功能则指是否因行动目标需移动身体或有手部操作。根据行动进行中情境是否属闭锁性环境，分稳定与移动；根据每次行动的变异性有无，分无变异性与有变异性；再根据行动功能欲达成的目标，即身体质心是否移动，分身体稳定与身体移动；再根据行动中是否需要手部操作，分为无上肢操作与有上肢操作。表6-5所列16类行动组合，原则上由左上角至右下角，逐渐由简单至复杂。

表6-5　詹蒂莱氏分类及范例

情境与行动间无变异性／行动功能	身体稳定		身体移动	
	无上肢操作	有上肢操作	无上肢操作	有上肢操作
稳定、一致性	坐着看电视	坐着喝水	床上翻身	捧餐盘走路
稳定、变异性	在月台边维持站姿	坐着除草	在草地走	将球丢出用脚踢
移动、一致性	站在电动手扶梯	站在电动手扶梯上鼓掌	走在跑步机上	一边走上电动手扶梯一边鼓掌
移动、变异性	坐在大球上	坐在大球上接球	在马路上行走	打冰上曲棍球

（参考自：Gentile，1992）

　　一般练习原则为先简单再复杂，先闭锁性再开放性。此外，还应考虑段落式或随机式练习。研究显示段落式练习对语言—认知期或复杂任务较好，然而随机式练习对简单任务或动作的学习效果较好。在全部或部分练习方面，连续性任务与个别任务以全部练习较佳，而连串性任务以部分练习较佳；然而时间短或心智要求不高的任务，仍以全部练习较佳。

　　（3）排程：练习排程可以是密集式或分散式的，连续性任务或复杂任务以分散式较佳，个别活动以密集式较佳（Larin，2006）。

　　（4）变异性：在练习中加入适当的变异性可提高任务的概化与适应性。在促进学习的转移时可由以下几个方面进行（Van Sant，1991）：相似处少量逐渐转移；动作行为相似点转移，包括动作形态、知觉成分以及概念成分；环境逐渐多样化。

　　（5）引导：适当的引导，如语言、韵律可帮助学习；但研究也显示，太多肢体协助虽可增加动作表现，但对动作学习效果有限。

　　（6）回馈：反馈的方式可分为内在回馈与外在回馈；根据回馈给予的时机可以分为成果的回馈与过程的回馈。对成人而言，过程的回馈或合并两者的回馈的效果较好。给予回馈方法，又可考虑以下几点：

● 总结回馈、延迟回馈或立即回馈。

● 回馈时间：回馈延迟时间、回馈—执行时间、执行间时间。

● 固定比例或不固定比例回馈。

● 设定范围的回馈。
● 回馈递减原理。
● 受试者自我控制的回馈方式。

第八节　社会学习理论与社会认知理论

观察学习或楷模来自社会学习理论（Social Learning Theory）。班都拉（Albert Bandura）认为学习者可经由观察过程而学得他从未表现过的行为（Bandura，1977）。班都拉强调在观察学习过程中，学习者仅经由观察一位（或几位）楷模的行为反应后，尽管不必经过实际演练，其行为也可能产生改变。学习者可经由观察过程而学得他从未表现的行为，但他是否会继续表现该项行为，则要受许多因素影响。观察学习的两个重要特征：①学习者在参与有意义的活动中观察；②学习者主动参与。楷模学习，除一对一康复外，也可利用团体教育进行，引导者可选择有相同的健康问题者发言，询问其他成员的想法或解决方法，互相鼓励，甚至提供专业人士想不出来的创新方法（李玉婵等，2009）。

根据班都拉的理论，观察学习受下述四个历程主宰（Bandura，1977）：

（1）注意历程：学习者要能正确知觉到楷模行为的重要特征方有学习的可能，其会受楷模行为各成分的清晰度，激励性与观察者的知觉、认知与偏好等因素影响。

（2）保留的历程：学习者将观察所得印象保留在记忆中，亦即学习者切实地辨别示范者的行为，并经由语文的译码作用或心象将观察所得化成认知表征，一再复诵，促成其长期保留。

（3）动作重现历程：将符号表征再转变为实际动作的历程。在此历程中，学习者除了通过认知历程将所得信息加以选择和组织之外，同时要具备足于显现此一动作的先备能力，若缺乏先备能力，动作重现将有困难，故需有提示、协助，并于过程中引导个案进行自我侦测与调整。在日常生活中，个体行为大部分是通过模仿学习，从亲自操作所得反馈中逐步修正而习得。由此可知，在学习过程中，观察和实际演练是不可欠缺的。

（4）动机历程：当学习者在动作重演阶段，若其行为结果得到增强，则此种行为重现的机会亦较大；反之若遭遇惩罚，则表现可能性将减小。除了外在增强外，楷模者本身的行为结果对于学习者行为重现亦有助长或抑制作用，若楷模者的行为结果是正向的，则学习者的行为表现亦将获得助长，反之亦同，这就是所谓的替代性增强的效果。楷模者能否让学习者认同，亦是重要影响因素

（Gaskins & Paradise，2010）。此外，个案对未来远程目标的预期、自我期许、自我管理与社会价值观等因素也会影响动机（Bandura，1977）。

　　社会学习理论其后又被融入社会认知理论，班都拉认为自我效能在个体知识与行为间扮演一个极重要的中介角色。所谓自我效能是一个人自觉在某项任务或某个场域下的执行能力与效率（Kendall，2005）。在促进个案参与社会计划中，个案或重要他人的自我效能是一个重要议题。

　　社会认知理论基本概念如下：

　　（1）行为的获得受行为的性质、个体与环境三个因素交互作用，强调个体既不单纯受驱于内部力量，也不全然受制于外界压力或增强，即互动决定论。

　　（2）认知历程决定大部分环境事件对于某一种行为的获得与调整的影响。个体的知识体来自观察学习、探索活动、口语指导、创造性思考。知识体的运作即认知历程。这些认知历程又根据学习者先前的经验，所承受的环境影响，学习者如何知觉到这些影响，记忆多少这些影响，以及预测短期内将有多大影响等因素而定。

　　（3）观察学习：受上述四个认知历程主宰。

　　（4）个体是行为改变的主宰者，个体有自我管理、设定目标、规划策略、控制冲动、自我评价与修改行为的潜在能力。

　　（5）自我效能：班都拉主张自我效能是行为改变最有效的预测者，是影响人类行为的最大要素，自我效能会影响人们如何思考、感觉，提供动机去执行行动。自我效能与实际能力并不相同，效能信念和结果预期也不相同。结果预期是一种预估行为可能造成结果的判断力。如"相信成功投中三分球会得到赞赏"是结果预期，"相信自己会成功投中三分球"是效能信念。通常用对具体行为去测量效能信念，如"你对自己走五步不跌倒有多高的信心？"班都拉认为效能信念（能力的自信）和结果预期（期望行为结果的信念）是决定个人是否会进行特定行为的两大元素（李玉婵等，2009）。

第九节　生态系统学理论

　　生态系统学理论（Ecological Systems Theory）由心理学家布朗菲布列纳（Urie Bronfenbrenner）（1979）提出，又称为"过程—个体—情境—时间模式"（Process-Person-Context-Time Model）或"生物生态理论"（Bioecological Theory）（戴文青，2004），主张发展是个体对其所处环境的了解并与之建立关系的渐进过程，即在自然情境中发展。此理论认为影响发展的生态环境为层层交叠的网络系统，生态环境依照与人的空间和社会距离，分为微系统、居间系统、外系统与大系统，再加上时间系统形成了其"环境观"（Shaffer，2002）。强调人对其环境具有主动诠释与建构的能力，人与环境互动中"环境并非一个客观存在的事实，而是为个体所主动觉察的"（戴文青，2004）。环境对儿童发展的影响由最直接到最不直接依次为微系统、居间系统、外系统与大系统。"微系统"是发展中与儿童互动最直接、最频繁也是最重要的生活场域，如家庭、学校、保姆家等；在"微系统"中角色与人际关系构成了此微系统的基本要素，亦是策动发展的基本过程。"居间系统"是儿童的各微系统间的互动关系，如家庭与托儿所间的互动。"外系统"指儿童并非该系统的一分子，但该系统会影响其发展，如父母工作场所、医疗系统、学校行政系统。"大系统"则为社会法律、文化或价值观，如儿童法案会影响发展迟缓儿童的康复服务。"时间系统"强调随时间变化，如儿童年龄，其环境系统及与环境系统的互动关系会改变（见图6-8）（Shaffer，2002）。

布朗菲布列纳认为个人受家庭系统影响，家庭系统又受社会系统影响，社会系统又受整体社会价值观影响。因此，学者宜将了解儿童发展本质与社会化历程视为一种社会责任，借此探讨人与其所处的生态环境的错综复杂关系，让下一代有更好的社会化历程。在生态系统中同心圆由家庭、邻居，早期干预计划与社会的影响依次由大到小，形成生态图。婴幼儿的环境以家庭（父母、兄弟姐妹及居家环境）为最主要，其早期干预以"个别化家庭服务方案"为主（Beckman，1996）。因此需系统化评估家庭期望与需要，并以满足家庭期望与需要且使家人参与干预计划为主要重点。生态学取向的评估方式必须包括下列四个步骤（McEwen & Hansen，2006）：

（1）确定训练计划的环境圈（家、社区、学校等）。

（2）确定在这些环境圈中儿童目前的功能与未来期待达到的功能。

（3）确定在各环境中儿童达到独立或学习目标的优先任务。

（4）确定儿童要能完成上述任务的技巧。最后并根据团队评估结果，确定各环境圈要加入早期干预计划的人员。

"家庭环境观察评估表"（Home Observation for Measurement of the Environment Inventory，HOME）可用于观察儿童在日常生活事件中的表现或亲子间自然的行为反应，因此可用以了解对儿童发展影响最大的家庭因素（Bettye et al.，2003）。

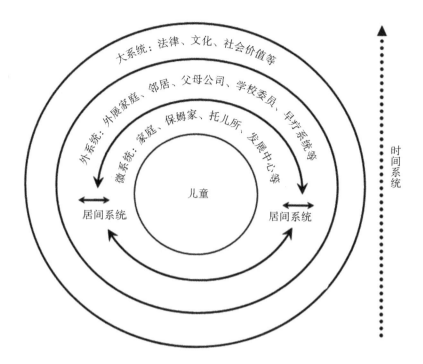

图 6-8 生态图（参考自 Shaffer，2002）

第十节 心理社会发展论与动机相关理论

一、心理社会发展论

心理社会发展论（Psycho-Social Theory of Development），又称新的心理分析学派，为艾里克森（Erik H. Erikson，1902—1994）在弗洛伊德（Sigmund Freud，1857—1959）的学说的基础上修正提出，认为人类人格发展是一种生理成熟与社会环境互动的历程。

艾里克森以渐成论来推论自我人格的成长，在其"人的八个发展阶段"中，每一个阶段都会有可能冲的突，而造成自我人格发展的危机。如能解决，则促使心理发展更为健全，较不易罹患精神病，否则较易有精神病或行为困扰。八个阶段为（Shaffer，2002）：

（1）信任与不信任（0～1岁）。

（2）活泼主动与羞愧怀疑（1～3岁）。

（3）自动自发与退缩愧疚（3～6岁）。

（4）勤奋进取与自贬自卑（6～12岁）。

（5）自我认同与角色混淆（12～20岁）。

（6）友爱亲密与孤独疏离（20～40岁）。

（7）精力充沛与颓废迟滞（40～65岁）。

（8）自我完整与悲观绝望（65岁以上）。

20岁前5个心理社会发展阶段及其对人格影响如表6-6所示。

表6-6 艾里克森心理社会发展阶段（0～20岁）

年龄	阶段	发展良好结果	发展不良结果	重要事件／社会影响来源
婴儿	信任与不信	信仰、乐观任	对他人不信任	依附主要照顾者
幼儿	活泼主动与羞耻怀疑	自我控制、意志力	自我怀疑、羞耻	独立自主／父母
儿童	自动自发与退缩愧疚	自我导引、目的	罪恶感、缺乏意志力	自我调节／家人
学龄儿童	勤奋进取与自贬自卑	自我价值感、自我效能	无能、自卑感	熟练掌控社会与课业技巧／老师、同伴
青少年	自我认同与角色混淆	自我认同、奉献、忠诚	角色混淆	寻求自我认同／同伴团体

（参考自Shaffer，2002；Wong，1997）

每一阶段最佳的解决方式为发展出一个正确的平衡点，例如：婴儿期由于母亲的关怀照顾，孩子信任感经验充足，此信任感将发展成对世界及对自己的信任，结果产生信仰与乐观的人格特质。于幼儿期自主独立需求高，借着对自己身体（如厕、行走等）、环境（操作物体）、他人（说不、选择想要的活动）等自主控制能力的增加，而获得自我控制经验，此经验被满足，结果产生自我控制与具意志力的人格特质；若自主控制行为失败经验多，将导致自我怀疑与羞耻等负向感觉。于儿童期，常精力充沛自行有新的想法与活动，若儿童学会主动进取且不会影响他人权益，则会有自我导引与目的等人格特质；若常被批评，则会有罪恶感。于学龄，儿童想要参与活动，并获得成就感，若发展良好，结果是高自我效能感；若无法完成他人的期待，无能与自卑感便从而发展（Shaffer，2002；Wong，1997）。婴儿期所建立的信赖，即安全的依附行为，使婴儿愿意让母亲走出视线范围，因为母亲已经成为内在的必然性及外在的可预测性，一旦信任与不信任达到了平衡后，孩子便会追求独立。因此在婴儿期任务是建立对照顾者的"信任感"，在儿童前期是"主动、自动"，在儿童期则是"创造"（林朝凤，1988；Butterworth & Harris，1988）。早期干预服务强调幼儿早期干预与亲职教育，以培养幼儿健全人格与各方面的能力，包括培养良好态度、发展自我、启发创造力、了解自己和增进人际关系，以及培养情感、想象和游戏等能力。

二、动机相关理论

在介绍动机相关理论时，须先了解动机的定义及由不同角度所发展出的各个理论。动机的定义是：个体促发或指引行为的内在状况（有时称需求或渴望）（Kleinginna & Kleinginna，1981；Huitt，2001）。个体生来就具有一种探索、了解和掌控外在环境的需要与欲望，三岁以下儿童常以精熟动机（Morgan，1990）或效能动机（Harter，1978）为主。有关于动机的理论有很多派别，包括行为理论（古典制约、操作制约）、认知理论（皮亚杰理论）、心理分析理论（心理社会发展论）、人文理论（马斯洛的需求阶层理论）与效能动机模式等。

（一）动机理论

动机理论（Motivation theory）为新的人文主义之一，为马斯洛（Abraham H. Maslow，1908—1970）所提出。人文心理学主张和谐完成人的可能性思想。马斯洛提出需求阶层理论，认为人有一种积极追求成长的倾向，当低的层次需求得到满足时，一种新的需求便随之出现（图 6-9）。他将人类基本需求由下而上归纳为下列五种：

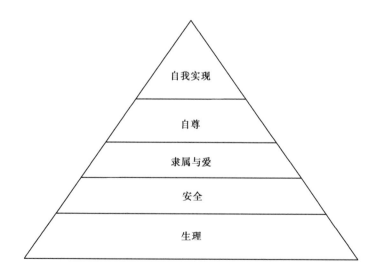

图 6-9　马斯洛需求阶层，动机受需求的影响

（1）生理的需求：包括食物、水、庇护住所与身体的保暖。
（2）安全的需求：包括安全、稳定、免于恐惧的自由。

（3）隶属与爱的需求：包括朋友、家人、伴侣与被爱。

（4）尊重的需求：包括成就、掌控、认可与尊敬。

（5）自我实现的需求：包括内在理想的追求与心智创造力的满足。

马斯洛认为基本的需求，是人类健康生活所必需的，倘若个人能获得相当的满足，则受成长动机的推动，心理自然健全发展；反之，个人若有某些需求未能获得最低的满足，则受缺陷动机的支配，个体一心一意追求未满足的需求，常有问题行为发生（林朝凤，1988）。

人文心理学主要论点为：强调积极的人性观；自我是行为中心；人的行为受制于个人的知觉、自由与责任；重视人的独特性。延伸此论点，临床实务便秉持如下的精神：康复的目的在于追求人的价值与尊严，并促进自我实现；康复是价值引导与价值创造的过程；康复应以儿童为中心，重视创造力的培育及情意陶冶。

（二）效能动机模式

效能动机模式（Effectance Motivation Model）为哈特所提（Harter，1978），如图 6-10 所示。先天的效能动机，其以精熟动机表现于外。精熟动机导引儿童对目的性行为的持续性（Gilmore & Cuskelly，2009），包括婴幼儿对外界事物的好奇与探索，集中注意力或坚持不懈地去练习略带挑战性的新技巧，包括操作物体、肢体活动或社会互动三个工具性动机，以及挑战成功后的愉悦表情或失败后的负面情绪的表达性动机。儿童对外界事物的好奇与探索虽是与生俱来的，但会受环境影响，若在生命早期得到支持与鼓励，并在生活中不断获得成功的经验，其自我效能感、控制感、内在愉悦会一直增强动机；否则，不断失败的经验与习惯依从指令会导致习得无助，其动机就消失殆尽（Morgan，1990）。此外，随着年龄的增长，动机表现特色会不同，需要的环境支持与引导也不同。在日常生活中，愉快学习对儿童的成长是很重要，游戏及活动可提升儿童的学习的兴趣与动机，让儿童愉快地学习，并借此加强他们的自信心和积极性，进而导致自我学习的习惯（Huitt，2001）。太多的指令式教导或权威式控制会降低儿童的动机。研究显示幼儿的精熟动机与后来的发展有密切相关（Niccols et al，2003；Gilmore & Cuskelly，2009）。

两岁前儿童的主要动机来源有两种，一种为外在动机来源，如增强与处罚；另一种为内在动机来源，如快乐与兴趣。通常有内在动机的儿童比有外在动机的儿童工作会更努力及维持更长久，因此帮助幼儿培养内在动机是很重要的（张蕊苓，2009）。逐渐成长后，儿童的自我效能感与控制感也是内在动机的重要来源。

增进儿童内在动机的方法如下：

（1）促进儿童自我效能感的发展。儿童的知识与技能若常常成功获得，等于提示他自己有能力，并进一步可提高未来儿童对自己是否有能力来完成某项特定任务的一种判断（自我效能感），可促进儿童愿意去面对新任务与新挑战。

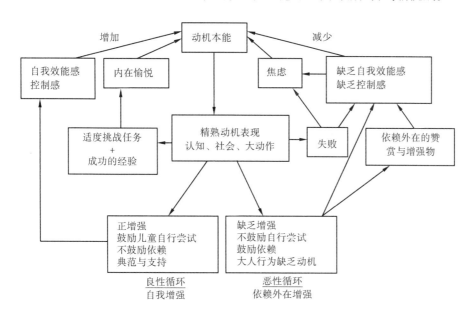

图 6-10　儿童效能动机模式（修正自 Harter，1978）

（2）要提高内在动机就要注意挑战、好奇、控制感及想象等四要素。

①活动挑战的水平必须与儿童的能力发展匹配，以提高其胜任感、自我效能感及控制感。

②提供的游戏材料及活动内容应具有新奇性，不要一成不变，以引发儿童有兴趣去寻求新的玩法。

③学习活动让儿童有选择及作决定的机会，让儿童觉得学习活动大部分在其控制之中。

④学习活动或游戏材料应让儿童有一些发挥想象力的空间。尤其是接近 2 岁的儿童，凡是能使儿童有所想象，能让他们觉得与已知的不同的活动，就会增进内在动机，让他们从中得到乐趣。

游戏是增进儿童动机的很好方式，因游戏的特征是弹性无固定模式，不受现实的限制，无特定开始和结束的时间，重过程轻结果，有非功利性、愉悦性能自由选择，出自内在动机等。两岁之前是感觉动作练习的游戏阶段，游戏的动机在于感觉运动器官在使用过程中的快感，而婴儿手部操作表现与物体的特性是否符合儿童的体型、手部精细动作控制及知觉能力有关，唯有物体特性符合婴儿的操作能力，婴儿才有动机持续去玩弄这些物体，因此玩具选取非常重要。

在设计发展迟缓儿童的功能性活动内容时，可使用工作分析法，也就是将一项复杂的功能性活动分解成一连串较简单的步骤或部分以适合儿童的能力。

第十一节　其他理论

本节简介健康教育与咨询相关的理论、动作控制相关的理论、早产儿照护常用的协同发展理论、感觉整合理论与引导式教育系统。

一、运动习惯养成的理论模式

"运动习惯养成的理论模式"（Theoretical Model of Exercise Habit Formation）属于动机性的儿童健康教育与咨询理论，主张建立运动习惯是一个复杂的决策过程，会受环境因素影响。当儿童有运动的需要时，会经由个人对运动的渴望、社会对运动的期望、过去的经验判断个人对运动行为的控制能力知觉，再形成运动的意图，再至运动行为执行阶段，运动行为产生的经验会影响其对运动行为的控制能力知觉。运动行为的经验若评量为满意，环境方便执行，且可融入日常生活形态中反复执行，便可渐进至运动习惯养成阶段（见图 6-11）。一旦运动习惯养成，就不需任何人启发或特别安排，会自动去运动（Aarts et al., 1997）。

运动习惯养成的阻碍要注意辨识并加以修正，包括：①知识的缺乏，不知运动对健康的好处；②动机不足；③运动的成果无法在短期呈现，或遭遇挫败；④缺乏方便运动的环境，如设备、空间与时间（Aarts et al., 1997）。因此要尽量减少这些阻碍，如开展团体体能活动，运动的同时可享受同伴的互动；开始选取容易并短期有效的运动。中度运动量运动、如走路、跑步，通常有助于健康，不需特殊环境，也容易融入日常活动中，被认为是很好的运动。健康教育者除教导运动的好处外，还要教导如何养成运动习惯（Aarts et al., 1997）。儿童家中训练计划习惯的养成也可参考此模式进行。

二、跨越理论模式

"跨越理论模式"［Transtheoretical（stages of change） Model, TTM］为普罗查斯卡等人于 1997 年提出（Prochaska & Velice, 1997），也属于动机性的儿童健康教育与咨询理论。

根据将要改变行为者的准备程度与动机，将行为改变用改变阶段、转变过程、决策与自我效能来说明（Clark & Valerio，2003）。其轴心观念强调行为改变与否在于是否有足够的动机及准备，以下以运动的健康行为为例，分述其主要概念。

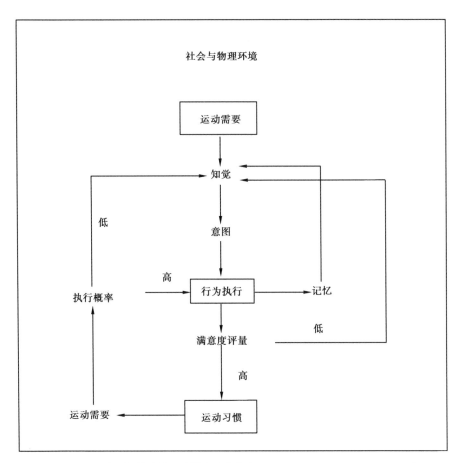

图 6-11　运动习惯养成的理论模式（参考自 Aarts，Paulussen et al.，1997）

（1）改变阶段：行为改变有不同的动机阶段，因此干预方法应依阶段有所不同，才可能造成行为改变。动机共分 6 阶段：无意图、意图、准备、行动、维持与结束阶段。分别定义如下：无意图阶段是个人没有意图在未来 6 个月内改变行为；意图阶段是个体觉察运动的重要性而预期在未来 6 个月要改变计划，但尚未开始进行；准备阶段是一个人已经慎重考虑在未来 6 个月改变，但尚未有实际上的行动或有些许行动；行动阶段为过去 6 个月间已有明显的新行为但尚未持续6 个月；当运动行为已维持 6 个月稳定的状况，即维持阶段；当在过去 5 年都已是维持阶段，或不良行为都没有，百分之百是维持良好行为的效能，归属结束期（Prochaska & Velice，1997）。

（2）转变过程：行为改变有不同的过程；可分经验过程与行为过程。经验过程包括提升觉察、危机疏导、健康环境再评估、自我再评估、自我释放。提升觉察过程可强化肥胖有害的意识，例如安排参访照护病房，看肥胖导致的重症；危机疏导过程为体验及表达情感，例如：要是王小明能及早运动也不会一跑步就喘；健康环境再评估过程是评估运动的环境因素；自我再评估过程是评估别人对自我不运动的看法；自我释放过程是选择及承诺运动。行为过程包括对抗制约、刺激控制、增强处理、寻求人际支援。对抗制约过程是以其他行为来取代不运动行为；刺激控制过程是避免或控制面对诱发不运动行为的情境；增强处理过程是成果改变运动行为后的自我奖赏，或受其他人奖励；寻求人际支援过程是与关心运动的亲友合作。在无意图阶段特别强调提升觉察、危机疏导与健康环境再评估过程；在意图阶段特别强调自我再评估过程；在准备阶段特别强调自我释放过程；在行动与维持阶段则强调对抗制约、刺激控制、增强处理、寻求人际支援等过程（Prochaska et al.，1988）。

（3）决策：如了解不运动的理由，强化对不运动缺点的觉察，以增强运动的动机。让个案对运动与不运动的可能利弊进行权衡，以决定建立健康行为。

（4）自我效能：增加个案自我效能，要认识容易不运动的危险情境，预防重回静态生活形态，需事先进行负面情绪的了解与处理、给予社会性增强、增加健康行为的习惯强度。

然而此模式也被批评太过简化改变阶段，人们不一定照此次序进行。事实上人们的行为可能是在不同阶段来回进行的。因此在干预时，必须着重一些行为改变因素，以保证干预成功（Craig et al.，1996）。

三、闭链式理论

"闭链式理论"（Closed Loop Theory）为亚当斯（J. A. Adams）在1971年提出，认为动作学习是利用闭链式的动作控制原理，形成两种记忆痕迹，神经中枢先存在一个"动作应如何执行"的记忆痕迹，利用此记忆痕迹，人们选择一个动作并开始执行。动作一旦开始，就有另一个记忆痕迹开始起作用，就是感知痕迹。动作过程中，感觉回馈不停地与此感知痕迹相比较，此感知痕迹就是一种正确动作的感觉的参考值。重复练习次数越多，此参考值的强度越强，即记忆越深刻。在此理论中，错误动作是有害于学习的，因它会让所形成的记忆痕迹不正确（胡名霞，2009）。

四、基模理论

"基模理论"（Schema Theory）为施密特（Richard A. Schmidt）于1977

年所提出，认为学习的过程是一种开链式方式（胡名霞，2009），记忆非常重要，在学习过程中形成与建立基模，即以动作程式达成动作目标。此理论常用以解释某些短期、反复、低变异性与自动化的次序性动作行为（Larin，2006）。基模理论认为学习中有两种基模，一种为召还基模，是一种动作产生规则的基模，目的是知道这个动作该在什么时候出多少力；另一种为再认基模，是一种感觉关系规则的基模，就是动作开始状况感觉、预期的动作成果感觉与感觉结果间的相关规则，作为动作反应的比较评量（Larin，2006）。施密特认为，每一次练习动作都会产生四种信息：起始状态、预期的动作成果、动作参数以及感觉结果（胡名霞，2009）。而与动作学习相关的预测因子包括：①练习的变异性，对儿童而言，变异性越高越利于建立基模；②在变异大的环境中反复练习一些任务，儿童较容易出现新的且较准确的动作技巧；③快速动作后的侦测错误的能力强于慢速动作（Larin，2006）。

五、中枢形态发生器

中枢形态发生器（Central Pattern Generator，CPG）理论上位于脊髓及脑干（Bradley & Westcott，2006）。其为动作控制的中枢处理程序或产生固定动作形态的中枢指令，使个体产生固定动作形态的神经网络。其动作形态为不变的、有节奏的行为表现，例如呼吸、行走等；且能够在没有周围感觉信息的情况下，自行产生一连串周期性的动作（胡名霞，2009）。其中，布朗（Brown）提出"半中心模型"，认为 CPG 的神经结构是由两个"半中心"所组成的，各个中心可以引起多关节的弯曲或伸直，两个中心有互相来回交替活化的作用，因此能够产生交替的弯曲与伸直动作（Hamm et al.，1999）。临床利用跑步机训练以活化CPG，诱发天生的双下肢交替跨步动作（Forssberg et al.，1980）。

六、协同发展理论

协同发展理论（Synactive Theory）是耶尔斯（Heidei Als）提出用于解释早产儿适应子宫外环境与神经行为表现的理论。从胎儿期起，新生儿内部有五个独立又不断互动、并与环境对应的次系统，这些次系统的逐渐组织与整合，使婴儿发展越来越好。协同指任一次系统的稳定功能或调适失常皆会影响其他次系统的组织与整合过程。五个次系统包括自主性功能、动作功能、意识状况、专注与互动与自我调节（Als，1982）（见表6-7）。自主性功能包括呼吸、心跳、肤色及脏器等生理功能；动作功能指肌肉张力、动作及姿态；意识状况指清醒程度、清醒状况转换与明确度；专注与互动指保持警醒状况，与外界适度互动（社会、认知与情绪）的功能；自我调节指婴儿依各次系统的需要努力去达成或维持各系统平衡的自我组织能力。婴儿沟通的主要方式是行为，婴儿经由感官直接体验外在世界，并以各次系统的行为反映他们的经验。婴儿会试着接近合适的感官经验，这些经验会支持其发展；婴儿也会主动避开不合适的经验，如果不顾婴儿的反应，给予太多不合适刺激，会妨碍其发展。由观察婴儿行为可了解提供的刺激是否合适。经由功能性系统的统整，婴儿才能保持警醒状况，与外界适度互动（社会、认知与情绪），并具良好的自我调节能力（Als，1982）。照顾者必须敏感于婴儿次系统的各项稳定或压力的行为指标，以调整其刺激。"新生儿个别化发展性照护"（Neonatal Individual Developmental Care Assessment and Program，NIDCAP）即根据协同发展理论所发展出来的照护系统，提供早产儿一个似子宫的环境。研究结果显示 NIDCAP 对于早产儿或许有短期促进动作发展的正向疗效（Blauw-Hospers & Hadders-Algra，2005）；统合分析也显示 NIDCAP 对氧气的提供或对 9 ~ 12 岁大儿童的神经发展成效有效，然而对 2 岁或是学龄阶段的神经发展成效尚未被证实（Jacobs & Sokol，2002）。

表 6-7　协同发展理论五个次系统及其行为指标

次系统	稳定行为的指标	压力行为的指标
自主性功能	生理稳定呼吸平顺、肤色粉红且稳定	生理不稳定、肤色改变、嘴唇发紫、皮肤斑驳、呼吸速率或规律改变、咳嗽、喷嚏、哈欠、呕吐、大肠蠕动、打嗝肌张力不一致、动作不具控制性
动作功能	肌张力一致、动作具控制性、肌张力正常、有手至口的动作、踢脚、吸吮、动作平顺、些许肢体动作	肌张力软瘫、高张、手指紧握
意识状况	醒时：活泼的脸部表情、O 形脸、咿唔声、微笑、意识状况转移平顺、哭声大 睡时：睡得安稳、自我安抚	醒时：眼神漂浮、避开注视、焦躁易怒、哭声微弱、意识状况突然转移睡时：睡不安稳、呼吸不平顺、身体扭动
专注与互动	对视听刺激的反应明确且持续、主动寻求听觉刺激、平顺转移其注意力由一物至另一物、脸部表情依根据外在刺激而适当改变	有生理不稳定迹象、动作狂乱、意识状况快速转来转去、焦躁易怒、无法忍受同时有两种以上刺激
自我调节	动作策略包括手至口的动作、抓握、踢脚等；意识策略包括降低警醒程度或规律地大声哭以释放能量；专注与定位策略包括注视等。	

（参考自 Als，1986）

七、感觉整合理论

感觉整合（Sensory Integration，SI）是一种与生俱来的神经功能，即个体神经系统有组织地处理及诠释来自周围环境或身体内部（包括内脏、皮肤、肌肉关节及内耳前庭接受器）的感觉信息能力，以对周围环境及自我的动作或身体位置有正确的认识，与环境做适当的互动和学习（曾美惠，2004）。感觉整合理论在 1972 年由艾尔斯（Ayres）提出，认为儿童的学习或发展主要经由大脑对身体内外各种感觉刺激做有选择性的吸收，再加以整理、组织起来，提供给儿童正确的信息，并使之有适当的反应。环境的刺激、内在及外在的需求（如饥饿、妈妈的指令）引发个体不断地去整合感觉，组织及计划，做出适应性互动，根据互动的结果及评价，再修正下一次的反应与互动。这些经验的累积，促使大脑功能不断发展，儿童的反应、学习及表现也就越来越好（Ayres，1972；Bundy & Murray，2002）。

感觉整合发展的要素包括（罗钧令，1998）：

（1）中枢神经系统的健全性。

（2）感觉刺激经验的适当性。

（3）内在驱动力。

（4）环境的需求。

（5）自由反应的机会。

（6）反馈与结果的适当性。

艾尔斯以感觉整合障碍（Sensory Integration Dysfunction，SID）这个名称来描述儿童因为无法适当处理感觉刺激而产生情绪、人际关系、动作等问题（曾美惠，2004）。有感觉整合障碍的儿童可能因吸收过量的信息，大脑过度负荷，以致有逃避或反抗感觉刺激的行为反应或表现；或可能因收录信息太少，以致儿童有寻求更多、更强的感觉刺激的行为反应或对环境漠不关心（曾美惠，2004）。感觉整合理论倾向于解释学习和行为上轻度到中度的问题，特别是伴随动作协调或感觉调节障碍，且无法归纳为明显的中枢神经伤害或异常所造成的；感觉整合失能的诊断需有中枢神经处理前庭觉、本体觉或触觉等能力缺陷的证据，且并非因中枢或周边神经受损、认知缺陷而造成。但智能迟缓、脑性瘫痪或其他因明显中枢神经受损或异常造成发展障碍的儿童，可能伴随有感觉统合缺损（即调节障碍、动作运用障碍），观察这些缺损时永远必须考量到可能是中枢神经系统伤害所造成的（Bundy & Murray，2002）。

班蒂（Bundy）与穆瑞（Murray）将感觉整合障碍的表现分为运用能力障碍与调节障碍，有些个案可能同时有两种问题（Bundy & Murray，2002）。运用能力指计划新动作的能力（表6-6）。运用能力障碍可包括：两侧整合与次序失能以及体觉运用失能；前者对于控制身体两侧运动的协调与顺序有困难，与前庭觉、本体觉的前馈系统障碍有关，后者各种粗大动作会有困难，与前庭觉、本体觉及触觉的前后馈系统障碍有关。调节障碍是指中枢神经系统调整各种感觉并反应的过程有障碍，有4种形态：感觉防御、重力不安全感、嫌恶反应、反应过低。感觉防御是指对普通人认为无害的感觉产生"攻击或逃跑"的反应，常与边缘及网状活化系统处理能力较差有关。重力不安全感的表现是害怕移动、害怕偏离直立姿势或双脚离开地面，被认为与内耳迷路前庭感觉处理的能力不足有关；对动作的嫌恶反应发生在一般人认为没有伤害性的动作时，个案却有自主神经系统的反应，被认为与半规管信息处理较差有关；对感觉刺激的反应过低者，会表现出没有注意到这些感觉或是反应远低于预期（Bundy & Murray，2002）。根据感觉整合理论而制订的评估量表包括："感觉统合及运用能力测验"（Sensory Integration and Praxis Tests，SIPT）、"感觉量表"（Sensory Profile）和相关临床神经动作行为的评估（Bundy & Murray，2002）。唐氏的"婴儿/儿童感觉量表"（Infant/Toddler Sensory Profile）分为四个象限型，包括低感觉收录、感觉寻求、感觉敏感、感觉逃避（Dunn，2002）。

艾尔斯提出"感觉整合治疗"利用某一感觉系统的感觉刺激来影响另一感觉系统，例如：设计活动，用儿童自主动作的深压或本体觉来降低触觉系统的过度反应（Bundy & Murray，2002；曾美惠，2004）。以感觉整合理论原则为基础的直接干预方式，涉及在一个有意义、自我导向、适应性互动的情境中给予增强的感觉刺激，强调前庭觉、本体觉和触觉的整合而非只是强调动作反应。因此，"使用悬吊系统是此治疗方式的特征"（Bundy & Murray，2002）。

在早期干预中运用感觉整合理论的原则为（罗钧令，1998； Bundy & Murray，2002）：

（1）评估并分析儿童的问题。

（2）尊重儿童感觉的需要。

（3）提供儿童适当的环境与活动。

（4）给予自由表现的机会与勇气。

（5）协助其维持良好警醒的状态。

（6）给予适当反馈。

（7）给予试误机会。

（8）适当且清楚的工作目标。

（9）持续再评估，以修改干预策略。

（10）目标是协助儿童自我实现。

八、引导式教育系统

引导式教育系统（Conductive Education System）是 1945 年彼德（Andras Peto）发展出来的，因此，又称彼德系统（Peto System），为一种对成人或儿童动作障碍整合特殊教育与康复的康复系统（Bairstow et al., 1991）。称之为引导式教育系统的用意，是把动作障碍当作学习障碍。因此，要给予脑性瘫痪儿童一个整体的与结构性的教育，就像是指挥家指挥整个交响乐团，让儿童的各部分功能就像交响乐队中的各种乐器那样协调、完整地发挥出来。基本上，引导式教育系统不认为脑性瘫痪儿童是一个残障的儿童，而只是认为脑性瘫痪是一种功能失常。这种功能失常是因为脑性瘫痪儿童的中枢神经受损，以至于使他在生长过程当中，有很多挫败的经验。这些失败、少有成就感的经验，会使脑性瘫痪儿童进一步学习适应行为产生障碍。因此，基本上，在引导式教育系统是希望引导脑性瘫痪儿童有比较高的适应能力发挥出来，也就是所谓的"功能正确"。彼德认为对于有动作功能失调的儿童，可以通过系统的学习来克服其动作问题。在引导式教育的系统之下，活动功能失调的幼儿可以像普通儿童一样，在同一个时间学习生活所需的各种技能，如体能、认知、社交等（郑毓君与陈余华，1995）。

表 6-8　感觉整合障碍的分类

	班蒂与穆瑞的分类	唐氏的分类
运用能力障碍	两侧整合与次序失能	低感觉收录
	体觉运用失能	感觉寻求
调节障碍	感觉防御	感觉敏感
	重力不安全感	感觉逃避
	嫌恶反应	
	反应过低	

（参考自：Bundy & Murray，2002；Dunn，2002）

引导式教育的独特之处就是通过生活化和特别安排的有目标的活动及环境，提供整合的训练。为了达到一致的学习，让幼儿从容易到难，学习某些动作。此外，引导式教育的特点是动机及责任感。儿童会持续发展主要是有强烈的动机。引导员是受过严格训练、负责幼儿全面成长的专业人士。引导式教育特别着重环境的安排，一个以幼儿为中心的环境是非常重要的。因此，环境的设计是不可忽视的，比如在教室与起居室的距离要适当，不可以太远，让儿童可以每天练习步行。另外，可以利用一些特别的家具，如木条台、梯背椅（见图 6-12）等，让活动机能障碍的儿童可以自行抓握。这一切都能激发幼儿独立自主的性格，减少他们对别人依赖。

引导式教育系统尽量利用团体性治疗，引导员可以把功能相同的幼儿安排在一起训练，引导员可以指引同一个小组的儿童一起来学习某一活动，儿童之间可以互相学习、互相激励，因此进步更快。此外，引导式系统有每日编排的程序及独特的引发技巧，每天的上课时间表都针对儿童的需要加以规划，因此，让儿童从早到晚都有机会参与活动，如早上起床，直接练习穿衣服；在晚上睡觉前，练习脱衣服。另外，利用独特的治疗及教育引发技巧，如节律性意向，让儿童用口语有规律地配合动作的激发，可以让动作做得更好。引导式教育另一特点即是：工作分析，就是将每一项活动做分解，按照分析规划后的次序、难易度加以练习。引导式教育系统创了了"引导员"去做与他们年龄相符的一些活动。因此，通过这样的动机加强、责任感加重，使他们可以重复去进行一些语言、机能训练以及教育性的活动，让他们的身体与心智都能同时成长。

引导员对每一个幼儿都怀着信心、尊重及期望，激励他们不断进步。因此，儿童对自己也都充满了责任感。引导式教育很强调全天的学习，希望这些功能失调的儿童最后能够融入社会当中。此外，家长的积极参与非常重要，让家长能够了解儿童需求，参与训练，促使儿童进步（Hari & Tillemans，1984；Liao，1985）。

问题与讨论

1. "早期干预"与"早期康复"的差异为何？
2. 如何运用"国际功能分类系统"于"个案处理模式"中。
3. 比较成熟理论与动态系统理论两者在个案评估与康复应用中的异同。
4. 请运用皮亚杰的认知理论与信息处理理论说明 2 岁前幼儿的认知发展。
5. 如何运用动作学习的教导策略教导儿童进行坐起与穿鞋子的能力？
6. 如何应用行为改变技术于早期干预？举例说明"反应性制约"与"操作性制约"。
7. 请就一个熟知的儿童行为用本章叙述的理论去解释。

扫描封底二维码可获取本书参考文献